Estela V. Welldon
Perversionen der Frau

Folgende Titel sind bisher im Psychosozial-Verlag
in der Reihe »BEITRÄGE ZUR SEXUALFORSCHUNG« erschienen:

Gunter Schmidt: Jugendsexualität. Sozialer Wandel,
Gruppenunterschiede, Konfliktfelder
BEITRÄGE ZUR SEXUALFORSCHUNG 69

Sonja Düring und Margret Hauch (Hg.): Heterosexuelle Verhältnisse
BEITRÄGE ZUR SEXUALFORSCHUNG 71

Ulrich Gooß: Sexualwissenschaftliche Konzepte
der Bisexualität von Männern
BEITRÄGE ZUR SEXUALFORSCHUNG 72

Bettina Hoeltje: Kinderszenen.
Geschlechterdifferenz und sexuelle Entwicklung im Vorschulalter
BEITRÄGE ZUR SEXUALFORSCHUNG 73

Heinrich W. Ahlemeyer: Geldgesteuerte Intimkommunikation.
Zur Mikrosoziologie heterosexueller Prostitution.
BEITRÄGE ZUR SEXUALFORSCHUNG 74

Carmen Lange: Sexuelle Gewalt gegen Mädchen.
Ergebnisse einer Studie zur Jugendsexualität.
BEITRÄGE ZUR SEXUALFORSCHUNG 75

Gunter Schmidt und Bernhard Strauß (Hg.): Sexualität und
Spätmoderne. Über den kulturellen Wandel der Sexualität.
BEITRÄGE ZUR SEXUALFORSCHUNG 76

Gunter Schmidt (Hg.): Kinder der sexuellen Revolution.
Kontinuität und Wandel studentischer Sexualität 1966–1996.
Eine empirische Untersuchung.
BEITRÄGE ZUR SEXUALFORSCHUNG 77

Eberhard Schorsch und Nikolaus Becker: Angst, Lust, Zerstörung.
Sadismus als soziales und kriminelles Handeln.
Zur Psychodynamik sexueller Tötungen.
BEITRÄGE ZUR SEXUALFORSCHUNG 78

Hermann Berberich und Elmar Brähler (Hg.):
Sexualität und Partnerschaft in der zweiten Lebenshälfte.
BEITRÄGE ZUR SEXUALFORSCHUNG 79

Jannik Brauckmann: Die Wirklichkeit transsexueller Männer.
Mannwerden und heterosexuelle Partnerschaften
von Frau-zu-Mann-Transsexuellen.
BEITRÄGE ZUR SEXUALFORSCHUNG 80

BAND 82
REIHE »BEITRÄGE ZUR SEXUALFORSCHUNG«
ORGAN DER DEUTSCHEN GESELLSCHAFT FÜR SEXUALFORSCHUNG
HERAUSGEGEBEN VON MARTIN DANNECKER,
GUNTER SCHMIDT UND VOLKMAR SIGUSCH

Estela V. Welldon

Perversionen der Frau

Aus dem Englischen übersetzt von Detlev Rybotycky

Psychosozial-Verlag

Titel der Originalausgabe:
„Mother, madonna, whore"
©1988 Free Association Books, London

Bibliografische Information Der Deutschen Bibliothek
Die Deutsche Bibliothek verzeichnet diese Publikation in
der Deutschen Nationalbibliografie;
detaillierte bibliografische Daten sind im Internet
über ‹http://dnb.ddb.de› abrufbar.

© 2003 Psychosozial-Verlag
Goethestr. 29, 35390 Gießen
Telefon (0641) 77819; Fax (0641) 77742
e-mail: info@psychosozial-verlag.de
Um ein aktuellesVorwort ergänzte Neuauflage
© der deutschen Ausgabe, 1992 „Mutter, Madonna, Hure",
Bonz Verlag
Aus dem Englischen übersetzt von Detlev Rybotycky.
Alle Rechte, insbesondere das des auszugsweisen Abdrucks
und das der fotomechanischen Wiedergabe, vorbehalten.
Umschlagabbildung:
Linde Salber: »Ungestalt« (2000)
Weitere Bilder von Linde Salber finden Sie unter
www.fine-artgalleries.de
Umschlaggestaltung: Christof Röhl nach Entwürfen
vom Atlier Warminski, Büdingen
Satz: A. Heuschele DTP + Typografik, Leutenbach
Hubert Walter, Freiburg
ISBN 978-3-89806-164-3

Vorwort
von Sophinette Becker

Erst seit etwa 20 Jahren ist die weibliche Perversion Gegenstand klinisch-theoretischer Erörterung. Vergegenwärtigt man sich die Beiträge dazu, wird deutlich, daß das Interesse an weiblicher Perversion von ganz verschiedenen Motiven gespeist ist und der Diskurs auf unterschiedlichen Ebenen verläuft. Auch werden unter dem Titel „weibliche Perversion" grundsätzliche Themen wie weibliche Geschlechtsidentität, weibliche Sexualität und weibliche Aggression behandelt. Letztlich geht es dabei immer auch um das Geschlechterverhältnis und dementsprechend um Besitzstandswahrung einerseits und andererseits um die diskursive Durchsetzung längst existierender Neukonzeptualisierungen von Theoremen über die weibliche Entwicklung.

Die klassische und in vielen Konzeptionen immer noch vorherrschende psychoanalytische Theorie der weiblichen und männlichen Entwicklung kann man auch als eine einzige Männerphantasie lesen. Seit mehr als 70 Jahren haben vor allem PsychoanalytikerInnen den „dark continent" erhellt: An die Stelle des alten Konzepts, welches die Frau als „Nicht-Mann" begriff, die sozusagen in einer natürlichen depressiven Verarbeitung dieser traurigen Tatsache zur Frau wird (und schließlich resignativ das Kind als Ersatz für den unerreichbaren Penis akzeptiert), trat Stück für Stück eine genuine weibliche Entwicklung. Insbesondere wurde die in Bezug auf die weibliche Entwicklung unpsychoanalytische (weil die Erfahrung des realen Körpers negierende[1]) Theorie wieder auf psychoanalytischen Boden gestellt, indem die Bedeutung der eigenständigen weiblichen Körpererfahrungen für die psychosexuelle Entwicklung der Frau (mit den entsprechenden Hürden, Ängsten und Konflikten) aufgeklärt wurde.

An einige wesentliche Ergebnisse dieser Forschung sei zunächst kurz erinnert:

1) Mädchen nehmen schon in der frühkindlichen (prägenitalen) Entwicklung ihre Vagina wahr und erleben innergenitale

Sensationen. Da vor allem das Leibesinnere weder sicht- noch greifbar ist, sind die Modi der Wahrnehmung Tasten, Fühlen und diffuses Empfinden. Die Vorstellungen über die genitale Öffnung und die inneren Hohlräume werden sowohl mit passiver (i.S. des Aufnehmens) als auch mit aktiver (i.S. des Heranziehens) Energie besetzt.

2) Das Gegenstück zum Penis ist nicht die Kastration, sondern die Vagina. Sofern man bei der Frau überhaupt von Kastrationsangst spricht, muß man präzisieren, was man meint: Bezieht man sich auf den Phallus als Symbol für psychophysische doppelgeschlechtliche Vollkommenheit und deren Unerreichbarkeit, dann geht es für beide Geschlechter um die Anerkennung der symbolischen Kastration. Wenn man jedoch die im ödipalen Dreieck sexuell interpretierte, auf den eigenen geschlechtlichen Körper bezogene Verdichtung aller präödipalen Ängste vor Trennung, Verlust, Beschädigung und Vernichtung meint, dann geht es beim Mädchen um die Angst vor der Zerstörung des weiblichen Innenraums: Das bedeutet Ängste im Zusammenhang damit, keine Kontrolle über die Öffnung zu haben, aber auch präödipal aufgeladene Ängste vor „Eindringen" und die Angst vor Raub der Fortpflanzungsfähigkeit etc.

3) Die Sexualität ist bei der Frau nicht derart auf ein Organ fokussiert wie beim Mann, sondern der ganze Körper ist (mehr oder weniger) ein Geschlechtsorgan.

4) Sexuelle Lust und Möglichkeit der Fortpflanzung hängen im Körperselbst und in den Phantasien der Frau enger zusammen als beim Mann. (Abzulesen ist das z.B. an der Überzeugung, bei einem bestimmten Koitus schwanger geworden zu sein).

5) Für die psychosexuelle Entwicklung der Frau ist die „biologische Uhr" von der Menarche bis zur Menopause von großer Bedeutung. In der Pubertät bedeutet dies u. a. auch einen Angriff auf ihre bisexuelle Potenz.

6) In der Pubertät findet eine Neu-Aneignung der Innergenitalität, des inneren Geschlechts, statt. Vor dem Hintergrund der Erfahrung der Veränderung des Körpers geht es erneut um Phantasien über fruchtbare (produktive) und über zerstörerische

II

Vorgänge im weiblichen Innenraum. Ohne einen inneren Schwerpunkt weiblichen Selbstgefühls wird (i.S. einer Externalisierung) der ganze Körper zum narzißtischen Objekt, der zwangsläufig als mangelhaft erlebt wird und deshalb ständig korrigiert werden muß. Es findet eine Neubewertung der Identifizierung mit der mütterlichen Potenz statt, die nicht zu zerstörerisch sein darf, weil das Mädchen sie sonst nicht in sich selber finden kann. (Sind die Phantasien zu existentiell bedrohlich, kann es zur Abwehr dieser Phantasien aber auch zu einer frühen Schwangerschaft kommen als Beweis dafür, daß die Fortpflanzungsfähigkeit nicht geraubt wurde.) Gleichzeitig findet auch eine erneute Abgrenzung von der Mutter statt, die gerade bei mangelnder Anerkennung durch die Mutter (als eigene, von ihr unterschiedene Frau) besonders schwer sein kann.

7) Schwangerschaft und Mutterschaft beleben die Beziehung zur Mutter wieder, es kommt zu einer Wiederannäherung und zu einer erneuten Separation vom Körper der Mutter. Die der Amnesie verfallenen frühkindlichen Phantasien behalten einen strukturierenden Einfluß auf die spätere Entwicklung; vor allem erhalten sie nachträglich eine Bedeutung im Kontext neuer Erfahrungen. Bei Frauen sind besonders die analen Phantasien im Zusammenhang mit der Thematik der Wiederannäherung (Macht/Ohnmacht, Kontrolle/Kontrollverlust, Autonomie/Abhängigkeit, Spaltung in gut/böse etc.) i.s. der Nachträglichkeit von großer Bedeutung für die Phantasien über Schwangerschaft und Gebären.

Das Ernstnehmen der subjektiven körperlichen Erfahrungen impliziert weder eine Rückkehr zur „Anatomie als Schicksal" noch eine Idealisierung „primärer" Weiblichkeit. Es geht vielmehr darum, daß Geschlecht zwar immer auch, aber nie ausschließlich symbolisch konstruiert ist: Es spielt eine Rolle, ob sich unser Begehren und unsere Phantasien in einem weiblichen oder in einem männlichen Körper entwickeln. Der Unterschied ist nicht „klein" sondern vielfältig.

Obwohl uns heute ein umfangreiches Wissen über die weibliche Entwicklung zur Verfügung steht, hat sich dieses im theoretischen und klinischen Verständnis noch lange nicht durchgesetzt. Das zeigt sich nicht zuletzt an den nach wie vor existierenden Symmetrisierungen und Parallelisierungen, bei der die Sexualentwicklung der Frau immer noch analog zu der des Mannes betrachtet wird. Dadurch wird die Sicht vernebelt, und es entstehen Leerstellen. Eine solche durch Ignorieren der spezifischen weiblichen Entwicklung entstandene Leerstelle ist die weibliche Perversion. Die Perversion galt in Psychoanalyse und Sexualwissenschaft als „Domäne des Mannes". Da Frauen die an männlichen Patienten entwickelten klinischen Kriterien der Perversion nicht „erfüllten", wurden bei ihnen bis auf ein paar seltene „männliche" Perversionen allenfalls „Perversions-äquivalente" oder „latente Perversionen" gefunden. Die der Perversion inhärente Notwendigkeit bzw. Fähigkeit zur Sexua-lisierung von Agression, zu Externalisierung und zu Fetischi-sierung wurden als Spezifität der männlichen Entwicklung verstanden[2]. Zwar hatten viele PsychoanalytikerInnen material-reich gezeigt, daß Frauen ihre Ängste, Konflikte, Traumatisie-rungen, Aggressionen nicht weniger, sondern anders als Männer im Zusammenhang mit ihrer sexuellen Identität und ihrer Geschlechtsidentität erleben, interpretieren, verarbeiten, agie-ren – und auch externalisieren. Entsprechend fanden sich in der Literatur auch immer wieder Hinweise auf Perversionen bei Frauen, die aber nie systematisch aufgegriffen wurden. Perver-sionen bei Frauen wurden nicht erkannt, weil sie am falschen Ort gesucht wurden[3]. Oder mit den Worten Joyce Mac Dougalls: „Keine Perversion ohne Penis?" (1997, S. 80)

1991 erschien auf englisch und auf deutsch das Buch *Weibli-che Perversion* von Louise J. Kaplan; es fand weite Verbreitung und stieß besonders bei Frauen auf großes Interesse. Leider handelt das Buch von Kaplan jedoch in weiten Teilen von männ-licher Perversion, und die Autorin stellt keinen einzigen eige-nen Fall weiblicher Perversion dar. Außerdem faßt Kaplan ihr (an Joan Rivières 1929 erschienenen Aufsatz „Weiblichkeit als Maskerade") anknüpfendes Konzept der „perversen Strategie" so weit, daß es quasi alle Manifestationen eines die gesell-schaftlichen Herrschaftsverhältnisse affirmierenden weiblichen

IV

„falschen Selbst" einschließt; damit wird der Perversionsbegriff jedoch beliebig.

Explizit untersucht und konzeptualisiert wurde die weibliche Perversion erstmals von der argentinisch-englischen Psychoanalytikerin Estela V. Welldon[4] in ihrem 1988 auf englisch erschienenen Buch. Es basiert auf 25 Jahren klinischer Erfahrung an der traditionsreichen psychoanalytischen Portman-Klinik in London, an der seit vielen Jahrzehnten männliche und weibliche Kriminelle und Prostituierte psychotherapeutisch behandelt werden. 1992 wurde das Buch in deutscher Übersetzung vom Bonz-Verlag publiziert. Leider verwies der Titel des Buches *Mutter Madonna Hure. Die Verherrlichung und Erniedrigung der Mutter und der Frau* nicht auf die weibliche Perversion, was seiner Verbreitung geschadet hat: Es wurde im deutschen Sprachraum kaum rezipiert, war rasch vergriffen und konnte fast zehn Jahre lang nur mit den Mitteln des Samisdat verbreitet werden. Durch die Neuauflage im Psychsozial-Verlag mit dem treffenden Titel *Perversion der Frau* ist nun endlich wieder das Werk allgemein zugänglich, das die Leerstelle „weibliche Perversion" klinisch und theoretisch füllt.

Welldon kritisiert die bisherige Perversions-Definition als zu eng auf die männliche Sexualfunktion zugeschnitten. (Dies gilt insbesondere für das Konzept des Fetischs und für die Bedeutung des genitalen Orgasmus.) Ihre an vielen Fallbeispielen exemplifizierte Konzeptualisierung weiblicher Perversion basiert auf den eingangs von mir skizzierten Erkenntnissen über die Bedeutung der subjektiven Erfahrung des Körpers für die psychische Entwicklung der Frau. Entsprechend kommt Welldon zu dem Ergebnis, daß bei der Perversion der Frau Externalisierung und Fetischisierung sich auf den ganzen eigenen Körper, auf den Uterus im besonderen und auf das Kind (als das von ihr „erschaffene Produkt" bzw. als Teil ihres Körpers) beziehen können.

Welldon sieht die Perversion als Dysfunktion des sexuellen Teils der Persönlichkeitsentwicklung mit einer Spaltung in genitale Sexualität und in etwas, das nur den Anschein von Sexualität hat und gänzlich prägenitalen, vor allem aggressiven Zielen dient. Welldon versteht die perverse Szene als Umkehrung eines infantilen Traumas, wobei sie in Übereinstimmung mit Stoller (1979) davon ausgeht, daß dieses Trauma in besonderer Weise gegen die Geschlechtsidentität des Kindes gerichtet war. In der perversen Szene wird eine Rachephantasie inszeniert, die gleichzeitig die Funktion des Ungeschehenmachens des Traumas hat. Die ständige Wiederholung der perversen Szene dient der überlebensnotwendigen Regulierung des Selbstwertgefühls i.S. der narzißtischen Plombe. Zur Abwehrformation der Perversion zählt Welldon neben der schon erwähnten Spaltung vor allem Verleugnung, Depersonalisation und manisches Hochgefühl.

So weit so klassisch. Neu und zentral für Welldons Verständnis der Perversion ist jedoch ihr „Körper-Kriterium", das *besagt, daß bei perversen Handlungen der Körper benutzt werden muß* und dies bei Frauen etwas anderes als bei Männern bedeutet: Bei Frauen wird der ganze Körper, der Uterus, das Kind als Teil ihres Körpers bzw. der Körper des Kindes fetischisiert. Die Umkehrung des Traumas bedeutet dann etwa, daß eine Mutter, die einst selbst Partialobjekt ihrer Mutter war, jetzt ihr eigenes Kind (durch Kontrolle, Manipulation, Entlebendigung) dazu bringt, sich ihren eigenen, dem Kind unangemessenen Bedürfnissen anzupassen. Für eine andere Mutter, die einst selbst sexuell mißbraucht wurde, kann das Ungeschehenmachen des Traumas bedeuten, daß sie ihr damaliges Ausgeliefertsein an die Befriedigung des Erwachsenen gleichsam anulliert, indem sie ihr eigenes Kind sexuell überstimuliert.

Welldon beschreibt die Perversionen der Frau so plastisch, lebendig und nah an ihren Patientinnen, daß einem bei der Lektüre oft eigene Fälle in den Sinn kommen, die man mit Welldons Blick neu versteht. Von den von ihr dargestellten Orten der Manifestation weiblicher Perversion seien hier nur einige angeführt.

Perverse Mütterlichkeit

Das Kind als manipuliertes Partialobjekt

Damit ist die körperliche und emotionale Ausbeutung, Manipulation und Mißhandlung des Kindes gemeint, etwa durch Schlagen mit hoher Erregung, durch atmosphärisch und in der Körperpflege übergriffige Überstimulierung und durch unmittelbare sexuelle Ausbeutung. Welldon schildert einen Fall einer Mutter, die ihren Sohn nicht nur psychisch als Gattensubstitut mißbrauchte, vielmehr ab dessen 14. Lebensjahr mit ihm Geschlechtsverkehr hatte und ernsthaft suizidal wurde, als er sich mit 18 Jahren von ihr zu lösen begann.

Die perverse Mutter fügt dem Kind zu, was ihr einst zugefügt wurde, indem sie die entsprechende internalisierte Objektbeziehung in Szene setzt: So kehrt sie z.B. ihre einstige Erniedrigung als weibliches Baby in die Attacke auf das Geschlecht des Kindes um, indem sie dieses nicht anerkennt und entlebendigt. Mit aller Macht versucht sie, die Individuation und Separation des Kindes zu verhindern, da es nur so ihr manipuliertes Partialobjekt bleiben kann. Bei Welldons Beispielen für perverse Mütterlichkeit und für die Entwicklung der perversen Psychodynamik über mehrere Generationen mußte ich immer wieder an die Mütter von Männern mit einer Perversion denken: Diese Patienten schildern ja oft übergriffig-übererregende Mütter, an die sie sich stark gebunden und von denen sie sich gleichzeitig im Stich gelassen fühlten.

Diese transgenerationelle Perspektive wird auch sehr plastisch in dem Film *Die Klavierspielerin* nach dem gleichnamigen Roman von Elfriede Jellinek dargestellt: In dem, was die Protagonistin in ihren sadistischen Masturbationsritualen mit ihrem Körper veranstaltet (sie fühlt nichts dabei und verleugnet so die ihr von der Mutter zugefügte Demütigung und Zerstörung) und in dem, was sie in ihrem sadomasochistischen Umgang mit dem Mann macht, läßt sich unschwer die Umkehr des durch die perverse Mütterlichkeit ihrer Mutter erlittenen Traumas erkennen; in diesem Fall ist der definitive Triumph über die Mutter, die wirkliche Rache an ihr aber erst im Suizid realisierbar, mit dem sie der Mutter das narzißtische Selbstobjekt, das manipulierte Partialobjekt entzieht.

Bei Welldons Schilderungen sind mir auch einige Mütter sehr junger Mann-zu-Frau-Transsexueller (10-15 Jahre alt) eingefallen, die in für mich erschreckender Weise „total einig" mit ihrem Sohn über dessen transsexuellen Wunsch waren. Erschreckend deshalb, weil die Beziehung der Mütter zu ihrem Sohn zwar manifest konfliktfrei auf mich wirkten, aber überhaupt nicht im Sinne der „seligen Symbiose" (Stoller, 1979), sondern wie zu einem sehr wertvollen Gegenstand, einer phantastisch funktionierenden Maschine, deren wunderbare Leistung sie beschrieben.

Die Macht des Uterus

Sowohl Schwangerschaftsphantasien als auch Schwangerschaften können von perversen Zielen determiniert sein und primär feindseligen Impulsen dienen, z.B. der Rache an der Mutter und/oder am Mann. Welldon schildert den Fall einer 31jährigen Frau, die wegen schwerer Depressionen (einhergehend mit völliger sexueller Lustlosigkeit) und wegen zwanghafter grausamer Phantasien über ihre mit einem Jahr gestorbene Tochter in Therapie kam. Sie lebte in einer Beziehung mit einem Mann, der sie sadistisch behandelte und auch schlug. Sie konnte sich nicht offen verteidigen, führte statt dessen jedesmal vor dem Geschlechtsverkehr einen inneren Monolog: *Wenn ich doch nur von ihm schwanger werden könnte; dann müßte er sich endlich klar machen, wer hier das Zepter in der Hand hält; und er hätte mich zu respektieren, weil ich sein Kind in mir trage. Ich hasse ihn, aber ich will es nicht zeigen. Ich möchte ihm sehr, sehr weh tun; und ich weiß, daß dies die beste Möglichkeit ist, weil er mich dann nicht mehr loswerden kann.* Dieses zwanghafte Grübeln erregte sie sexuell, sie empfand dann während des Geschlechtsverkehrs große sexuelle Lust; anschließend ekelte sie sich vor sich selbst.

Der ganze Körper als Partialobjekt

Bei Anorexie und Bulimie sind der Externalisierungsmechanismus und die manipulative Funktionalisierung des Körpers als Partialobjekt so offensichtlich, daß sie schon von der klassischen Perversionslehre am ehesten als Perversionen bzw. als „Perversionsäquivalente" erkannt wurden. Bei Frau-zu-Mann-Transsexuellen mit einer Anorexie in der Vorgeschichte kann man die Transsexualität oft als definitive perverse Manipulation bzw. Vernichtung des weiblichen Körpers verstehen. Für manche ist das ein lebbarer „Ausweg", der als Plombe die Abwehr langfristig stabilisiert. Andere ziehen den transsexuellen Weg zwar mit anorektischer Verbissenheit „voll durch", aber das führt zu keiner Beruhigung, weil die Vermännlichung zwar phänotypisch „gelingt", aber keine Funktion als Plombe erfüllt: Die Patientinnen werden suizidal oder müssen neue Körper-Orte fetischisieren, um die destruktiven internalisierten Objektbeziehungen zu externalisieren (z.b. weitere Operationen, Selbstverstümmelungen etc.).

Bei Bulimie-Patientinnen, für die die Manipulation und Zerstörung des Körpers und der Nahrung im Vordergrund steht, ist die Erregung im Freß-Kotz-Anfall sichtbarer, bewußtseinsnäher und schambesetzter als bei Anorektikerinnen, weshalb sie ihre Eßstörung überwiegend verheimlichen. Bulimie-Patientinnen weisen oft zusätzlich andere perverse Manifestationen auf wie Selbstverletzungen, körperlich autodestruktive Partner-Beziehungen etc. Bei Bulimie-Patientinnen lassen sich gegen die Geschlechtsidentität gerichtete Traumatisierungen oft schnell eruieren. Die Funktion ihres Umgangs mit ihrem Körper als Plombe (Abwehr von Vernichtungsängsten, Ohnmacht und Depression) ist ihnen häufig bewußt, während Anorexie-Patientinnen die Schutzfunktion ihrer Eßstörung meist erst realisieren, wenn sie durch (oft erzwungene) Gewichtszunahme von Ängsten präpsychotischen Ausmaßes überwältigt werden.

Selbstbeschädigungen der Haut wie Schneiden an den Armen, Zufügen von Verbrennungen oder Verätzungen kommen ganz überwiegend bei Frauen vor und sind von manchen Autoren auch bereits als Perversionen erkannt worden. Die meisten dieser Patientinnen waren in der frühen Kindheit ausgeprägten Deprivationserfahrungen und/oder Mißhandlungen ausgesetzt und wurden von ihren Müttern als „Selbstobjekte" (bzw. als manipulierte Partialobjekte im Sinne der Perversion) benutzt; in der späten Latenz oder in der Pubertät erfuhren sie schwere Realtraumata, meistens Inzest.

Eine recht häufige Manifestation weiblicher Perversion ist das Beispiel für das Herbeiführen bzw. Erzwingen vor allem gynäkologischer Operationen. Bei Patientinnen mit einer sexuellen Störung finden sich nicht selten lange komplizierte Operations-Vorgeschichten (oft verbunden mit Schmerzmittelabusus), die ich für mich unter dem Titel „Schlachtfeld Unterbauch" zusammengefaßt hatte und lange Zeit einseitig für eine Mißhandlung der Patientinnen durch die Medizin hielt. Durch Welldon bin ich hellhöriger für eine eventuelle unbewußte Komplizenschaft seitens der Patientinnen geworden, d.h. dafür, daß sie den Arzt unbewußt zum Komplizen der perversen Manipulation ihres Körpers machen.

Auch viele Schönheitsoperationen dienen unbewußt perversen Zielen. Dies ist wohl vor allem bei multiplen Körperkorrekturen und solchen der Fall, die in eine perverse Partnerdynamik eingebunden sind, sowie bei solchen, die im Verlauf denselben Körperteil in verschiedene Richtungen verändern.

Welldon schildert den Fall einer Frau, die in fünfter Ehe den „richtigen" Partner gefunden hatte, *mit dessen Hilfe sie sich an ihrem eigenen Geschlecht rächen konnte und der ihren Körper und ihren Geist nach ihren eigenen unbewußten perversen Vorstellungen zerstörte.* Der Mann hatte selbst eine manifeste Perversion (Transvestitismus/Sadomasochismus/Fetischismus) und verlangte von seiner Frau (auch zeitlich) zunehmend, an seinen perversen Szenarios (die immer sadomasochistischer wurden) aktiv teilzunehmen. Als sie schwanger wurde, bestand er kategorisch und erfolgreich auf einer Abtreibung. In der Folge kritisierte er nach und nach immer mehr an ihrem Äußeren und verlangte von ihr eine Schönheitsoperation nach der anderen (Nase, Augen, Zähne, Brust), die sie alle ohne Widerstand durchführen ließ. Als die Patientin sich in der Therapie zu entwickeln begann, reagierte der Ehemann beunruhigt und bedroht (sein „Eigentum" zu verlieren) – die Patientin brach die Therapie ab.

Ob es sich bei manchen sadomasochistischen Beziehungen von Frauen, in denen sie sich körperlich mißhandeln lassen, um psychisch zu überleben, um eine klassische sadomasochistische Perversion oder um Varianten der fetischisierenden Funktionalisierung des eigenen Körpers als Partialobjekt (oder um beides) handelt, muß am Einzelfall diskutiert werden. Welldon, die über große Erfahrung in der Behandlung von Patientinnen verfügt, die als Jugendliche oder Erwachsene als Prostituierte gearbeitet haben, fand bei den meisten von ihnen einen Vater-Inzest in der Vorgeschichte und folgende Spaltung: Einerseits eine distanzierte Beziehung zu den Freiern, in der alle Emotionen aus dem Spiel gelassen wurden und andererseits eine abhängige sadomasochistische Beziehung zu ihrem Zuhälter, in der sie sich selbst erniedrigten, unterwarfen und auch körperlich schwer mißhandeln ließen.

In Diskussionen über weibliche Perversion wird irgendwann immer die Frage nach der Rolle der „eigentlichen" (i.e. genitalen) Sexualität gestellt. Welldons Buch macht deutlich, daß sich die Sexualisierung der Abwehr von Traumata bei Frauen entsprechend ihrem sexuellen Körperselbst anders als bei Männern äußert, diffuser erscheint und ihr sexueller Charakter weniger offensichtlich ist.

Nach Welldon sind Perversionen bei Frauen nicht zuletzt auch deshalb so lange übersehen worden, *weil die Frau gerade die Funktion des „heterosexuellen Geschlechtsverkehrs" bisweilen für perverse Ziele benutzt*, während die Perversion beim Mann als Abweichung vom „normalen" Sexualakt konzipiert wurde. Allerdings ist der heterosexuelle Geschlechtsverkehr nur begrenzt als spezifischer Ort der Manifestation weiblicher Perversion anzusehen, weil die meisten Beispiele sich als Fetischisierung des eigenen Körpers verstehen lassen. Das gilt auch für diejenigen Frauen, deren sexuelle Erregung an ein perverses Szenario gebunden ist, das – in jedem Fall unter

Benutzung ihres Körpers – phantasiert und evtl. auch verbalisiert werden muß.

„Haß im Bett" (Kubie, 1974) beschreibt zwar das zentrale Wesen der Perversion (Sexualität primär zum Zwecke der Aggression) zutreffend, dennoch geht es nicht in jedem Fall von „Haß im Bett" auf Seiten der Frau um eine Perversion – entscheidend für das Vorliegen einer Perversion bei Frauen bleibt Welldons „Körper-Kriterium". Eine perverse Objektbeziehung bzw. eine perverse Paardynamik ist keineswegs zwangsläufig mit einer manifesten ausgeformten Perversion bei einem der beiden Partner verbunden.

Es bleibt zu wünschen, daß Welldons Erkenntnisse über weibliche Perversion nun auch im deutschsprachigen Raum vom psychoanalytisch-sexualwissenschaftlichen Diskurs aufgegriffen und sowohl klinisch als auch konzeptionell genutzt werden. Profitieren könnten davon vor allem die psychosomatische Gynäkologie, die psychosomatische Chirurgie und die Diskussion über sexuellen Mißbrauch bzw. sexuelle Traumatisierung. Das Verständnis perverser Mütterlichkeit bedeutet ebensowenig eine Verleugnung männlicher Gewalt wie eine neue Phase des „mother-huntings". Es geht vielmehr darum, die von Müttern an ihren Kindern ausgeübte Gewalt zu enttabuisieren, transgenerationell besser zu verstehen und adäquater therapeutisch zu behandeln.

So wie die Erkenntnisse über männliche Perversion unseren Blick für die Bedeutung von Geschlechtsidentitätsproblemen und von abgewehrten perversen Phantasien bei den männlichen sexuellen Funktionsstörungen geschärft haben, kann das Wissen um weibliche Perversionen auch neues Licht auf „harmlosere" bzw. harmloser erscheinende Störungen bei Frauen werfen. Damit sind sowohl manche sexuelle Funktionsstörungen bei Frauen gemeint, hinter denen sich eine abgewehrte Perversion verbergen kann, als auch Ängste und Agieren im Zusammenhang mit Verhütung, mit Schwangerschaft, mit Hysterektomie etc. Auch dazu finden sich bei Welldon viele Anregungen. Ihr Buch hat seit 1988 nichts an Aktualität verloren.

Anmerkungen

1 „Das Ich ist vor allem ein körperliches..." (Freud, 1923, S. 253).

2 Ausführlich zur psychoanalytisch-sexualwissenschaftlichen Diskussion über weibliche Perversion vgl. Becker 2002.

3 Neben der erwähnten „männlichen" Tendenz, Frauen die „Fähigkeit" zur Perversion abzusprechen, hat dazu sicher auch ein „weiblicher" Widerstand beigetragen, der sich aus dem (mittlerweile im feministischen Diskurs weitgehend überwundenen) Bedürfnis speiste, Frauen nur als Opfer und Männer nur als Täter zu sehen.

4 Merkwürdigerweise hat Kaplan das drei Jahre zuvor erschienene Buch von Welldon nicht zur Kenntnis genommen; jedenfalls zitiert sie es nicht.

Literatur

Becker, S. (2002): Weibliche Perversion. *Zeitschrift für Sexualforschung* 15: 281–301

Freud, S. (1923): *Das Ich und das Es. Gesammelte Werke* GW XIII, 18 Bde., Frankfurt/Main: Fischer, S. 246–255

Kaplan, L. J. (1991): *Weibliche Perversionen. Von befleckter Unschuld und verweigerter Unterwerfung.* Hamburg: Hoffmann und Campe

Kubie, L. (1974): The drive to become both sexes. *Psychoanalytic Quarterly* 2: 489–518

Mc Dougall, J. (1997): *Die Couch ist kein Prokrustesbett.* Stuttgart: Verlag Internationale Psychoanalyse

Rivière, J. (1929): Womanliness as a Masquerade. *International Journal of Psychoanalysis* 10: 303–313

Rivière, J. (1996): *Ausgewählte Schriften.* Tübingen: Edition Diskord

Stoller, R. J. (1979): *Perversion: Die erotische Form von Haß.* Reinbek bei Hamburg: Rowohlt

Sophinette Becker ist wissenschaftliche Mitarbeiterin des Instituts für Sexualwissenschaft, Universitätsklinik Frankfurt/M.

Großer Dank gebührt Freunden sowie Kolleginnen und Kollegen; ungleich mehr jedoch verdanke ich meinen Patientinnen und Patienten. Ihnen widme ich dieses Buch, in Dankbarkeit wie auch in der Hoffnung, daß es jenen eine Hilfe ist, die – wie meine Patienten – an ihrer schmerzlichen und scheinbar ausweglosen Situation leiden oder vielleicht einmal in eine solche Lage geraten.

Inhalt

Danksagung

Jeder Autor stellt eine aus nur einem Elternteil bestehende Familie dar. Selbstverständlich trage auch ich für mein eigenes „Kind" die alleinige Verantwortung. Dieses Kind hat jedoch viele Tanten, Onkel und Großeltern. Einige haben sich sehr bemüht, mir zu helfen; andere wiederum haben mich unterstützt, ohne sich dessen bewußt zu sein. Einige haben zur Reifung des Projektes beigetragen, andere haben seine Entwicklung gefördert, und wieder andere haben diesem Projekt innere Geschlossenheit und Schliff gegeben, wie ich selbst es nicht vermocht hätte. Und manche haben das Projekt in jeder Phase seiner komplexen Entstehungsgeschichte beeinflußt: So ist mir Dr. Earl Hopper mit seiner Zuversicht und seinen wichtigen Erkenntnissen eine große Stütze gewesen; genauso Gregorio Kohon, der mir mit seinen aufmerksamen und konstruktiven Hinweisen während der ganzen Zeit zur Seite stand.

Wenn man von einem konkreten Moment der Entstehung dieses Buches sprechen will, dann ist als Ausgangspunkt die von Dr. Mervin Glasser, dem Leiter der Portman Klinik, 1978 getroffene Entscheidung zu nennen, die Verantwortung für die ersten in der Klinik veranstalteten Seminare über weibliche Perversionen in meine Hände zu legen. Durch meine in der Klinik gesammelten Erfahrungen in der Diagnose und Behandlung von Problemen im Zusammenhang mit Perversionen und Kriminalität war mir bekannt, daß die Zahl der männlichen Patienten bedeutend größer ist als die der weiblichen; dieser Umstand regte mich zu Überlegungen an. Die Vorstellungen, die ich in der Folge entwickelte, waren Thema zahlreicher Diskussionen mit meinen Kolleginnen und Kollegen an der Portman Klinik, für deren aufschlußreiche Hinweise ich jedem von ihnen dankbar bin. Diese Vorstellungen wurden allmählich konkreter und nahmen in einem Vortrag über „Mütterlichkeit und sexuelle Perversion" schließlich Gestalt an. Viele meiner Kollegen lasen das Manuskript zu diesem Vortrag mit kritischem Verständnis, darunter

Luisa Alvarez de Toledo, Pamela Ashurst, Fern Cramer-Azima, Maria Dufau-Catt, Florencio Escardo, Zaida Hall, Louise Kaplan, Moises Lemlij, Adam Limentani, Terry Lear, Norman Morris, Marisa Pastorino, Jonathan Pedder, Malcolm Pines, Bart de Smit, Frank Tait, Patrick Woodcock und Monica Zureti. Ganz besonders danken möchte ich Dr. Janine Puget für ihre Anmerkungen und ihre Unterstützung. Eine Einladung im Jahre 1985, den gleichen Vortrag an der Menninger Foundation in Topeka, Kansas, zu halten, wo ich einen Großteil meiner fachlichen Grundausbildung erhalten hatte, trug zur Erweiterung meiner Kenntnisse bei. Mein besonderer Dank gilt Dr. Ramon Ganzarain, Dr. Bonnie Buchele und Dr. Larry Kennedy für ihre fruchtbare Kritik und dafür, daß sie mich auf eine Reihe neuerer einschlägiger Literatur aufmerksam machten.

Dankend erwähnen muß ich auch einen anderen, aber nicht weniger bedeutsamen Einfluß, der von einigen mit mir befreundeten Frauen ausging, obwohl sie meinen Beruf nicht teilen. Daß ich inmitten zum Teil selbst verursachter Ablenkungen ein derart ehrgeiziges Projekt unbeirrt verfolgen würde, ist entscheidend ihr Verdienst. Diese Frauen – insbesondere Helena Kennedy und Georgia Brown – gaben mir das deutliche Gefühl, daß sie Anteil nahmen an meinen Folgerungen. Ihnen allen möchte ich dafür danken, ganz gleich, ob sie es ausdrücklich taten oder nicht.

In der Schlußphase dieses eigenartigen Unternehmens, aus Gedanken und Erfahrungen einen gelungenen Kuchen mit eindeutig festgelegten Einzelstücken bzw. Kapiteln entstehen zu lassen, leistete Sally Belfrage einen ganz besonderen Beitrag. Denn sie weiß, wie man ein Buch zusammenstellt und was es bedeutet, in der heutigen Welt eine Frau zu sein.

Darstellung, Stil und Argumentation müssen – und ich hoffe, das ist der Fall – von Tatsachen untermauert sein. Margaret Walker und ihre Kolleginnen und Kollegen von der Bibliothek der Tavistock Klinik haben mir in großzügiger Weise ihre Zeit zur Verfügung gestellt. Ihr immenser Erfahrungsschatz, ihre gute Laune und unerschöpfliche Geduld waren mir eine große Hilfe. Im Laufe der Jahre haben andere meine Genauigkeit gefördert, wie etwa die Verwaltungsangestellten der Portman Klinik, insbesondere Judy Wilkins. Viele von ihnen wußten fast noch eher als ich, was ich anstrebte.

Es mag noch weitere Personen – von höherem oder auch nicht so hohem Rang – geben, denen in diesen Zeilen nicht in gebührendem Maße Dank ausgesprochen wurde. Bei ihnen möchte ich mich entschuldigen und kann nur sagen, daß das Material dieses Buches vielen Menschen gehört.

1 Sexuelle Perversion der Frau

Ich erinnerte mich einmal daran, was ein Mann, der sich Betrachtungen über die menschlichen Eigentümlichkeiten widmete, vor langer Zeit zu mir gesagt hatte. Er fand es bemerkenswert, daß die beiden Geschlechter, obwohl sie sich seit Menschengedenken gegenseitig betrachten, nach wie vor außerstande scheinen, einander zu verstehen. Ich frage mich, ob diese unausgegorene Halbwahrheit nicht vielleicht zum Teil durch die Neigung der beiden Geschlechter, die eigenen Erwartungen auf den jeweils anderen zu projizieren, gerechtfertigt wird. Ein Teil der Erklärung für das mangelnde Verständnis der Nöte der Frauen könnte in der Tatsache liegen, daß das Weitergeben von Wissen und das Schreiben von Büchern seit jeher dem Mann vorbehalten war. Dabei ist es nicht etwa so, daß die Frau vernachlässigt würde; eher wird von falschen Annahmen ausgegangen, die von Männern wie von Frauen vorbehaltlos akzeptiert werden. Diese Annahmen könnten indes unterschiedlichen Ursprungs sein.

Die Psychoanalyse verschaffte uns Einblick in das Unbewußte und in die unserem Verhalten zugrunde liegenden Motivationen. Voller Zuversicht glaubten wir daraufhin, daß unser Verständnis des anderen Geschlechts eine Bereicherung erfahren hätte und daß wir der wechselseitigen Selbsterkenntnis einen Schritt näher gekommen wären. Diese Annahme erwies sich jedoch als voreilig; die Suche nach dieser Erkenntnis hat ihr Ziel noch nicht erreicht.

Freud, der all diese unschätzbaren Entdeckungen machte, war zwar ein Genie, doch war er nicht in der Lage, in die Komplexität der Libidoentwicklung der beiden Geschlechter eine zureichende Einsicht zu geben. Er machte den auf dem männlichen Modell basierenden Ödipuskomplex zur Grundlage der normalen Libidoentwicklung. Freud zufolge tritt dieser Komplex in der phallischen Phase auf, also im Alter von drei bis fünf Jahren, und gründet sich auf einen zweifachen Wunsch: zum einen auf das Begehren des gegengeschlechtlichen Elternteils, zum anderen auf den Todeswunsch gegenüber dem Elternteil des gleichen Geschlechts. Für den Wunsch des Jungen bedeutet dies: den Vater zu beseitigen und die Mutter zu besitzen. Wegen dieses Todeswunsches fürchtet das Kind die Vergeltung des Vaters; die unausweichliche Folge scheint die Kastration zu sein. Die einzig annehmbare Möglichkeit, die Kastrationsangst aufzulösen, besteht darin, das Inzestobjekt aufzugeben. Dadurch wird der Ödipuskomplex beendet und der Junge tritt in die Latenzperiode ein. An dieser traditionellen Theorie orientieren sich nach wie vor viele Experten, nicht nur im Zusammenhang mit der normalen Sexualität, sondern auch, wenn es um die Erklärung ihrer perversen Erscheinungsformen geht.

Im wesentlichen stützt sich diese Theorie auf zwei Punkte: einerseits auf den Phallus, als das Geschlechtsorgan schlechthin; zum anderen auf die Situation des Kindes in einer Dreiecksbeziehung, in der es anfangs versucht, seine Mutter zu gewinnen, schließlich aber doch eine Stellung außerhalb der elterlichen Einheit akzeptieren muß. Zuerst wurde diese Theorie auf die Libidoentwicklung des Jungen angewendet, bald aber auch auf die des Mädchens. Mit der Einführung des Konzeptes des „Penisneids" wurde für das Mädchen eine Situation geschaffen, die der des Jungen „entspricht". Der Ödipuskomplex des Mädchens wird eingeleitet durch den Kastrationskomplex. Das Mädchen wechselt nicht nur das Sexualobjekt, nämlich von der Mutter zum Vater, sondern möchte darüber hinaus vom Vater ein Kind bekommen, weil der Wunsch nach einem Penis von der Mutter nicht erfüllt wird. *Damit war die symbolische Gleichsetzung von Penis und Kind geschaffen.*

Freud selbst hielt die weibliche Sexualität für ein „Rätsel". Er bat seine Kolleginnen darum, ihn über ihre eigene Sexualität aufzuklären, da er der Meinung war, sie hätten den Vorteil, während des Übertragungsprozesses ihren Patienten gegenüber als geeignete „Ersatzmütter" fungieren zu können. Eine sonderbare Bitte, wie R. Schafer festgestellt hat,

... Er [Freud] ließ die ihrem Wesen nach androgyne Rolle des Psychoanalytikers in der Übertragungssituation stets außer acht ... Es gibt nur wenige Hinweise darauf, daß Freud die mütterli-

14

che Form der Übertragung zum männlichen Analytiker bewußt geworden beziehungsweise ob er sich über sie im klaren gewesen ist – oder auch nur über die mütterliche Gegenübertragung des männlichen Analytikers (1974, S. 477). R. Schafer weiter: *Freud war nicht bereit, sich tiefergehenden Gedanken über die Mutter hinzugeben . . . Er zeigte praktisch kein anhaltendes Interesse an ihren subjektiven Erfahrungen – abgesehen von ihren negativen Empfindungen in bezug auf ihre Weiblichkeit und ihren Wert sowie über ihre kompensatorische Sehnsucht, geliebt und geschwängert zu werden, insbesondere mit einem Sohn . . . Es hat den Anschein, als kannte Freud den Vater und den Kastraten in sich und anderen Männern, nicht aber die Mutter und die Frau* (S. 482).

Die Reaktion bei Freuds Kolleginnen war überwältigend. Viele Psychoanalytikerinnen fühlten sich angespornt, neue, originelle und fruchtbare Ideen anzubieten, von denen einige mit Freuds Postulaten übereinstimmten, andere dagegen nicht. Es ist jedoch äußerst bedauerlich, daß diese Ideen nicht als Stimmen legitimer Selbstbehauptung der Frau genommen, sondern als Äußerungen der Mißbilligung betrachtet wurden. Eine der ersten Frauen, die sich zu Wort meldeten, war Karen Horney, die in ihrem Aufsatz „Zur Genese des weiblichen Kastrationskomplexes" sagte: *. . . das bisherige Resultat der Untersuchungen, welches doch nicht weniger besagen würde, als daß die eine Hälfte des Menschengeschlechts unzufrieden sei mit ihrer Geschlechtsrolle und diese Unzufriedenheit nur unter günstigen Verhältnissen überwinden könne, [ist] nicht nur für den weiblichen Narzißmus, sondern auch für das biologische Denken recht unbefriedigend* (1923, S. 10 f.).

In der letzten Zeit sind viele Aufsätze und Bücher veröffentlicht worden, in denen gezeigt wird, daß Psychoanalytikerinnen wichtige Beiträge geleistet haben, wie etwa Joan Riviere (1929), Marjorie F. Brierley (1932, 1936) und Sylvia Payne (1935). Zur gleichen Zeit anerkannten Helene Deutsch (1925, 1930) und Jeanne Lampl de Groot (1928, 1933) und später Ruth M. Brunswick (1940) – also sämtlich Analytikerinnen – den Einfluß der präödipalen Mutter und wiesen darauf hin, daß Freud der offensichtlichen Wirkung, die die archaische, mit Macht und Autorität ausgestattete Mutter auf das Kind hat, nicht genügend Aufmerksamkeit schenkte (vgl. Barglow und Schaefer, 1970).

Weil Karen Horney (1923, 1926, 1932, 1933), Josine Müller (1932) und Marjorie Barnett (1966) ihrerseits das kleine Mädchen nicht einfach als ein Wesen betrachteten, dem ein Penis fehlt, konnten sie von seinen vaginalen Empfindungen und Impulsen schreiben, die ihm von Anfang an ein Gefühl der Weiblichkeit gaben. Phyllis Greenacre (1950) gelangte durch ihre klinischen Erfahrungen mit erwachsenen Frauen zu der Ansicht, daß Mädchen sich lange vor der Pubertät ihrer Vagina bewußt sind.

Von diesen Expertinnen wurden bedeutende Erkenntnisse über die Funktionen des weiblichen Körpers und seine symbolischen Wirkungen in der inneren Welt der Frau vorgelegt. Man kann sagen, daß all diese Frauen zusammen ein alternatives theoretisches Gebäude errichtet haben. Bewirken konnten sie damit jedoch nichts. Denn zu jenem Zeitpunkt war die psychoanalytische Welt bereits das Reich des Mannes; die Herrschaft des Phallus war uneingeschränkt akzeptiert worden und galt fortan als unbestreitbar und unwiderlegbar. Die traditionelle Psychoanalyse schien von dem, was diese Frauen gesagt hatten, unbeeinflußt, obwohl ihre Ideen in bezug auf ihr ureigenes Territorium wesentlich durchdachter und innovativer waren als das, was Männer zuvor geäußert hatten.

Innerhalb der psychoanalytischen Bewegung erschienen diese Ideen in obskuren Blättern, denen nur wenig Aufmerksamkeit geschenkt wurde. Ja, man scheute sich nicht, den Psychoanalytikerinnen zu sagen, sie sollten sich auf ihrem Gebiet doch auf die Rolle der „Ersatzmutter" und Beschützerin ihrer Patienten beschränken und keine neuen Theorien aufstellen.

Während der Penis als anatomische Realität gilt, verwendet man den Begriff „Phallus" als ein umfassendes Symbol für die Macht. So groß war die Herrschaft des Mannes in der Welt der Theorien und der Philosophie, daß es ganz selbstverständlich war, die überlegene Macht des Phallus zu akzeptieren. Die Theorien der Frauen sind erst in den vergangenen zwei Jahrzehnten wieder aufgegriffen worden, wobei die Initiative in erster Linie von der Frauenbewegung und nicht von der psychoanalytischen Welt ausging. In der Zeit davor mußten die Frauen sich die Theorien der herrschenden Männer anhören und ihnen wortlos zustimmen. Viele meiner Kollegen, die sich mit diesem Gebiet befassen, beziehen sich noch heute auf die seinerzeit zwischen Sigmund Freud (1905, 1931, 1933) und Ernest Jones (1927) herrschende Uneinigkeit über die weibliche Sexualität; die Ideen der zeitgenössischen Frauen aber werden entweder ignoriert oder mit herablassender Gleichgültigkeit behandelt.

Hinsichtlich der jeweiligen Stellung der beiden Geschlechter in der Gesellschaft bestehen erhebliche Unterschiede. E. Erikson hat dies deutlich zum Ausdruck gebracht: *Die Frau hat sich zu allen Zeiten (zumindest während der patriarchalischen) für eine Vielzahl von Rollen hergegeben, die allesamt einer Ausbeutung möglicher masochistischer Neigungen förderlich sind: So läßt sie es zu, daß man sie einsperrt und knebelt, sie zum Kind und zur Sklavin macht und daß man sie prostituiert und ausbeutet, wobei sie aus diesen Situationen bestenfalls einen – wie wir in der Psychopathologie sagen – „sekundären Nutzen" durch fragwürdige Dominanz für sich ziehen kann* (1980, S. 298). Oder in R. Schafers Worten: *. . . bei der Sexualität des Menschen handelt es sich in Wirklichkeit um* Psychosexualität *. . . Psychosexualität bedeutet innere Sexualität, also eine Sexualität der Bedeutungen und persönlichen Beziehungen, die sich um reale und imaginierte Erfahrungen und Situationen in einem sozialen Umfeld entwikkelt haben und organisiert worden sind . . . Eben aus der Tatsache, daß Freud die im Dienste der Fortpflanzung stehende Genitalität als elementar in den Mittelpunkt rückt, erklären sich einige der Unzulänglichkeiten seiner Psychologie der Frauen . . .* (1974, S. 472 f., Hervorh. v. Autor).

Erst in den vergangenen fünfzehn Jahren sind von Kolleginnen wie etwa Janine Chasseguet-Smirgel (1986, 1987) und Joyce McDougall (1988) aufgestellte wichtige Theorien über die weibliche Sexualität und weibliche Perversionen veröffentlicht und von unserem Berufsstand ernst genommen worden. Diese Frauen haben auf die Theorie wie auf die Praxis einen immensen und erfreulichen Einfluß genommen.

Innerhalb des traditionellen psychoanalytischen Gebäudes, d.h. der Freudschen Theorien, gilt die Perversion des Mannes als das Produkt eines ungelösten Ödipuskomplexes, in dessen Mittelpunkt als Hauptkomponente die Kastrationsangst steht. Wenn der Junge in der ödipalen Phase die Mannesreife erreicht, ist er nicht in der Lage, gegenüber einem Menschen des anderen Geschlechts das genitale Primat zu erlangen, da in seinem Unbewußten seine Mutter nach wie vor präsent ist und er sehr große Angst hat, von seinem Vater kastriert zu werden. In dieser Situation verleugnet er die Unterschiedlichkeit der beiden Geschlechter und stattet die Mutter mit einem Phallus aus.

Andere Forscher verließen die traditionelle Theorie, die auf der „aufgezwungenen Parallelität" beruhte. Sie taten dies angesichts der systematischen Studien über die Mutter-Kind-Einheit und in der Erkenntnis, daß die Zeit der Bindung an die Mutter, die sogenannte „präödipale" Phase, für beide Geschlechter von Bedeutung ist. Gegenwärtig ist man der Auffassung, daß die Psychopathologie männlicher Perversionen ihren Ursprung in dieser präödipalen Phase hat, in der die Psychogenese in engem Zusammenhang mit starken Ängsten steht, entweder von der Mutter verlassen oder von ihr verführt zu werden. Die weibliche Perversion dagegen wird nach wie vor nicht anerkannt, obwohl offenkundig ist, daß die männliche Perversion ihre Ursache häufig in frühem mütterlichen Fehlverhalten hat. Warum ist es denn so schwierig, die Vorstellung von perverser Mütterlichkeit und anderen perversen Verhaltensformen der Frau auf der Grundlage einer gesonderten und vollkommen anders gearteten Psychopathologie, die im weiblichen Körper und in seinen ihm innewohnenden Eigenschaften begründet ist, in Begriffe zu fassen? Aufgrund der von Männern geäußerten Annahmen ist es heute schwierig, einige weibliche Verhaltensweisen – weibliche Perversionen eingeschlossen – zu verstehen; was mitunter so weit geht, daß die Existenz weiblicher Perversionen vollends geleugnet wird. Vielleicht liegt der Grund dafür, daß die in den folgenden Kapiteln beschriebenen weiblichen Erfahrungen nur selten diagnostiziert worden sind, in der langen Tradition, die Sexualentwicklung der Frau als parallel zu der des Mannes zu betrachten: Was für den Mann als normal galt, sollte für die Frau genauso normal sein.

Dieses Buch ist eine Studie über das vernachlässigte Gebiet weiblicher Perversionen und beruht auf einer zwanzigjährigen Erfahrung in der klinischen Arbeit mit Frauen. Bevor wir uns den ausführlichen Argumentationen zuwenden, ist es wichtig, sich bewußt zu machen, daß zwischen der umgangssprachlichen und der psychoanalytischen Verwendung des Begriffes „Perversion" ein Unterschied besteht. Während das Wort im allgemeinen Sprachgebrauch eine pejorative Bedeutung hat und moralische Implikationen aufweist, bezeichnet Perversion in der Psychoanalyse ganz einfach eine Dysfunktion des sexuellen Teiles der Persönlichkeitsentwicklung. (Der häufig als Synonym für „Perversion" verwendete Begriff „Abweichung" dagegen drückt eine statistische Anormalität aus; er bezeichnet eine Verhaltensweise, die unter gewissen Bedingungen in einem bestimmten kulturellen Umfeld *im Normalfall* nicht vorkommt.)

Ich betone eigens, daß ich „Perversion" hier im psychoanalytischen Sinne verwende; denn die Perversion weist eine Reihe ihr eigener charakteristischer Merkmale auf, durch die sie sich in erheblichem Maße von der klassischen Neurose oder Psychose unterscheidet. R. Storr dagegen, wie auch andere Autoritäten, bevorzugt im Zusammenhang mit der Perversion die Verwendung des Begriffes „Abweichung". Er sagt in diesem Zusammenhang: *Das zwanghafte Ersetzen des heterosexuellen Geschlechtsverkehrs – obgleich die Gelegenheit dazu vorhanden ist – durch etwas anderes bildet das Hauptmerkmal des Verhaltens, das wir sexuelle Abweichung nennen* (1964, S. 13, Hervorh. v. mir).

Die Perversion bezeichnet *jede sexuelle Verhaltensform des Erwachsenen, deren bevorzugtes Ziel nicht die Heterosexualität ist.* So einfach beschreibt es C. Rycroft (1968, S. 116). Jeder Autor definiert den Begriff der Perversion etwas anders. Für I. Rosen (1979a, S.32) ist das entscheidende Merkmal die zum genitalen Orgasmus führende sexuelle Abfuhr, während Laplanche und Pontalis den Begriff weiter fassen: Für sie umfaßt die Perversion *die Gesamtheit des psychosexuellen Verhaltens, das mit solchen atypischen Formen bei der Erlangung der sexuellen Lust einhergeht* (1987, S. 378).

Die hier genannten Beschreibungen sind auf den Mann zugeschnitten. Sie dagegen auf die Frau anzuwenden, ist fast unmöglich, weil die Frau gerade die Funktion des „heterosexuellen Geschlechtsverkehrs" bisweilen für perverse Ziele benutzt. Es ist allgemein bekannt, daß die Definition „wirklicher sexueller Perversion" stets das Beteiligtsein des Körpers beinhalten sollte. Mit anderen Worten, bloße Phantasien über bizarre oder perverse Verhaltensformen können noch nicht als Perversion bezeichnet werden. Das „Körper-Kriterium" besagt, daß bei perversen Handlungen der Körper benutzt werden muß. Ich glaube jedoch, daß der Begriff „Körper" in der Definition von Perversion fälschlicherweise ausschließlich mit der Anatomie und der Physiologie des Mannes gleichgesetzt wird, insbesondere mit dem Penis und dem genitalen Orgasmus. Wie hätten wir sonst übersehen können, daß die der Frau eigenen Körperfunktionen vollends von Fortpflanzungstrieben regiert werden, die zuweilen mit den perversesten Phantasien, deren Auswirkungen sich im Körper der Frau manifestieren, einhergehen?

Da der Mann gemäß der früher geltenden Theorie in der Perversion eine Möglichkeit sah, mit seiner Angst, den Penis zu verlieren, fertig zu werden, befand sich die Frau in einer Situation, in der es Perversionen für sie selbst nicht geben konnte. Weil die Frau keinen Penis hat, so lautete das Argument, müssen ihr Ödipuskomplex und ihre Kastrationsangst anders geartet sein. Daher wurde die zu jener Zeit gängige Ansicht: „bei der Frau kann es keine sexuellen Perversionen geben, da sie keinen Penis hat" nur selten in Frage gestellt. Freud stellte die Theorie auf, daß der Ödipuskomplex beim kleinen Mädchen sich dann auflöst, wenn es phantasiert, Vatis Kind in sich zu tragen. Wenn wir Freuds Vorstellungen weiter entwickeln wollten, könnten wir sagen: „Bei der Frau kann es keine Perversionen geben, weil sie Kinder bekommen kann."

Bei meinem Versuch, das Wesen der Perversion zu beschreiben, werde ich das Hauptgewicht auf das Verstehen des perversen Menschen legen. Zu diesem Zweck werde ich einige markante Phasen der psychischen Entwicklung aufzeigen und meine Überlegungen über die Verbindung zwischen diesen Phasen und der Form beziehungsweise dem Inhalt perversen Verhaltens wiedergeben. Dabei müssen wir uns jedoch stets das bei der Perversion für beide Geschlechter zutreffende Merkmal der Spaltung vor Augen halten, und zwar der Spaltung zwischen der genitalen Sexualität als einer Lebens-(oder Liebes-)kraft und dem, was nur den Anschein von Sexualität hat, in Wirklichkeit aber primitiveren Stufen entspricht und gänzlich von prägenitalen Verhaltensweisen geprägt ist.

Beim männlichen Perversen besteht diese ausgeprägte Spaltung zwischen dem, was er als seine anatomische Reife erlebt, und den psychischen Repräsentanzen seines Körpers, in denen er sich selbst als einen verzweifelt tobenden Säugling sieht. Folglich gehören seine Phantasien, wenngleich er körperlich mit einem genitalen Orgasmus reagiert, präödipalen Stufen an.

Später dann, wenn er zum Erwachsenen herangereift ist, ist er zur Rache bereit. Dabei nimmt er seinen Haß überhaupt nicht bewußt wahr. Für gewöhnlich versteht er sogar nicht einmal, was „über ihn kommt" oder warum er „so etwas" tut, was ihm, abgesehen von einem kurzlebigen Wohlgefühl, eigentlich gar keine Lust bereitet. Dieses angenehme Gefühl hält jedoch lange genug an, um ihn eine Erleichterung seiner stärker werdenden Ängste fühlen zu lassen. Er weiß nicht, warum er sich durch ein ganz bestimmtes, manchmal bizarres Verhalten, von dem er weiß, daß es nicht in Ordnung ist, besser fühlt. Es verwirrt ihn um so mehr, als ihm doch so viele Alternativen zur Verfügung stehen, die ganz offensichtlich für ihn selbst befriedigender und für die Gesellschaft annehmbarer wären. Obwohl er sich nur zu schmerzhaft des Zwanges zur Wiederholung der Handlung bewußt ist, läßt er doch die Feindseligkeiten, die er damit auslöst, außer acht. Zudem liegt das Wissen darüber, wem sein Haß gilt und an wem er Rache üben will, tief in seinem Unbewußten verborgen.

Das bisher Gesagte bezieht sich auf beide Geschlechter. Um deutlich machen zu können, was sich in der weiblichen Welt abspielt, werde ich jedoch einige Modifizierungen anbringen müssen. Eine genaue diesbezügliche Diagnose der Frau hat es bislang nicht gegeben. Es scheint, als fürchteten wir uns vor einem tiefergehenden Verstehen: Vielleicht meint man – wie bereits erwähnt – daß die Frau zu perversen Handlungen nicht fähig sei.

Bei meiner klinischen Arbeit habe ich beobachtet, daß der wesentliche Unterschied zwischen männlichem und weiblichem perversen Verhalten im Ziel liegt. Während das Verhalten des Mannes auf ein äußeres Partialobjekt abzielt, ist das perverse Verhalten einer Frau gewöhnlich gegen sie selbst gerichtet, entweder gegen ihren Körper oder gegen ein Objekt, das sie als von sich selbst erschaffen betrachtet: ihr Kind. Sowohl der Körper als auch das Kind werden wie Partialobjekte behandelt.

Zum Zwecke der Authentizität und der Betonung werde ich das „unübliche" Pronomen „sie" verwenden, wenn ich mich auf Gefühls- oder Verhaltensmuster beziehe, die für beide Geschlechter in gleichem Maße Gültigkeit besitzen.

Die perverse Person glaubt, daß man ihr die Freude an der Entwicklung zu einer eigenständigen Persönlichkeit mit einer eigenen Identität verwehrt hat; mit anderen Worten, sie hat die Freiheit, sie selbst zu sein, nicht erlebt. Dadurch gelangt sie zu der festen Überzeugung, daß sie kein vollständiges Wesen ist, sondern ein Partialobjekt ihrer Mutter, genauso wie sie ihre Mutter erlebte, als sie noch sehr klein war. Von sehr früh an hatte sie das Gefühl, unerwünscht zu sein und nicht beachtet zu werden, oder aber ein sehr wichtiger, doch kaum identifizierbarer Teil des Lebens ihrer Eltern (gewöhnlich ihrer Mutter) zu sein. In diesem letztgenannten Fall fühlt sie sich geknebelt und übermäßig beschützt (was in Wirklichkeit vollkommen unbeschützt bedeutet). Beide Situationen führen zu sehr großer Unsicherheit und Verletzlichkeit und erwecken einen großen Haß gegen den Menschen, der ihr das angetan hat und der für sie, als sie noch ein Säugling war, die größte Bedeutung hatte – ihre Mutter.

Einst selbst Opfer, kehren diese Menschen später die Rolle um. Durch ihr Verhalten machen sie andere zu Opfern und erniedrigen sie, genau wie man es früher mit ihnen getan hatte. Sie behandeln ihre Opfer genauso, wie sie sich selbst behandelt fühlten: wie Partialobjekte, die ausschließlich der Befriedigung von Launen und bizarren Erwartungen dienten. In einem derart offensichtlich sexuellen Agieren ist eine manische Abwehrhaltung gegen die entsetzliche Angst vor dem drohenden Verlust der Mutter sowie der eigenen Identität zu sehen.

Das Hauptmerkmal der Perversion liegt, symbolisch ausgedrückt, in dem Versuch der Person, die fürchterliche Angst, die Mutter verlieren zu können, durch ihr perverses Verhalten zu bewältigen. Als Baby fühlte sie sich bei ihrer Mutter nie sicher. Ganz im Gegenteil: Weil sie ihre Mutter als einen sehr gefährlichen Menschen erlebte, fühlte sie sich völlig ungeschützt. Somit handelt es sich bei der der Perversion zugrunde liegenden Motivation um Feindseligkeit und Sadismus. Dieser unbewußte Mechanismus ist für die perverse Haltung charakteristisch.

Meine Argumentation beruht ausschließlich auf meinen eigenen klinischen Erfahrungen. Jetzt, da ich durch diese Erfahrungen zu einem gewissen Verständnis der weiblichen Perversion und ihrer Ursachen – nicht zuletzt ungenügende mütterliche Fürsorge – gelangt bin, ist es in meinen Augen offensichtlich, daß manche Schwierigkeiten, aufgrund derer die Nachweise bisher nicht um ihrer selbst willen akzeptiert worden sind, ihren Ursprung in einem besonderen sozialen Umfeld haben. Ich habe hier nicht die Absicht, eine sozialgeschichtliche Arbeit vorzulegen; doch fällt es schwer, die Augen davor zu verschließen, daß es in der jüngeren Vergangenheit sehr widersprüchliche Ansichten über die Frau, ihre emotionalen Bedürfnisse und ihre biologisch-reproduktiven Funktionen gegeben hat.

Ich erinnere mich zum Beispiel nur zu genau an die sechziger Jahre und daran, wie R.D. Laings (1989) Theorie über „schizogene" Mütter falsch interpretiert und sowohl von Fachleuten als auch von Laien dazu benutzt wurde, solchen Frauen eine Schuld zuzusprechen. Dieser Theorie zufolge sandten diese Mütter widersprüchliche Botschaften an ihre Kinder (G. Bateson (1956) hatte in diesem Zusammenhang schon zuvor von „Doppelbindung" gesprochen), Botschaften, die sie vollkommen verwirrten; sie hatten das Gefühl, ihre Mutter lasse sie nicht wissen, was richtig und was verkehrt ist. Damit war der Grundstein für eine psychotische Organisation ihres seelischen Apparates gelegt.

Damals war man bei den Laien wie auch in der Fachwelt der Meinung, daß diese Theorie ihnen einen direkten Weg zum Verstehen dieser schizophrenen Patienten eröffnet habe. Dies ging soweit, daß man sie zu „den Propheten einer neuen Welt" ausrief. Was aber war mit ihren Müttern? Sie wurden automatisch für den Zustand ihrer Kinder verantwortlich gemacht. Echtes beziehungsweise mitfühlendes Verständnis brachte man ihnen nicht entgegen; sie sollten wegen ihres „schlechten" Verhaltens „verdammt" werden. Nur wenige außerhalb des klinischen Bereiches erinnerten sich jedoch daran, daß diese Mütter früher selbst traumatische Erlebnisse gehabt hatten; Erlebnisse, die zum Teil zu einem Verhalten ihren Kindern gegenüber geführt hatten, das den Charakter einer „Doppelbindung" aufwies. Sie waren selbst Opfer gewesen und produzierten nun neue Opfer.

Gleichfalls in den sechziger Jahren versäumten wir es, uns einzugestehen, was tatsächlich mit „verprügelten Kindern" geschah; niemand konnte es glauben, selbst erfahrene Ärzte nicht, daß den Kindern diese Verletzungen von ihrer Mutter zugefügt worden waren. Niemand schien diese Frauen in ihrer Funktion als Mutter zu verstehen: „Frauen" hielt man zu einem solchen Verhalten für fähig, „Mütter" dagegen nicht. Erst einmal waren sie jedoch Töchter und Frauen, von denen einige gegen ihren Willen Mutter geworden waren. Daß das Verhalten dieser Frauen nicht genau diagnostiziert worden ist, rührt meiner Meinung nach zum Teil daher, daß die Gesellschaft die Mütterlichkeit verherrlicht und sich gleichzeitig weigert zuzugeben, daß die Mütterlichkeit auch negative Aspekte aufweisen kann.

Zwei Jahrzehnte später gestehen wir uns genausowenig die Möglichkeit des mütterlichen Inzests ein. Väterlichen Inzest, der nach unserer Kenntnis bedeutend häufiger vorkommt, erkennt jeder an, nicht aber das, was Mütter tun. Niemand glaubt, daß so etwas tatsächlich geschieht – was bisweilen sogar für die Mutter selbst beschämend ist.

Um die Problematik der Perversion und der Mütterlichkeit, die zentralen Themen dieses Buches, verstehen zu können, müs-

24

sen wir uns von einigen bereits angesprochenen – bei Fachleuten und in der Gesellschaft herrschenden – Annahmen frei machen und zu den Grundlagen zurückkehren. Dazu müssen wir uns zuerst den weiblichen Körper und seine nur ihm eigenen Merkmale betrachten. Dabei werden wir erkennen, daß es überhaupt nicht verwunderlich ist, daß sich die Psychopathologie der Frau vollkommen von der des Mannes unterscheidet.

Bei meiner Untersuchung der weiblichen Psychopathologie werde ich näher auf diese primitivere Stufe der Libidoentwicklung eingehen. Der perverse Mensch wird von sehr früh an daran gehindert, die emotionale Sexualreife (d.h. genitale Sexualität) zu erlangen, und hat infolgedessen Schwierigkeiten, befriedigende heterosexuelle Beziehungen herzustellen. Diese Tatsache ist für das Verstehen der Perversion entscheidend. In der Therapiesituation und an der Art der Übertragung, die bei dieser besonderen Patientengruppe zum Vorschein kommt, konnte ich beobachten, von welch grundlegender Bedeutung diese sehr frühe Beziehung zur Mutter ist. Dem Vater kommt in dieser Phase noch eine sekundäre Rolle zu. Diese Situation ändert sich jedoch später, wie ich darlegen werde, insbesondere in der Adoleszenz.

Ich werde mich bei meinen Untersuchungen an der von Melanie Klein und anderen aufgestellten Theorie der Objektbeziehungen orientieren. Zum einen hebt diese Theorie die Bedeutung der Mutter-Kind-Beziehung und der ersten wenigen Monate im Leben des Kindes hervor; zum anderen betont sie, daß die in dieser Phase vom Kind eingesetzten Abwehrmechanismen sowohl für seine emotionale als auch für seine Libidoentwicklung ausschlaggebend sind und das ganze Leben lang beibehalten werden.

Was die weibliche Sexualität betrifft, so folge ich den Theorien von Ernest Jones (1927), Melanie Klein (1928, 1933, 1935, 1987), Karen Horney (1923, 1926, 1932, 1933) und anderen, die nicht nur das Primat des Penisneids beim kleinen Mädchen in Frage stellen, sondern darüber hinaus sein frühes unbewußtes Innewerden seiner Vagina betonen. Melanie Klein bringt diesen Umstand mit einer extrem frühzeitigen ödipalen Entwicklung in

Verbindung. Im Mittelpunkt ihrer Theorien steht der heftige Neid des kleinen Mädchens auf die reproduktiven Funktionen der Mutter. Dieser Neid führt zu einer ausgeprägten, gegen die Mutter gerichteten Feindseligkeit. Dabei entwickelt das Mädchen Frustrationsphantasien, in denen es in den Körper der Mutter eindringt und ihn vollständig seines Inhaltes beraubt. Durch Projektionsmechanismen gelangt das Mädchen zu der Annahme, die Mutter werde es seiner eigenen Fähigkeit zur Fortpflanzung berauben. Bei meinen Patientinnen kann ich diese psychischen Mechanismen immer wieder beobachten; und ich glaube, daß sie als das Gegenstück zur Kastrationsangst des Jungen zu betrachten sind.

Mädchen wie Jungen können im Säuglingsalter Situationen ausgesetzt sein, die bei beiden später, wenn sie erwachsen sind, zu perversen Einstellungen oder Verhaltensformen führen können. Aber nur die Frau verfügt, wenn sie einmal Mutter ist, über die Möglichkeit, sich ihrem Baby gegenüber in pervertierender Weise zu verhalten.

Auf der Grundlage dieser allgemeinen Überlegungen wurde der Aufbau der folgenden Kapitel festgelegt. Im Mittelpunkt des zweiten Kapitels steht die Vorstellung, daß für die psychische Situation der Frau die Qualität ihres Körpers und die ihrer Kinder von fundamentaler Bedeutung ist. Dabei ist entscheidend, daß der weibliche Körper speziell dem Zweck des Gebärens und des Aufziehens von Kindern dient. In diesem Kapitel wird auch betont, daß die der Fortpflanzung dienenden Organe weiter über den Körper der Frau verteilt sind, als dies beim Mann der Fall ist. M. Pines drückt dies so aus:

Deutsch stellt den Körper des kleinen Jungen und den des kleinen Mädchens einander gegenüber und betont dabei, in welcher Weise der Penis zu einem frühen Zeitpunkt entdeckt, unablässig stimuliert und zur erogenen Zone wird, noch ehe er soweit ist, seine biologischen Funktionen erfüllen zu können . . . Weil die Klitoris ein unbefriedigendes Geschlechtsorgan ist, kann sie für sich nicht das Maß an Libido in Anspruch nehmen wie der Penis. Aufgrund dieser „geringeren Tyrannei" der Klitoris kann eine Frau unter Umständen ihr Leben lang ein infantileres Wesen beibehalten, für sie kann der ganze Körper ein Geschlechtsorgan bleiben (1969, S. 5, Hervorh. v. mir).

Diese Vorstellungen sind zwar veraltet, da sie die Bedeutung des Penisneids und des Minderwertigkeitsgefühles der Frau während ihrer Sexualentwicklung betonen; aber bereits hier wird der ganze weibliche Körper als Geschlechtsorgan anerkannt.

Es ist bekannt, daß Frauen sich häufig so verhalten, als sei ihr ganzer Körper ein Geschlechtsorgan. In pathologischen Fällen sind zahlreiche Formen des von Frauen gegen ihren eigenen Körper gerichteten Angriffs zu beobachten, die sämtlich als pervers angesehen werden können. So etwa Anorexie, Bulimie und Selbstverstümmelung, die bekanntlich bei Frauen häufiger anzutreffen sind als bei Männern. Begleitet werden diese Erscheinungen von Menstruationsstörungen, die ein Hinweis auf ungelöste Probleme dieser Frauen sein können, Probleme nicht nur mit dem eigenen Körperbild, sondern auch damit, ihre Sexualität und ihre inhärenten biologischen Funktionen anzunehmen.

Im dritten Kapitel wird die Argumentation einen Schritt weiter entwickelt: In seinem Mittelpunkt steht die Macht der Gebärmutter. Diesem Organ kommt nicht weniger Macht zu als dem Phallus, obgleich seine Wirkungsweise eine andere ist. Die Mutter-Kind-Einheit erreicht einen biologisch-psychologischen Höhepunkt, wenn die Mutter mit ihren mit Milch gefüllten Brüsten in dem Moment bereit ist, wenn der Säugling von seinem Hunger geweckt wird. Beide kommen zusammen, und es eröffnet sich ihnen eine Welt der Glückseligkeit. Da wir das Realitätsprinzip akzeptiert haben, wissen wir selbstverständlich, daß diese beiden Menschen diese Augenblicke in genau der gleichen Weise nicht noch einmal erleben können. Wir können zwar den utopischen Versuch unternehmen, diese Situation zu reproduzieren; doch je älter wir werden, um so bewußter wird uns, daß unseren Erwartungen notgedrungen Grenzen gesetzt sind. Einige Menschen haben das Realitätsprinzip jedoch noch nicht akzeptiert, weil sie als Säuglinge zu viele frustrierende und verletzende Situationen erlebt haben; diese Menschen sind nach wie vor auf der Suche nach einem gelobten Land der Glückseligkeit und beschreiten dabei so manchen gefährlichen Weg. Diese Haltung stellt die oberste Schicht dessen dar, was sich in der Phantasiewelt des perversen Menschen abspielt. Alle diese Zusammenhänge sind jedoch wesentlich komplizierter. Dies wird uns in dem Moment klar, wenn wir auf das alles beherrschende Element der sadistischen Rache treffen, die von R. Stoller (1975) treffend als „die erotische Form des Hasses" beschrieben wurde.

Damit ist die Überleitung zum vierten Kapitel über Mütterlichkeit und sexuelle Perversionen hergestellt. Diese Kapitel könnte als das Kernstück dieses Buches bezeichnet werden und sollte für sich selbst sprechen.

Die sich daran anschließenden Kapitel behandeln die Ursachen und Folgen der im vierten Kapitel beschriebenen Situation. Sowohl mütterlicher als auch väterlicher Inzest (Kapitel 5) mit seiner häufigen Folgeerscheinung, der Prostitution (Kapitel 7), werden darin betrachtet. Ferner setzen sich diese Abschnitte mit den Problemen jener Männer auseinander, die oft zu Prostituierten gehen, wie auch mit der Beziehung zwischen Prostituierten und ihren Kunden (Kapitel 6). Hierbei handelt es sich um schwierige Fragenkomplexe, die bis in die jüngste Vergangenheit im wesentlichen von sozialen Tabus verdeckt waren, die aber zum zentralen Thema des vorliegenden Buches eine eindeutige Beziehung haben. Wie auch die übrigen Aussagen in diesem Buch beruhen meine Erkenntnisse auf diesem Gebiet auf den Erfahrungen, die ich in meiner klinischen Arbeit sammeln konnte, und auf meinen gedanklichen Auseinandersetzungen mit diesen Erfahrungen.

Wenn diese Hypothese einen Beitrag zum analytischen Verstehen der Nöte einiger Frauen leisten kann, dann ausschließlich aufgrund des Materials dieser Frauen, die aus dem einen oder anderen Grund meine Patientinnen wurden. Manche mögen meinen, daß es sich bei den hier geschilderten klinischen Charakterdarstellungen um ungewöhnliche oder extreme Beispiele von leidenden Frauen handelt. Von einigen läßt sich dies tatsächlich sagen; doch kennen auch viele andere Frauen, die nicht den Mut haben, offen vor Männern über derartige Schwierigkeiten zu sprechen, diese Nöte. Sie ziehen es vor, ihre innersten Gedanken für sich zu behalten, und scheuen das Risiko, zurückgewiesen und falsch verstanden zu werden. Mein Ziel besteht darin, der Notlage, in der sich einige Frauen befinden und für die man ihnen selbst die Schuld gibt, mehr Anerkennung zu verschaffen. Ich habe nicht die Absicht, über die Behandlung dieser Frauen zu schreiben. Das ist ein anderes Thema; ein Thema, das es wert ist, in Zukunft gesondert betrachtet zu werden. Ich hege jedoch die Hoffnung, daß einige meiner Bemerkungen in der Zwischenzeit als Anregung für einen anderen diagnostischen Ansatz aufgenommen werden.

Die Arbeit an diesem Buch über sexuelle Perversionen der Frau ist für mich zu einer Angelegenheit von großer fachlicher Bedeutung geworden, da ich in meiner klinischen Tätigkeit immer mehr über Frauen, ihre Bedürfnisse und über einige Aspekte ihrer Sexualität gelernt habe. Frauen kommen mit emotionalen Schwierigkeiten zu mir, die zwar nicht immer in direktem Zusammenhang mit der Sexualität stehen, bei denen aber dennoch eine solche Verbindung deutlich wird, wenn man den Problemen dieser Frauen auf den Grund geht. Denn obwohl wir die Frau dank der zahlreichen Frauenbewegungen auf der ganzen Welt heute wesentlich besser verstehen, bereitet es den meisten Frauen nach wie vor große Mühe, über sexuelle Probleme zu sprechen, und zwar weil sie Angst haben, mißverstanden zu werden. Diese Angst spiegelt einerseits ihre eigene Verwirrung und Scham wider, andererseits aber auch den immer noch beträchtlichen Mangel an Wissen in diesem Bereich.

Ich werde mich ausschließlich zu Problemen von Frauen äußern, die ich kenne. Diese Probleme stehen nicht nur in direktem Zusammenhang mit der Sexualität dieser Frauen, sondern genauso mit deren Frustration, Unsicherheit und Einsamkeit. Manche meiner Patientinnen überdeckten diese schmerzlichen Konflikte so gut, daß sie lange Zeit nicht in der Lage waren, Unterstützung zu bekommen, geschweige denn fachliche Hilfe. Andere versuchten, sich auf sehr unterschiedliche Weise ein indirektes Machtgefühl zu verschaffen. Am Ende jedoch blieb ihnen nichts als eine tiefe Scham.

Die Frauen, die ich behandle, kommen aus allen Schichten und Berufen. Einige werden aufgrund von Problemen überwiesen, die in unmittelbarem Zusammenhang mit der Sexualität stehen. Andere suchen spontan fachliche Hilfe wegen allgemeiner Lebenskonflikte; und wiederum andere kommen, weil sie Schwierigkeiten in ihren privaten Beziehungen haben. Manche Patientinnen werden von offizieller Seite überwiesen, weil sie wegen ihrer Probleme mit dem Gesetz in Konflikt geraten sind. Einige Frauen verbergen sich hinter betonter Höflichkeit und weigern sich zuzugeben, daß sie überhaupt Hilfe benötigen. Für gewöhnlich ist das ein Zeichen ihres geringen Selbstwertgefühls, das sie veranlaßt zu behaupten, man solle sie doch nicht allzu ernst nehmen. Auf welchem Wege diese Frauen auch zu mir gekommen sind, viele von ihnen befinden sich bereits seit einiger Zeit in intensiver psychotherapeutischer Behandlung, in deren Verlauf die Probleme, die ich im folgenden zu beschreiben versuchen werde, nach und nach zum Vorschein kommen.

Die Mehrzahl der Frauen, die ich betreue, sind augenscheinlich nicht psychotisch und leiden auch nicht an einer vollständigen Ich-Auflösung. Man könnte sie als borderline-narzißtische Persönlichkeiten unterschiedlicher Schweregrade betrachten. Einige sind in der Lage, sich eine berufliche Karriere aufzubauen und auch Beziehungen einzugehen, auch wenn sie selbst diese Beziehungen als unbefriedigend bezeichnen; andere können in der Welt draußen nur ein von Unsicherheit beherrschtes Leben führen.

Bei meinem Streben, mehr über das Wesen der Frau zu erfahren, habe ich durch die Arbeit als Gruppenanalytikerin mit verschiedenen Gruppen berufstätiger Frauen auf dem europäischen Festland eine Bereicherung erfahren. Diese Frauen benötigen bedeutend weniger Hilfe als die meisten meiner Patienten in London. Die Mitglieder dieser Gruppen haben das Ziel, sich selbst besser kennenzulernen und so ein glücklicheres Leben führen zu können. Darüber hinaus wollen sie es spüren, was es bedeutet, sich in einer reinen Frauengruppe aufzuhalten. Mir scheint dies eine mutige und auch erfolgreiche Initiative zu sein. Die Atmosphäre der Nähe und des Vertrauens in diesen Gruppen ist außergewöhnlich. Die Art, wie diese Frauen ihre Gefühle ausdrücken und ihre Schwierigkeiten aussprechen, entweder indem sie sich mit anderen Frauen identifizieren oder aber sich mit ihnen auseinandersetzen, unterscheidet sich deutlich von ihrer Art der Kommunikation in einer gemischten Gruppe. Zuweilen bietet die Gruppe eine Möglichkeit, Geheimnisse, Traumen, Scham und Enttäuschung in Grenzen zu halten. Doch kann sie den Frauen auch die Freiheit bieten, über ihre Erfolge und ihre Leistungen zu sprechen und darüber, wie zufrieden sie mit ihrem Privat– oder ihrem Berufsleben sind. Sie können frei reden, obgleich sie sich, erinnert an den Neid der eigenen Mutter, vor der Mißgunst der anderen Frauen fürchten.

Dieses Buch ist zum Teil aus der Erkenntnis entstanden, die ich in diesen Gruppen gewonnen habe: Unter den Schwierigkeiten, mit denen „Frauen mit ernsten Problemen" zu mir in die Praxis kommen, leidet in einem gewissen Maß eine Vielzahl von Frauen. Oftmals übersieht man jene besonderen Probleme von Frauen, die sich selbst besser kennenlernen wollen. Diese Probleme werden noch verstärkt durch die vielfältigen Erwartungen, die man an sie stellt als wichtige Repräsentantinnen intimer Vertrautheit – als Frauen wie auch als Mütter. Bei ihrer Selbstfindung erscheint vielen Frauen die Unterscheidung zwischen ihrer Fraulichkeit und ihrer Mütterlichkeit wie ein Luxus, der gänzlich unerreichbar ist. Vermutlich weil in diesen Prozeß ihr Geist wie auch ihr Körper sehr viel stärker mit einbezogen sind, als dies beim Mann der Fall wäre.

Die Erfahrungen mit diesen Frauengruppen haben mir klar gemacht, daß nicht alles durch biologische oder psychologische Faktoren zu erklären ist. Auch soziale Strukturen und das kulturelle Umfeld spielen eine Rolle. Ja, ich plädiere ganz im Sinne E. Hoppers (1986) für die konsequente Anwendung der soziologischen Erkenntnis, daß ein intrapsychisches Phänomen über einen angemessen langen Zeitraum und unter vollständiger Beachtung sozio-psychologischer Aspekte betrachtet werden muß. Dabei ist ein generationsübergreifender Ansatz unter Berücksichtigung von mindestens drei Generationen erforderlich, wobei auch die verschiedenen sozialen und kulturellen Phänomene, die der Mütterlichkeit als der wichtigsten Machtquelle der Frau Bedeutung verleihen, nicht außer acht gelassen werden dürfen. In meinem Arbeitsgebiet ist es unmöglich, die der Mutter-Kind-Einheit entspringenden psychopathologischen Verhaltensstrukturen vollends zu verstehen, ohne gleichzeitig Kenntnis zu haben von den Ereignissen in der frühen Lebensphase der Mutter und der Großmutter mütterlicherseits.

Die Mutterfunktion hat einigen Frauen die Möglichkeit an die Hand gegeben, sich ihrem Kind gegenüber in „pervertierender" Weise zu verhalten, wobei sie das Kind – zur Befriedigung ihrer unbewußten Bedürfnisse – als eine Verlängerung ihres eigenen Körpers benutzen. Diese Phänomene resultieren aus dem Zusammenspiel psychologischer, physiologischer, biologischer, sozialer, historischer und kultureller Faktoren. Da wir unsere Betrachtungen aber stets nach dem gleichen allgemeinen Muster angestellt haben, konnten wir die Existenz weiblichen perversen Verhaltens nicht in vollem Umfange anerkennen. So sind wir alle zu stillen Verschwörern geworden in einem System, in dem Veränderungen nicht vorstellbar waren, da sich niemand ein solches Verhalten als wirklich eingestehen wollte. Dadurch ist einer Reihe von Frauen die Möglichkeit vorenthalten worden, ihre Schwierigkeiten besser zu verstehen.

Ich lege meine Erkenntnisse hier mit Bedacht vor. Anfangs war es nicht meine Absicht, eine Untersuchung durchzuführen, geschweige denn, eine Theorie aufzustellen. Ich achtete lediglich auf das Material, das sich mir im Rahmen meiner klinischen Arbeit zeigte. Im Hinblick auf die bestehenden Theorien über Perversion, insbesondere im Zusammenhang mit Frauen, überraschte mich dieses Material; und ich verspürte plötzlich das Bedürfnis, meine Beobachtungen aufzuzeichnen, sie zu ordnen und dann einen Sinn in sie hineinzubekommen. Das vorliegende Buch ist das Resultat.

Obgleich ich mich zu meinen eigenen Beobachtungen bekenne, weiß ich – und ich hoffe, meine Ausführungen belegen es –, daß ich beileibe nicht die einzige bin, die auf diesem Gebiet arbeitet. Ich bin mir ebenso darüber im klaren, daß mein klinisches Material und meine Beobachtungen mitunter kontrovers sind und daß meine Interpretationen daher aus dem einen oder anderen Grund vielleicht auf Unverständnis und Ablehnung stoßen. Das ist zwar schmerzlich, aber im Zusammenhang mit dieser besonderen Form der Psychopathologie, deren Untersuchung noch am Anfang steht, wohl unumgänglich. Dennoch würde ich unnötige Kontroversen, soweit es mir möglich ist, gern vermeiden. Wie dem auch sei, da ich in erster Linie meinen Patientinnen gegenüber verantwortlich bin, muß ich das, was sie mich gelehrt haben, würdigen und versuchen, anderen zu zeigen, wie sie die besonderen Probleme, die mir meine Patientinnen so beherzt offenbart haben, erkennen und nötigenfalls vermeiden können.

Die andere Seite der Mütterlichkeit, die „perverse Fürsorge", wird hier nicht nur in ihren tatsächlichen, sondern auch in einigen ihrer zahlreichen symbolischen Erscheinungsformen untersucht. Werden Aspekte der Mutter-Kind-Beziehung im Erwachsenenalter wiederholt, kann es zu grotesken Manifestationen kommen, die eine Karikatur dieser frühen Beziehung darstellen. Das trifft auf einige Formen der weiblichen Prostitution zu, die wir in Kapitel 6 als ein weiteres vernachlässigtes Problem erkennen werden, ein Problem, daß nicht nur die Prostituierten selbst betrifft, sondern auch die Männer, die zu ihnen gehen. Beide Probleme lassen sich zu einem gemeinsamen Ursprung zurückverfolgen: frühes mütterliches Fehlverhalten, dessen Hintergrund eine durch emotionale Deprivation und drohende Geschlechtsablehnung gekennzeichnete Familiensituation sein könnte. Eine Inzestsituation kann mitunter -- wie in Kapitel 7 beschrieben – zu einer Art „Ersatzmutter"-Erfahrung führen. Für manche Mädchen, die diese Erfahrung gemacht haben, stellt die Prostitution den einzigen Überlebensmechanismus dar. Welchen Hintergrund diese Frauen auch haben mögen, stets ist ein Prozeß tiefgreifender Spaltung im Gange, der begleitet wird von einem Hochgefühl, das diese Frauen aufgrund ihrer Machtstellung, in der sie allein das Zepter in der Hand halten, erleben. Genährt wird diese Machtposition von bewußter oder unbewußter Rache. Dabei handelt es sich um manische Abwehrmechanismen, die einem verdeckten Trauerprozeß entgegenwirken sollen. Diese

Trauer steht in Verbindung mit Gefühlen der Hilflosigkeit und Hoffnungslosigkeit, die diese Mädchen empfanden, als sie sehr klein waren und mißbraucht wurden, und die damals unterdrückt wurden.

Daß diese „andere Seite" der Mütterlichkeit existiert, dürfte uns im Grunde nicht überraschen. Erwartet man doch von der Frau, daß sie die schwierige und verantwortungsvolle Aufgabe des Mutterseins bewältigt, ohne umfassend, wenn überhaupt, darauf vorbereitet worden zu sein. Sie trägt die Verantwortung dafür, gesunde und ausgeglichene Kinder großzuziehen, die sich in angemessener Weise und mit Freude den zunehmenden, von außen an sie gestellten Forderungen stellen. Doch die Frau steht in Wirklichkeit so allein da, daß sie diese Aufgabe nur in unzureichendem Maße bewältigen kann. Genau hier liegt ein grundlegender Unterschied zwischen Männern und Frauen. Sind es doch die ersten wenigen Monate in der Beziehung zur Mutter, in denen das sich entwickelnde Kind die psychischen Grundlagen erhält, auf denen seine Beziehungen im Erwachsenenalter einmal basieren. Dieser Prozeß findet aber auf jeden Fall statt, ob die Mutter nun ausgeglichen und emotional reif ist oder nicht. Ohne Rücksicht darauf zu nehmen, was für eine Erziehung die Mutter selbst erhalten hat, wird stets angenommen, der „Mutterinstinkt" werde in den Vordergrund treten und Wunder bewirken. Oder, mit J. Kestenberg gesprochen: . . . *unser Idealbild einer wirklich mütterlichen Frau ist das einer allmächtigen und allwissenden Mutter, die durch reine Intuition weiß, wie sie mit ihrem Kind umgehen muß* (1956, S. 260).

Die Gesellschaft erwartet von der Mutter, daß sie sich so verhält, als verfüge sie über einen Zauberstab, der sie nicht nur von früheren Konflikten befreit, sondern sie darüber hinaus in die Lage versetzt, mit unfehlbarem Geschick mit den neuen Nöten der Mutterschaft fertig zu werden. Warum tun wir uns so schwer zu verstehen, daß sich die früheren Probleme mancher Frauen durch ihre Mutterschaft derart verschärfen, daß sie einfach nicht mehr weiter wissen? Über den Säugling wissen sie überhaupt nichts, außer daß man von ihnen erwartet, daß ihnen seine Geburt die Erfüllung bringt und sie glücklich macht, auch wenn diese neue Situation eine gewisse Sorge und auch Unannehmlichkeiten mit sich bringt. Erfüllung und Zufriedenheit stellen sich in der Tat häufig ein; in manchen Fällen wird jedoch gleichzeitig ein altes, unbewußtes und schmerzhaftes Erlebnis wachgerufen. Die Grausamkeit der Verzweiflung, der Mutlosigkeit und der Unzulänglichkeit kann nur allzu leicht in Haß und Rache gegen das neugeborene Kind umschlagen.

Je mehr Frauen ich zuhöre, wie sie sich mit ihren besonderen Problemen – zumeist aussichtslos – abmühen, desto größer wird meine Überzeugung, daß wir als humane Gesellschaft die tiefe Kluft zwischen dem, was wir bereits über die weibliche Sexualität wissen, und der ganzen Wahrheit über die Frauen und ihre wechselhaften sexuellen Erlebnisse überbrücken müssen.

2 Sexualität und weiblicher Körper

Die der Fortpflanzung dienenden Organe setzen auch die Dynamik der sexuellen Befriedigung in Gang. Für viele ist dies selbstverständlich. Manche Menschen können jedoch weder den wirklichen noch den symbolischen Zusammenhang zwischen der Abfuhr sexueller Spannungen und deren Auswirkungen auf die Fortpflanzungsorgane in ihre psychischen Repräsentanzen des eigenen Körpers integrieren. Einige Menschen gar sind sich einer Wechselbeziehung zwischen diesen beiden Vorgängen überhaupt nicht bewußt. Sie haben nicht erkannt, welche Rolle ihre Geschlechtsorgane bei den Interaktionen mit der Außenwelt spielen: in welcher Weise ihr Seelenleben durch das Zusammensein mit einem Menschen des anderen Geschlechts bereichert werden könnte.

Der Orgasmus bietet dem Mann und der Frau eine unschätzbare Möglichkeit der emotionalen und körperlichen Vereinigung. Dabei kommt es nicht nur zu einer unvergleichlichen, von gegenseitigem Vertrauen getragenen physischen Nähe; auch die Unterschiedlichkeit der Geschlechter wird in aufrichtiger Weise als einander ergänzend anerkannt und bestätigt.

> Die Liebe hat uns vereint
> Wir sind vereint und daher ganz

In einer solchen Beziehung laufen aber auch unzählige psychische Vorgänge ab, die zum einen viele Phantasien und zum anderen ein Staunen über die Kompliziertheit und Rätselhaftigkeit des Anderen auslösen. Wenn es funktioniert, bringt es für beide einen unglaublichen Reichtum.

Das Wissen um diese Zusammenhänge ist für die frühe Entwicklung der Geschlechtsidentität von wesentlicher Bedeutung. Für einige Menschen steht das ganz außer Frage. Je mehr ihre Beziehung emotional wächst, desto weniger denken sie ausschließlich an ihren Körper, sondern ebenso an die ihm eigenen

Funktionen der Fortpflanzung. Genau zu dem Zeitpunkt beginnen sie über die Schaffung eines neuen Menschen zu phantasieren, in dessen emotionalen und physischen Eigenschaften sich beide wiedererkennen können; gleichzeitig hoffen sie, daß dieser neue Mensch sie einander noch näher bringt. Grete Bibring et al. hat darauf hingewiesen, daß eine intensive Objektbeziehung zum Sexualpartner zur Schwängerung führt, wodurch eine bedeutende Repräsentanz des Liebesobjektes Teil des Selbst wird (1961, S. 15).

Viele andere Menschen verspüren diesen Wunsch, diesen Traum, diese Hoffnung jedoch nicht. Sie stellen ihren Körper in den Dienst einer schnellen, explosionsartigen und impulsiven Befriedigung ihrer sexuellen Bedürfnisse und lassen die Liebe vollkommen aus dem Spiel. Zwar benutzt der männliche Perverse beim Geschlechtsverkehr seine Fortpflanzungsorgane, dennoch kann er aus positiven psychischen Repräsentanzen seiner Fortpflanzungsorgane keinen Nutzen ziehen, da ihm diese zusätzliche Dimension ganz einfach nicht zur Verfügung steht.

Die Frau ist da in einer völlig anderen Situation. Sie weiß bereits seit den ersten Anfängen ihrer innersten weiblichen Geschlechtsidentität, daß sie ein Fortpflanzungsorgan besitzt, das beim Geschlechtsverkehr eine Schwangerschaft verursachen kann. Und sie weiß, daß diese Schwangerschaft ihren Körper drastisch, wenn auch nur vorübergehend, verändern und ihr ganzes Leben nachhaltig beeinflussen wird. Diese tiefgreifende Veränderung bewegt sich in den verschiedenen Phasen der Schwangerschaft in jeweils anderen Bahnen. Zunächst bewirkt der „Fremdkörper", wie bereits von G. Bibring et al. erwähnt, eine Steigerung der Libidokonzentration im Selbst sowie eine Verstärkung des Narzißmus. Dieser Narzißmus löst sich in dem Moment auf, wenn der Fötus sich zum ersten Mal bewegt und von der Schwangeren als ein gesondertes Objekt im Selbst erlebt wird. Nach Lester und Notman *stellt dieses erste Regen den ersten Kontakt mit dem Kind dar und signalisiert somit bei der Mutter das Erwachen der Mütterlichkeit . . . das heißt den Trieb, das Kind zu versorgen und zu pflegen (1986, S. 364). Das Kind wird immer ein Teil von ihr bleiben. Gleichzeitig wird es aber immer ein Objekt bleiben müssen, d.h. ein Teil der Außenwelt und auch ein Teil ihres Sexualpartners* (Bibring et al., S. 16). All dies trifft dann zu, wenn die Schwangerschaft als eine Entwicklungsphase innerhalb eines Reifungsprozesses und als ein wesentlicher Teil des Wachstums betrachtet wird. Doch sollten wir uns auch die pathologischen Folgen, auf die Dinora Pines – insbesondere im Zusammenhang mit der ersten Schwangerschaft – hingewiesen hat, vor Augen halten. Zumal deswegen, weil diese Veränderungen des Körpers und der psychischen Repräsentanzen des Selbst, des Objekts und der Objektbeziehungen unweigerlich zu einer dauerhaften Änderung des Bildes führen, das die Schwangere von sich selbst hat. (D. Pines, 1972). *Ist man erst einmal zum Jugendlichen herangewachsen, kann man nicht wieder zum Kind werden; ist erst einmal die Menopause erreicht, kann man keine Kinder mehr bekommen; und ist man erst einmal Mutter geworden, kann man nicht wieder zu einer in sich geschlossenen Einheit werden* (Bibring et al., S. 13).

Für die Frau hat der Geschlechtsakt eine andere Dimension als für den Mann; denn die Frau ist sich wesentlich deutlicher als der Mann darüber bewußt, daß sie für die sexuelle Lust und für die Fortpflanzung ein und dasselbe Organ verwendet. Der unbeschreibliche Reichtum, zu dem es kommt, wenn sich der Mann und die Frau beim Geschlechtsakt einander wirklich hingeben, kann gerade von der Frau besonders tief und intensiv empfunden werden. Mehrere Frauen – nicht nur meine Patientinnen – haben mir erzählt, daß sie überglücklich waren, als sie während des Koitus plötzlich das sichere Gefühl hatten, schwanger geworden zu sein. Das Gespür für den „richtigen Zeitpunkt" bestätigt dieses plötzliche Empfinden, daß die Verständigung zwischen den Körpern und den Gefühlen so vollkommen war, daß das Ergebnis einzig und allein ein Kind sein konnte. Hier ist ein tief verwurzelter weiblicher Instinkt am Werk. Denn selbst unfruchtbare Frauen haben mir erzählt, daß sie, hätten sie Kinder bekommen können, diesen Wunsch auf jeden Fall in einem ganz bestimmten Moment empfunden hätten, und zwar auf dem Höhepunkt einer vollkommenen sexuellen Vereinigung. So sehr also ist sich die Frau ihres Körpers und ihrer psychischen Repräsentanzen bewußt, zumindest kann sie es sein.

Aufgrund dieses Bewußtseins steht die Frau im biologisch-psychologischen Kontext eindeutiger auf dem Boden des Realitätsprinzips als der Mann, der in diesem Zusammenhang eher zum Lustprinzip neigt. Da die Triebe der Frau auf die Suche nach Objekten ausgerichtet sind, kann sie Formen der Perversion entwickeln, die dem Mann fremd sind. Manche Frauen werden deswegen schwanger, weil sie glauben, daß dies ihre einzige Möglichkeit ist, Sicherheit bei einem Mann zu erlangen, selbst wenn der Mann klar zum Ausdruck gebracht hat, daß er es nicht möchte. Bei anderen Frauen entspringt der Wunsch, schwanger zu werden, einem Verlangen, sich an einem Mann zu rächen, der sie zutiefst gedemütigt hat und den sie deswegen hassen.

Ich erinnere mich an eine ehemalige Patientin von mir, eine 31jährige Frau, die wegen ihrer starken Depressionen, die mit völliger Frigidität und einem Gefühl der Abscheu gegen Sex einhergingen, fachliche Hilfe suchte. Darüber hinaus hatte sie zwanghafte, grausame Phantasien über ihre Tochter entwickelt, die im Alter von einem Jahr gestorben war. Diese Symptome zeigten sich zuerst, als sie mit ihrer Tochter schwanger wurde. Drei Jahre zuvor hatte sie sich in einen intelligenten und erfolgreichen Mann verliebt und eine Beziehung zu ihm aufgebaut. Zunächst war er betont nett zu ihr, offenbarte jedoch bald sadistische Züge und begann sie zu schlagen. Meine Patientin fühlte sich nicht dazu imstande, sich offen zu verteidigen. Statt dessen führte sie vor dem Geschlechtsverkehr jedesmal stille Monologe, was ihr einen kleinen, wenn auch bitteren Trost verschaffte.

Wenn ich doch nur von ihm schwanger werden könnte; dann müßte er sich endlich klar machen, wer hier das Zepter in der Hand hält; und er hätte mich zu respektieren, weil ich sein Kind in mir trage. Ich hasse ihn, aber ich will es nicht zeigen. Ich möchte ihm sehr, sehr weh tun; und ich weiß, daß dies die beste Möglichkeit ist, weil er mich dann nämlich nicht mehr loswerden kann.

Dieses zwanghafte Grübeln erregte sie sexuell. So war es ihr möglich, beim Geschlechtsverkehr große erotische Lust zu empfinden und sich vorübergehend von ihren Sorgen zu befreien, wenn sie sich auch unmittelbar danach vor sich selbst ekelte. Hier zeigt sich die Wirkung eines Racheelementes in Verbindung mit einem sich ständig wiederholenden zwanghaften libidinösen Verhalten, das von einem raschen Umschlagen von der Ich-Syntonie zur Ich-Dystonie begleitet wird: sämtlich deutliche Hinweise darauf, daß es sich um eine Perversion handelt. Mit anderen Worten, die Handlung, die zunächst so erlebt wird, daß sie mit den Forderungen des Ich in Einklang steht, wird, nachdem diese Handlung ausgeführt wurde, als Widerspruch zum Selbst erfahren. Dadurch kommt es zu Reue- und Schuldgefühlen. Bei Frauen ist dieses Verhalten konkret auf ein Selbst, auf ein Objekt und auf eine Objektbeziehung gerichtet.

Es mag sein, daß sowohl in der Fachliteratur als auch bei diesen Frauen Unklarheit hinsichtlich der Begriffe der Weiblichkeit, der Sexualität und der Mütterlichkeit herrscht. Die Bedeutung dieser Begriffe leitet sich eindeutig von den fundamentalen psychobiologischen Aspekten der Frau ab.

Was zählt, ist nicht nur die Anatomie, sondern auch die psychische Repräsentanz: Was ein Mann beziehungsweise eine Frau ist, wird von der Funktionsweise des psychischen Apparates bestimmt. Diese Repräsentanz kann man sich so vorstellen, daß sie in hohem Maße von der Physiologie beziehungsweise, aus dialektischer Sicht, von physiologischen und sozialen Faktoren abhängig ist. Freuds Kategorien – Kastrationskomplex, Kastration der Frau, Penisneid, phallische Phase, Nichtinnesein der Vagina, Klitoris als Penisäquivalent, ihre Betrachtung als ein männliches Organ, Kind als Penisersatz, klitorider männlicher Orgasmus, aktive Sexualität des Mannes, passive Sexualität der Frau – all diese Kategorien führen zu einer Synthese aus biologischen und psychologischen Aspekten, aus der heraus die weibliche Sexualität verstanden wird. Die sozio-kulturellen Faktoren bleiben unberücksichtigt oder erscheinen lediglich als sekundäre Einflußgrößen. Folglich handelt es sich hier um eine mechani-

stische und nicht um eine dialektische Synthese (Arnaiz, Puget und Siquier, 1983, S. 33 f.).

Diese Aussage reicht über die ausschließlich anatomische Dimension hinaus und bringt eine Symbolik zum Ausdruck, die unter die Oberfläche dringt. Diesen Autoren zufolge *ist das Bild der weiblichen psychischen Struktur dialektisch – selbst nachdem Melanie Klein ihre Theorien, mit denen sie die phallozentrischen Theorien in Frage stellt, vorgelegt hat: Die Mutter verkörpert in allererster Linie eine Brust, weshalb ihre zentralen Funktionen in der Schwangerschaft und in der Pflege und Versorgung gesehen werden. Die Frau wird also aus mammologisch-ökologischer Sicht verstanden* (S. 33 f.).

Eine Patientin erzählte mir, wie sehr sie ihren Körper hasse und wie abstoßend allein schon die Vorstellung für sie sei, von ihrem Mann berührt zu werden. Beim Geschlechtsverkehr erlaubte sie ihm lediglich, in sie einzudringen, dann war sie mit sich im Frieden; einen Lustgewinn aus dem Vorspiel hatte sie nie erlebt. Während ihrer Schwangerschaften war sie mit ihrem Körper zufrieden gewesen und auch stolz auf ihn. Es hatte den Anschein, als habe sie es nie erlebt, daß ihr Körper ihr selbst gehört und für ihre eigene Lust da ist, sondern ihn nur als „Brücke" empfunden, entweder für die sexuelle Abfuhr des Mannes oder für ihre Funktion als schwangere Frau.

E.D. Bleichmar weist darauf hin, *daß der Kastrationskomplex beim Mädchen das sexuelle Verlangen organisiert und normalisiert, nicht aber das Geschlecht mit seinen sozialen Werten und Konnotationen. Mit anderen Worten, er bestimmt im wesentlichen zwar die Organisation der weiblichen Sexualität, nicht jedoch die Weiblichkeit des Mädchens* (1985, S. 27).

Während dem Mann die Übereinstimmung zwischen den intellektuellen Leistungen und seinem Geschlecht zugestanden wird, sehen Frauen sich in entsprechenden Situationen in einem Zwiespalt. Dieser Konflikt bezieht sich nicht nur auf den erfolgreichen Einsatz ihres Intellekts (was häufig für das Vorrecht der Welt des Mannes gehalten wird), sondern auch auf ihre Weiblichkeit, die häufig mit der Verwendung ihres Körpers in Verbindung gebracht wird. Diese Situation führt dann gewöhnlich zum

Gefühl der Spaltung hinsichtlich ihres Intellekts und ihrer Weiblichkeit. In besonderem Maße gilt dies für Frauen, deren Mütter die eigenen intellektuellen Fähigkeiten ebenso unbenutzt ließen, bisweilen wegen sozio-ökonomischer Widerstände, von denen ihre Tochter nicht betroffen ist. Diese Frauen schrecken vor dem Erfolg zurück. Denn sie glauben, daß nicht nur die Männer, sondern auch ihre innere Mutter sich wegen ihrer Leistungen an ihr rächen wird. Dadurch kann es zu einer extremen Überschätzung kommen: Zu Lasten der Intelligenz wird der weibliche Körper überbewertet und mit Weiblichkeit gleichgesetzt.

Im Laufe meiner klinischen Arbeit habe ich Frauen kennengelernt, die in ihrem Beruf ein beträchtliches intellektuelles Ansehen genossen und über ein entsprechend hohes Einkommen verfügten. Männern, die die gleiche Position einnehmen, würde es leicht fallen, sich ihrer Erfolge zu rühmen. Diese Frauen aber hatten Schwierigkeiten, ihre eigenen Errungenschaften anzuerkennen, und wenn sie es taten, dann voller Verlegenheit und Ungläubigkeit. Es hat den Anschein, als empfänden sie es als offene Rebellion gegen traditionelle Normen. Frauen, die eine solche berufliche und soziale Stellung einnehmen, reagieren, ohne daß sie es selbst wollen, in zwiespältiger Weise, wenn sich ihnen ein unattraktiver und uninteressanter Mann sexuell nähert. Auf der einen Seite fühlen sie sich durch eine solche unerwünschte Annäherung gedemütigt und empfinden Wut, andererseits aber auch insgeheim bestätigt und geschmeichelt. So groß also ist die bittere Macht, die dem weiblichen Körper und der Femininität zugewiesen wird, verglichen mit der geringen Macht, die man ihrem Intellekt zuerkennt.

In diesem Zusammenhang erinnere ich mich an eine Patientin, die zu mir in die Therapie kam, weil sie Schwierigkeiten hatte, einen gehobenen Beruf zu ergreifen, obwohl sie während des Studiums hervorragende Leistungen erzielt hatte. Sie erzählte mir, daß sie nicht imstande sei, sich gleichzeitig in der Funktion einer Frau und in der Rolle einer erfolgreichen Akademikerin zu sehen. Ferner sagte sie, daß sie ihre Abscheu gegen den Geschlechtsverkehr in dem Moment überwinden konnte, als sie anfing, „dreckige Wörter" zu benutzen. Damit meinte sie, daß sie ihrem Partner ihre Phantasien beschrieb: daß er gerade von einer fremden „stinkenden Nutte" verführt würde. Sie tat dies, wie sie sagte, immer so, als würde sie eine Geschichte erzählen, sprach dabei sehr langsam und gebrauchte obszöne Wörter und schmutzige Szenarios. Je „dreckiger" alles wurde, desto stärker wurde ihre Erregung; und schließlich hatte sie einen Orgasmus, wobei sie sich vorstellte, ihr Partner sei gerade mit einer anderen Frau zusammen. Während der ganzen Zeit war sie dabei an das Bett gefesselt, absolut bewegungsunfähig und ihrem Partner vollständig unterworfen. Hinterher war sie über das Ganze stets entsetzt, verfiel in Depressionen und fühlte sich jeder Zärtlichkeit und Liebe unwürdig.

Während der Therapie wurde deutlich, daß die Phantasien dieser Frau mit einer lieblosen und nachlässigen Mutter in Zusammenhang standen, die eine lukrative Ehe mit einem Mann eingegangen war, den sie zutiefst verachtete. Meine Patientin war nicht fähig, sich der Liebe eines Mannes würdig zu fühlen; so brachte sie stets das Bild ihrer Mutter in sich hervor und identifizierte sich mit ihr während des Geschlechtsverkehrs. Diese Identifizierung ging so weit, daß es zu einer Spaltung kam und meine Patientin zwei Frauen in sich barg. In einer dieser Frauen sah sie eine verachtenswerte Kreatur, die einen Orgasmus nur dann erleben konnte, wenn sie sich selbst dadurch erniedrigte, daß sie während des Geschlechtsverkehrs nicht Liebe, sondern Haß ausdrückte; bei der anderen handelte es sich um eine hochgebildete Frau, die den Mann herabwürdigte und ihn aushöhlte, und die gleichzeitig unfähig war, aus einer intimen Beziehung zu einem Mann Befriedigung zu gewinnen. Erfolg im Beruf zu haben, hieß unbewußt für sie, ihre Mutter umzubringen. Sie erlebte sie buchstäblich als einen „inneren Saboteur", der sie in ihrem Streben nach Erfolg kontinuierlich schwächte. In dieser Patientin können wir deutlich die von W. Fairbairn (1944) beschriebene Spaltung zwischen dem „libidinösen Ich" und dem „inneren Saboteur" erkennen. Wird, so Fairbairns Theorie, der Säugling mit mütterlichem Versagen konfrontiert, so entwickelt er eben diesen Mechanismus. Was diesen Punkt betrifft, so kehrt Fairbairn – J. Sayers (1986, S. 65) weist darauf hin – zu K. Horneys späteren Theorien über den Ödipuskomplex des Mädchens (Horney, 1977) zurück, in denen sie sagt, daß es bei dem Kind nur dann zu einer inzestuösen Bindung kommt, wenn die Eltern so sehr von ihren eigenen Interessen eingenommen sind, daß sie diejenigen des Kindes vernachlässigen.

C. Lasch macht auf A. Reichs Beschreibung von Frauen auf–merksam, die von ihren Müttern als Ersatz für einen fehlenden oder unbefriedigenden Mann betrachtet und dementsprechend auch behandelt wurden. Diese Frauen erzählten von Phantasiewünschen, als Mutters fehlender Phallus benutzt zu werden. Diese Phantasien ließen sich bis in die frühe Kindheit zurückverfolgen. Eine Schauspielerin behauptete einmal, sie habe, als sie vom Publikum bewundert wurde, ein Gefühl der Euphorie erlebt: „Eine intensive Erregung über *die gesamte Körperoberfläche und ein Gefühl des Herausragens, der Erektion, des ganzen Körpers.* „Offenbar", so A. Reich weiter, „empfand sie ihren ganzen Körper als einen Phallus" (1984, S. 171 Anm., Hervorh. v. Autor).

Die Überzeugung, der weibliche Körper werde als ein symbolischer Phallus benutzt, ist einfacher zu vertreten und entspricht vielleicht eher den Konventionen, als den Körper der Frau und seine Symbolik als eine in sich geschlossene und anders strukturierte Version des männlichen Körpers zu betrachten. Warum aber sollte der weibliche Körper in der Phantasie zu einem Phallus werden – warum sollte er nicht statt dessen wichtige, komplexe und allein der Frau eigene physische, physiologische und symbolische Eigenschaften aufweisen? Es mag bisher bequemer gewesen sein, den erstgenannten Standpunkt zu vertreten, um so an der Überlegenheit des Mannes festzuhalten und sie für immer festzuschreiben. Vom Mann wird geglaubt, er besitze den Phallus als ein Symbol der uneingeschränkten Macht. Die Frau aber darf nur mittelbar und in unnatürlicher Weise über Macht verfügen, nämlich indem sie sich psychisch, ja sogar „anatomisch" in einen Mann verwandelt. Nach meiner Ansicht litten die von Annie Reich beschriebenen Mütter an eben diesem

Phänomen: Sie fühlten sich dem Mann unterlegen und – in ihrer eigenen Generation – außerstande, ein Gefühl für ihr vielschichtiges Selbst und für ihren Intellekt in seiner ganzen Komplexität zu entwickeln. Sie ergaben sich in ein festgefügtes Modell, das auf der Überlegenheit des Mannes beruhte.

Wie sich die Zeiten ändern, so ändern sich auch die Ansichten über Freiheit und Selbstbestimmung. Manche Frauen aber, die wissen, daß ihre Mutter in bezug auf die sexuelle Befriedigung ihres Mannes auf den eigenen Körper vertraute, und, um sich eine Machtposition in einer vom Mann beherrschten Welt zu sichern, auf ihre Fähigkeit, Kinder zu bekommen, haben eine tief verwurzelte Angst, diese alten Prinzipien in Frage zu stellen. Diese Frauen leben in der ständigen Furcht, ihre Mutter, die selten Zugang zum akademischen und intellektuellen Bereich hatte, könnte sie um ihre Errungenschaften beneiden. Diese „Erfolgsangst" könnte zum Äquivalent der den Frauen früher zugeschriebenen Kastrationsangst werden. Die Mutter nimmt somit die Gestalt des „inneren Saboteurs" an, der als Unterdrücker empfunden wird und die Erfolge anderer nicht zuläßt.

Der Körper der Frau ist dafür vorgesehen, einen anderen lebenden Körper in sich zu bergen. Dieses Wunder geht jedoch über die statische Situation – ein Körper innerhalb eines anderen –, so einzigartig sie auch sein mag, noch hinaus. Daß der innere Körper im äußeren wächst, läßt sich nicht ignorieren, so unangenehm und unerwünscht dies für die Mutter auch sein kann. Tatsächlich bekunden viele Frauen eine große Abscheu dagegen, während andere – wie bereits angesprochen – nur dann Zufriedenheit empfinden, wenn sie schwanger sind.

Durch die Schwangerschaft wird das Bewußtsein auf die Realität fixiert. Oft ist gesagt worden, daß die weibliche Sexualität „ein Rätsel" bleibt und daß dies dadurch begründet sein könnte, daß die Geschlechtsorgane der Frau „im verborgenen liegen", weswegen dem ganzen Thema etwas Obskures anhaftet. Zweifellos büßt dieses Argument einen Teil seiner Überzeugungskraft ein, wenn man versucht, es auf die während der Schwangerschaft eintretenden Veränderungen an den Fortpflanzungsorganen der Frau anzuwenden. Diese Veränderungen sind so offenkundig, daß sie beim Mann wie bei der Frau starke Gefühle hervorrufen. Brüste und Gebärmutter schwellen an und verändern sich. Die Brüste besitzen nicht nur eine nährende Funktion; sie stellen darüber hinaus ein Zentrum des sexuellen Reizes dar, wofür Freud (1905) den Ausdruck „Organlust" gebrauchte. Mit anderen Worten, von den Brüsten kann eine sexuelle Lust ausgehen, ohne daß dabei notwendigerweise eine direkte Verknüpfung mit einer Lebensfunktion gegeben wäre. Dieser Umstand ist dem zukünftigen Vater sehr gut bekannt. Häufig hört man von ihm, daß er, wenn das Kind dann geboren ist, all der von der mütterlichen/libidinösen Brust dargebotenen Leckerbissen beraubt sein werde, weil das Baby sie ihm wegnimmt. Übrigens können viele Frauen einen vaginalen Orgasmus bereits dadurch erreichen, daß ihr Sexualpartner nur ihre Brüste streichelt und an ihnen saugt.

Bei manchen Frauen bleibt die von ihren Brüsten ausgehende sexuelle Lust nicht nur während der Schwangerschaft aus, sondern noch für Jahre, nachdem sie ihr Kind entwöhnt haben. Schon viele Frauen haben mir von dieser Erscheinung erzählt. Sie erleben es als einen großen Verlust, wenn sie wieder mit ihrem Partner schlafen und feststellen, daß sie auf diesen Reiz, der ihnen zuvor doch so große erotische Erregung bescherte, nicht mehr ansprechen. Manche von ihnen haben ihr Kind bis zu zwei Jahre lang gestillt, und manche empfanden dabei sexuelle Befriedigung, wenn auch nicht immer. Diese Frauen hielten es für möglich, daß ein wichtiger Teil ihres Körpers als Ort der sexuellen Stimulierung durch die Geburt des Kindes überflüssig wurde und daß ihnen ihr Recht auf diese Lust von der neuen Funktion, die in ihrer zentralen Bedeutung für die Ernährung des Kindes ungleich lebenswichtiger ist, streitig gemacht wurde.

Die Weiblichkeit ist nur sehr schwer von der Mutterfunktion zu trennen. Vielleicht deswegen, weil die Mutterschaft so eng mit emotionalen, physischen, biologischen, hormonalen, kulturellen, soziologischen und physiologischen Faktoren verknüpft ist, die ausschließlich mit der Frau in Verbindung gebracht werden. Für die Frau wie auch für den Mann kann der Orgasmus mit den verschiedensten körperlichen und psychischen Repräsentanzen verbunden sein; weil der Körper der Frau jedoch das vergrößerte Geschlechtsteil des Mannes in sich aufnimmt und ebenso – potentiell – den wachsenden Fötus während der Schwangerschaft, kommt für sie ein gänzlich neuer Aspekt hinzu.

Seit den Anfängen der Psychoanalyse ist das Gebiet des Orgasmus von vielen Analytikern untersucht worden. Ich werde hier nur auf wenige eingehen. So sieht S. Ferenczi im Phallus und in der Vagina kosmische Symbole, wobei er sich jedoch nicht auf Mythen bezieht. Vielmehr baut er seine Theorie auf seinen eigenen Interpretationen embryologischer, physiologischer und psychologischer Fakten auf. Er gelangt dabei zu der Ansicht, daß alles Leben danach strebt, in die Gebärmutter zurückzukehren, was beim Geschlechtsakt besonders offensichtlich wird.

Die Sexualentwicklung des Individuums findet ihren Höhepunkt im Primat des Genitalbereiches, und zwar in einem Prozeß, der vom Autoerotismus über den Narzißmus zur genitalen Objektliebe führt. Da es nicht einen einzigen Bereich des Organismus gibt, der in den Genitalien nicht repräsentiert wäre, erfolgt die Abfuhr der sexuellen Spannung beim Koitus zugunsten des gesamten Organismus. S. Ferenczi stellt die folgende Theorie auf: . . . *bei der gegenseitigen sexuellen Anziehung handelt es sich um nichts anderes als um den Ausdruck der Phantasie, das eigene Selbst wahrhaftig mit dem Körper des Partners zu vereinen oder vielleicht* in toto *in ihn (als Ersatz für den Mutterschoß) einzudringen* (1924, S. 34). Auch diese Theorie ließe sich auf den Mann, nicht aber auf die Frau anwenden. J. Chasseguet-Smirgel bemerkt dazu: *Ferenczi sieht sich veranlaßt zu schreiben, daß sich die Frau während des Koitus mit dem Penis des Mannes identifiziert, um symmetrisch für beide Geschlechter die Befriedigung des Verlangens nach der Rückkehr in den Mutterschoß zu gewährleisten* (1987, S. 40). Dazu einige aufschlußreiche Anmerkungen von D. Pines:

Nach meiner Erfahrung existiert bisweilen ein universeller Wunsch, in die Geborgenheit des Mutterschoßes zurückzukehren. Ein Mann kann sich diesen Wunsch unbewußt erfüllen, wenn er

*in den Körper seiner Sexualpartnerin – in seiner Phantasie in
den Körper seiner Mutter – eindringt und dabei zum einen
selber Befriedigung empfindet und, zum anderen, der Partnerin
Befriedigung vermittelt. Diese Erfahrung, die er als Erwachsener macht, kann viel zur Heilung seiner Kindheitswunden bei-
tragen. Die Frau dagegen hat diese Möglichkeit nur in der einen
konkreten Situation, wenn sie selbst Mutter wird und sich dabei
sowohl mit ihrer Mutter wie auch mit sich selbst als Kind identifiziert* (1986, S. 7).

Eine befreundete Autorin machte, als sie das Manuskript dieses Buches las, die folgende Bemerkung: *Vielen Männern stellte
ich einmal die Frage: „Wenn Sie eine schwangere Frau sehen,
mit wem identifizieren sie sich dann?" Fast alle antworteten
„Mit dem Baby". Können Sie sich vorstellen, daß auch nur eine
Frau so geantwortet hätte?*

Mir haben Patientinnen erzählt, daß sie den Orgasmus und
selbst die Empfängnis so empfinden, als würde während des
Geschlechtsverkehrs mit ihrem Partner ein Baby in ihre Vagina
eindringen. Schon viele Frauen haben von ihrer Phantasie gesprochen, daß während des Geschlechtsverkehrs mit einem Partner ein Baby in ihre Vagina eindringen würde. Diesem Partner
brachten sie beschützende und umsorgende Gefühle entgegen,
da sie ihn als ein in die Gebärmutter zurückkehrendes Baby
erlebten. Allem Anschein nach erfahren diese Vorstellungen in
den Phantasien der Männer während des Geschlechtsverkehrs
eine Umkehrung. Eine meiner Patientinnen erzählte mir einmal,
was ihr damaliger Partner sich wünschte, als sie miteinander
schliefen: „Ich möchte mit meinem ganzen Körper in dich eindringen." Meine Patientin sagte weiter: „Ich war erschrocken; es
war gerade so, als hätte der Körper dieses Mannes sich in den
eines Babys verwandelt und wollte in Mutters Körper zurückkehren, aber es war doch mein eigener Körper." Nach E.
Lemoine-Luccioni (1982) haben Schwangerschaft und Geburtswehen für die Frau die Bedeutung, die der Geschlechtsverkehr
für den Mann hat. Und weiter:

*Beim Geschlechtsverkehr sucht der Mann in der Frau den
Anderen, findet aber seine Mutter. Dies ruft in ihm eine archa-*

48

ische Libido wach, die aus der Zeit vor der Sexualisierung und der Unterscheidung der Geschlechter stammt, in der er seine Sexualität verliert. Die Frau sucht im Mann den allmächtigen Phallus des Vaters, findet aber nur einen schwachen Penis. Daher verfällt die Frau, um sich die Phantasien vom väterlichen Phallus zu bewahren, in die mütterliche Funktion und wird selbst phallisch (S. 39).

Warum ist es so schwierig, bei der Betrachtung des Mannes und der Frau den Maßstab der Symmetrie anzulegen? Wenn wir den Versuch dazu unternehmen, können wir uns die folgende parallele Situation bei beiden Geschlechtern vorstellen: Der kleine Junge beneidet seinen Vater um dessen Fähigkeit, eine intime sexuelle Beziehung zu seiner Mutter zu unterhalten, da der Vater ihm seine erste Objektbeziehung, die er in jeder Hinsicht – auch sexuell – begehrt, fortnimmt. Daher ist der Junge in folgender Situation: auf der einen Seite haßt und beneidet er seinen Vater und auf der anderen Seite fürchtet er seine eigenen projektiven Gefühle in bezug auf die väterliche Vergeltung, die bis zur Kastration reichen kann.

Gleichermaßen beneidet das kleine Mädchen seine Mutter um die intime sexuelle Beziehung zu seinem Vater, aus der darüber hinaus ein neuer Mensch hervorgehen kann, der im Körper der Mutter heranwächst. Der Neid des kleinen Mädchens steht in Zusammenhang mit der Fähigkeit der Mutter, schwanger zu werden. Seine Ängste entsprechen seinen eigenen projektiven Gefühlen, die Mutter werde sich an ihm rächen, indem sie es unfruchtbar, das heißt fortpflanzungsunfähig macht. Diese Furcht wäre also gleichzusetzen mit der Angst, kastriert zu werden, (Klein, 1928, 1932, 1933, 1935, 1955). Für Jungen und für Mädchen – mit der jeweiligen Entsprechung im Erwachsenenalter – existiert somit eine symmetrische Situation. Diese Situation zu leugnen hieße, die Unterschiedlichkeit der Geschlechter zu leugnen. Jede Theorie, die auf das Verstehen dieser Phänomene abzielt und nur ein Geschlecht berücksichtigt, muß zu Mißverständnissen führen.

Das eigentliche Problem liegt darin begründet, daß das Mädchen sein Sexualobjekt wechselt. Wie E.D. Bleichmar (1985) betont, geht es dabei nicht nur um den Wechsel von der Mutter zum Vater. Vielmehr stellt sich auch die Frage, warum das kleine Mädchen den Wunsch haben sollte, in einer patriarchalischen, männlichen und phallischen Welt überhaupt ein Mädchen zu sein. Eine ähnlich wichtige Frage spricht Juliet Mitchell an, wenn sie sagt:

Das Mädchen hat aber noch eine weitere Lektion zu lernen. Seine Liebe zu seiner Mutter ist nicht wie die des kleinen Jungen kulturgefährdend, sondern lediglich sexuell „unrealistisch", die kulturellen Konventionen bleiben jedoch gewahrt. Wenn es an seiner Überzeugung, einen Penis zu besitzen, festhält . . . verleugnet es die Realität und legt damit den Grundstein für eine zukünftige Psychose. Im Idealfall erkennt es seine phallische Minderwertigkeit, identifiziert sich mit der Mutter, mit der man es vergleichen wird, und sucht dann seinen Platz an der Seite des Vaters (1987, S. 231).

Ich stimme G. Kohon uneingeschränkt zu, wenn er sagt: . . . *unabhängig vom Geschlecht des Kindes – was zählt, ist der drohende Verlust der Mutter* (1984, S. 78). In der psychoanalytischen Literatur ist diese Aussage von der Mehrzahl der Autoren bestätigt worden. Von besonderer Bedeutung ist diese Tatsache für die Psychopathologie des Perversen; denn aus einem Fehlverhalten während der präödipalen Phasen – der oralen und der analen – lassen sich perverse Verhaltensformen in höherem Maße erklären, als bisher angenommen wurde. M. Sperling unterstreicht diesen Punkt mit ihrer eigenen Beobachtung: *Im Fetisch des Kindes kann ein pathologischer Abwehrmechanismus gegen die Trennung von der Mutter während der oralen und der analen Phase gesehen werden; der Angst, die befriedigende Mutter der präödipalen Stufe zu verlieren, scheint eine größere Bedeutung zuzukommen als der Kastrationsangst* (1963, S. 391).

Dennoch orientiert sich die Psychotherapie eher an der traditionellen Theorie der Libidoentwicklung des Mädchens, die auf derjenigen des Jungen beruht. Mir scheint, daß wir an der Theorie vom Penisneid des Mädchens deshalb festhalten, weil wir so die unbewußte Kenntnis von der unvergleichlichen Macht, die

die Mutter während der frühen präödipalen Phase über ihr Kind hat, leugnen können.

Es reicht nicht aus, wie G. Kohon meint, einen gleichwertigen, auf den Mann anwendbaren „Gebärmutter-Neid" ins Feld zu führen. *Eine solche Vorstellung würde, anstatt eventuell die Unterschiede zwischen den Geschlechtern zu erklären, diese Unterschiede nur beseitigen* (S. 79). Dazu J. Mitchell: *Solange wir uns als soziale Wesen durch heterosexuelle Beziehungen fortpflanzen, muß der Mensch zwischen den Geschlechtern unterscheiden . . . Damit der Mensch überhaupt existieren kann, muß die Unterschiedlichkeit von Mann und Frau herausgestellt werden* (1980, S. 234 f.).

Ich möchte hier zunächst versuchen, das Ausmaß dieser Unterschiede zu beurteilen, und anschließend auf die jeweiligen Besonderheiten eingehen. Die Libidoentwicklung des Jungen unterscheidet sich von derjenigen des Mädchens, entsprechend verschieden sind auch die psychopathologischen Aspekte. Bei der Beschreibung männlicher Perversionsformen wird häufig von einer *universalen Überzeugung des Kindes ausgegangen, die Mutter besitze einen Phallus, nicht jedoch in der Form eines wirklichen Penis, wie ihn der Vater hat* (Kohon, S.79, Hervorh. v. Autor). Ich frage mich, ob wir, wenn wir von diesem „imaginären mütterlichen Phallus (Brust)" sprechen, nicht in Wirklichkeit eine „Brust (Phallus)" meinen, der eine Macht anhaftet, die die Mutter dazu benutzen könnte, um das Leben ihres kleinen Kindes zu lenken.

In diesem Zusammenhang bin ich J. Zilbach (1987) für ihre originären und überaus aufschlußreichen Gedanken dankbar. Sie stellt Freudsche Theorien über die Sexualentwicklung des Mädchens, insbesondere hinsichtlich der phallischen Stufe, in Frage und legt ein alternatives weibliches Pendant zum männlichen Begriff des Phallus vor. Sie glaubt, daß die primäre innere Weiblichkeit des Mädchens bereits sehr früh durch die Identifizierung mit seiner Mutter organisiert wird mitsamt dem Wunsch nach einem Baby als etwas potentiell selbst Hervorgebrachtes. Später dann, im Erwachsenenalter, setzt der tatsächliche Prozeß der Fortpflanzung tief im Innern der Frau ein, wenn der Samen „aktiv verschlungen" und nicht – wie bisher angenommen – passiv empfangen wird. In diesem „aktiven Verschlingen" liegt der Kern, der Beginn und das Wachstumspotential der Weiblichkeit begründet. Die potentielle Hervorbringung neuen Lebens durch aktives Verschlingen ist weder konfliktträchtig noch ödipal. Von dieser Grundlage ausgehend werden in der Folge zahlreiche psychologische Schritte auf dem Weg zur Fraulichkeit gemacht. Nach J. Zilbachs Meinung stellt die genitale Stufe für die Frau nicht den Abschluß ihres gesonderten Entwicklungsprozesses dar, da sich an diese Stufe weitere Phasen wie Menarche, Schwangerschaft etc. anschließen. Auch diesen Phasen könnte im Lichte J. Zilbachs Theorie eine neue Untersuchung zugute kommen.

Nach meiner eigenen klinischen Erfahrung können manche Frauen ihren Körper nur dann als etwas Ganzes wahrnehmen, wenn der Mann beim Geschlechtsverkehr in sie eindringt. Da nun ihre Vagina lebendig wird, sind sie sicher, daß sie ein Organ besitzen, das in komplementärer Weise auf den Anderen reagiert. Dieses Gefühl stellt sich auch während der Geburtswehen ein. Nach altem Glauben – E. Lemoine-Luccioni (1982) weist darauf hin – bringt die Schwangerschaft nicht nur ein Kind hervor, sondern löst bisweilen auch einen vaginalen Orgasmus aus und, so besagt der Mythos weiter, kann auch Frigidität heilen.

L. Kubie (1974) beschreibt in seinem Aufsatz „Der Trieb, beide Geschlechter in sich zu vereinen", in welcher Weise der Mann wie auch die Frau unbewußt danach streben, ihr eigenes Geschlecht durch das jeweils andere zu ergänzen oder zu vervollkommnen. Je tiefer im Unbewußten dieser Trieb arbeitet, um so ausgeprägter sind seine selbstzerstörerischen Züge und um so größeren Einfluß nimmt er auf elementare Entscheidungen im Leben eines Menschen, die von der Partnerwahl bis zur beruflichen Orientierung reichen. Dieser Prozeß ist jedoch letztendlich immer zum Scheitern verurteilt und bringt unweigerlich tiefe Enttäuschungen mit sich, weil das unbewußt angestrebte Ziel nie erreicht wird. L. Kubie weitet seine Theorie noch aus und sagt, daß für manche Menschen das Ziel des Geschlechtsverkehrs weder der Orgasmus noch die Zeugung neuen Lebens sei, sondern das Zustandekommen einer „magischen Umwandlung". Daher könne das „post coitum tristum" mit der Erkenntnis zusammenhängen, daß dieses Bedürfnis, durch den Geschlechtsverkehr eine Transmutation zur Zweigeschlechtigkeit zu erreichen, nicht befriedigt werden kann. L. Kubie äußert sich ferner über die Implikationen dieses Triebs, insbesondere über seine weitreichenden Auswirkungen auf das tägliche Leben dieser Menschen. So stellt er fest, daß sie unter ihrem mangelnden Engagement sehr zu leiden haben. Auch hier spricht Kubie von den symbolischen und unbewußten Bedürfnissen und nicht von biophysischen oder biochemischen Erfordernissen, die durch unbewußte orale Symbole verfälscht werden und folglich nicht befriedigt werden können. Der Penis wird unbewußt mit einer versagt gebliebenen Brust gleichgesetzt. Daher ist er zur sexuellen Befriedigung nicht mehr in der Lage und wird statt dessen zur Quelle weiterer Versagungen.

Diese Unstillbarkeit (die Unerfüllbarkeit des Unmöglichen) hängt damit zusammen, daß viele Menschen sich im Bett hassen, in der irrigen Annahme, sie würden sich lieben. Es ist schon tragisch, wie oft selbst auf die volle physiologische Befriedigung sexuellen Verlangens nicht ein Gefühl der Erfüllung folgt, sondern Traurigkeit, Angst und Wut und – was am wichtigsten ist – daß es zur unmittelbaren und unablässigen Wiederholung dieses Verhaltens kommt (S. 417).

L. Kubie fügt hinzu, daß es weder ein Entkommen aus dieser Situation noch Ruhe geben kann. Denn die direkte Erfüllung im Orgasmus hat den Charakter einer vorübergehenden Täuschung – einer Illusion – angenommen, da sie lediglich die Wiederkehr des Bedürfnisses auslöst. In Kubies Erkenntnissen treffen wir auf zahlreiche Merkmale perverser Verhaltensformen. In derselben Arbeit weist der Autor darauf hin, daß es gleichzeitig notwendig ist, sich über die möglichen Zusammenhänge zwischen den Komponenten des Triebes, beide Geschlechter anzunehmen, und Störungen wie Exhibitionismus, Transvestismus, offene Homosexualität, Eßstörungen und Kleptomanie Gedanken zu machen. Mir scheint, Kubie beschreibt hier zwei verschiedene Prozesse. Bei der „magischen Umwandlung" spielen weder die

Lust noch der Akt der Zeugung eine Rolle, sondern nur die Illusion, beide Geschlechter anzunehmen, und die sich daraus ergebende Geschlechtsneutralität. Spricht Kubie dagegen vom „Haß im Bett", beschreibt er ohne Zweifel das elementare Wesen der Perversion, das auch den Nöten vieler meiner ehemaligen Patienten zugrunde liegt (vgl. S. 39).

Bei weiblichen Perversionen wird nicht nur der ganze Körper zum Ausdruck von Sadismus und Feindseligkeit eingesetzt, sondern auch seine psychischen Repräsentanzen. Frauen drücken ihre perversen Haltungen nicht nur mit, sondern auch gegen ihren Körper aus, und sehr oft in selbstzerstörerischer Weise. Betrachten wir uns die psychopathologischen Verhaltensformen, die am häufigsten mit Frauen in Verbindung gebracht werden, so entdecken wir Syndrome der Selbstverstümmelung, die mit biologischen beziehungsweise hormonalen Störungen in Zusammenhang stehen und die Funktion der Fortpflanzung beeinflussen. So etwa anorexia nervosa, Bulimie und Formen der Selbstverstümmelung, bei denen die Menstruation – ihr Ausbleiben beziehungsweise Einsetzen – als Hinweis auf den Schweregrad des pathologischen Zustandes dienen kann. Diese Frauen gewinnen aus der Manipulation ihres Körpers, d.h. wenn sie hungern, ein Hochgefühl, das sich in dem Moment auflöst, wenn sie wieder zu essen beginnen. Und sie empfinden Macht, weil sie über die Form ihres Körpers selbst bestimmen können, indem sie sich selbstzerstörend mißbrauchen.

Bei der Frau ist die Perversion nicht so eindeutig und ausschließlich mit dem Ausdruck von Feindseligkeit und der Abfuhr von Angst durch ein einziges Organ verbunden, wie dies beim Mann der Fall ist. Auch die für den Mann so charakteristische Fixierung ist nicht vorhanden. Vielleicht liegt hier der Grund, weshalb bei der Frau im allgemeinen eine günstigere Prognose gestellt werden kann als beim Mann. Bei der Perversion der Frau ist der Körper als Ganzes mit einbezogen. Luce Irigaray faßt den Reichtum der weiblichen Sexualität in folgende Worte: *Die Frau besitzt nahezu an ihrem gesamten Körper Geschlechtsorgane, an fast jeder Stelle empfindet sie Lust. Selbst ohne von der Hysterisierung ihres ganzen Körpers zu sprechen,*

läßt sich sagen, daß die Landschaft ihrer Lust abwechslungs-
reicher ist, vielfältiger in ihren unterschiedlichen Gestalten,
komplexer und subtiler, als es der Vorstellung entspricht – einer
Vorstellung, die eine Spur zu deutlich das eine in den Mittelpunkt
stellt (1979, S. 28). Meiner Ansicht nach können diese von L.
Irigaray angesprochenen „vielfältigen Lustquellen" bei perversen Frauen zum Zentrum selbst zugefügter Schmerzen werden,
aus dem sie eine perverse libidinöse Befriedigung gewinnen.

Vielleicht wird meine Argumentation klarer, wenn ich einige
der Nöte schildere, die mir meine Patientinnen anvertraut und
die mich in diese Denkrichtung gewiesen haben.

Zunächst ein Fall von „perverser" Schönheitschirurgie: Frau
Z. suchte mich wegen „prämenstrueller Spannungen" (ihre eigenen Worte) auf. Sie war eine sehr attraktive, große, blonde,
schlanke und schick gekleidete Frau von 38 Jahren, die aber
bedeutend jünger aussah. Doch hatten ihre Augen etwas Leeres,
und ihre Bewegungen entbehrten jeglicher Gefühlsäußerung. Ihr
perfektes Äußeres und ihre Makellosigkeit erinnerten mich sogar an einen männlichen Transvestiten. Diese erste Reaktion in
der Gegenübertragungssituation hätte mir vielleicht einen direk-
teren Einblick in einige ihrer Probleme vermitteln sollen. Wegen
ihrer Schwierigkeiten, ihre Probleme in Worte zu fassen, traten
sie jedoch erst nach einer Reihe von Sitzungen zutage.

Während des ersten Gespräches erzählte sie mir, daß sie unter
ständigen Depressionen leide und daß ein bestimmtes Gefühl sie
„sehr störe": ein Gefühl, als befände sie sich – wie sie es beschrieb – „nicht in mir selbst". Damit meinte sie, daß es ihr
bewußt war, in keiner Situation vollständig gegenwärtig zu sein,
so als sei sie weder im Besitz ihres Körpers noch ihres Geistes.
Sie war gewissermaßen zur Zeugin ihrer eigenen Handlungen
geworden und bar jeden Gefühls, unabhängig davon, wie sehr
ihr Leben davon betroffen war.

Weitere wichtige Informationen konnte sie mir nicht geben,
und schließlich begann sie, ihren gegenwärtigen Zustand mit
früheren Ereignissen in Zusammenhang zu bringen. Sie war der
Meinung, ihre Probleme hätten fünf Jahre zuvor eingesetzt, als
sie von ihrem derzeitigen Mann (ihrem fünften) vor ihrer Ehe-

schließung schwanger wurde und er es kategorisch ablehnte, sie das Kind austragen zu lassen. Sie fühlte sich zwar verletzt, war jedoch nicht in der Lage, ihre eigenen Rechte geltend zu machen, und ließ das Kind schließlich doch abtreiben. Zum einen, um ihn zufrieden zu stimmen, zum anderen, weil sie darüber hinaus sein Eheversprechen erhielt. Ihr Mann, der sehr vermögend war, verhielt sich ihr gegenüber zuweilen wie eine „fürsorgliche Mutter". Am Abend vor der Abtreibung, wie sie sich – widerstrebend – erinnerte, zeigte er sich jedoch herzlos, besonders als er sich weigerte, ihre Brüste zu streicheln, weil sie infolge der Schwangerschaft „zu groß" waren. In der Klinik erschien er nicht ein einziges Mal, was für sie sehr schmerzlich war. Seit der Zeit hatte sie sich niedergeschlagen und leer gefühlt.

Zu alledem war ihr drei oder vier Monate nach Beginn der Beziehung – sieben Jahre zuvor – klar geworden, daß ihr Mann ein Transvestit war. Immer wenn sie fort war, hatte er ihre Kleidung getragen. Als sie ihn darauf ansprach, gab er diese Verkleidungen zu. Schließlich „verlangte" er von ihr, daß sie dabei mitmache, was sie am Anfang auch tat, im Glauben, ihn dadurch von seinem Problem befreien oder es zumindest abschwächen zu können.

Ihre Kooperation bewirkte jedoch das genaue Gegenteil, da er immer größere Ansprüche an ihre Zeit, ihre Vollkommenheit und an ihre Fähigkeiten stellte. Mittlerweile wollte er es jeden Tag tun. Dazu war es nicht nur erforderlich, daß er sich selbst als Frau verkleidete, auch sie mußte sehr spezielle Kleidung tragen, für gewöhnlich extrem im Stil einer Prostituierten. Sie mußte verschiedene Szenen darstellen, in denen sie eine „dominante" Rolle spielen mußte, stets jedoch nach seinem Drehbuch. Zunächst waren diese Szenen noch recht harmlos, nahmen aber zunehmend feindseligere und aggressivere Züge an, wobei Stöckelschuhe, Ketten, Peitschen, Halsfesseln usw. verwendet wurden. Meine Patientin fand das Ganze abstoßend und hatte zudem jedes Interesse am Sex verloren.

Man könnte sagen, so weit handele es sich hier lediglich um einen weiteren Fall sadomasochistischen Verhaltens, was bei

Paaren, bei denen Einigkeit hinsichtlich perverser Handlungen herrscht, nicht so ungewöhnlich ist. Was ich jedoch hier am Beispiel meiner Patientin hervorheben möchte, ist die massive Verleugnung ihrer selbst als eines in sich vollständigen Menschen und ihre völlige Selbsterniedrigung als Frau. Sie suchte mich unter dem leicht durchschaubaren Vorwand prämenstrueller Spannungen auf. Mag sein, daß sie sogar fast selbst an diese Erklärung glaubte.

Ich möchte jetzt zum Kern der Sache kommen, der erst wesentlich später im Verlaufe ihrer Behandlung zum Vorschein kam. Nach der Abtreibung und der ausgehandelten Hochzeit brachte ihr Mann eine ganze Litanei von Beanstandungen an ihrem Äußeren vor. Zuerst war er mit der Größe ihrer Nase nicht einverstanden und machte den „Vorschlag", daß sie sich einer Schönheitsoperation unterziehe, für die er nur allzu bereit war, die Kosten zu übernehmen. Nachdem sie sich dieser „Empfehlung" gefügt hatte, sagte er ihr, daß „eventuell ihre Zähne nicht ganz in Ordnung seien". Daraufhin nahm sie eine unfangreiche zahnärztliche Behandlung auf sich. Als nächstes hatte sie „Tränensäcke unter den Augen", und schließlich fand er ihre Brüste „zu groß". Sie unterzog sich all diesen Operationen nicht nur ohne jeden Widerstand, sondern erwiderte sogar, als sie von der letzten Behandlung sprach, mit entschiedenem Nachdruck: „es hatte mit meinem gesundheitlichen Zustand zu tun", weil sich herausgestellt hatte, daß ihre Brüste zahlreiche Zysten aufwiesen. Der Chirurg entfernte ihre Brüste und füllte die Hohlräume mit Silikon. Sie sagte, daß ihre Brüste seit dieser Operation für erotische Stimulierungen nicht mehr empfänglich seien.

Diese Patientin, die ich vor langer Zeit behandelt habe, ist ein deutliches Beispiel für die von Granoff und Perrier (1980) geäußerten Überlegungen. Im Zusammenhang mit der Erläuterung der Psychopathologie der perversen Frau sagen sie, daß die durch eine Schönheitsoperation verursachte Ich-Spaltung tiefgreifende und bleibende Auswirkungen auf die Persönlichkeit der Frau hat. Die Autoren meinen:

Die Frau wird in sich selbst zum Fetisch. Wie jedem Fetisch kommt ihr eine sexuelle Bedeutung zu, gleichzeitig ist sie jedoch

für die normalen sexuellen Ziele vollkommen ungeeignet. Rea-
giert eine solche Frau auf heterosexuelle Beziehungen mit ihrem
fetischistischen Körper, so handelt es sich dabei um einen gegen
latente Homosexualität gerichteten Abwehrmechanismus. Der
Mann hat in dieser Situation instrumentelle Funktion, weil er
von dem Augenblick an, da er versucht, eine phallische Bezie-
hung zu ihr herzustellen, von ihr zurückgewiesen wird. Seine
entschlossene Haltung, die er mit den Worten „du bist meine
Frau" kundtut, ist verknüpft mit seinem heimlichen Einverständ-
nis, wenn er sie wie einen Fetisch behandelt (S. 80).

Ich habe diesen komplizierten Mechanismus bei einer Vielzahl von Patientinnen beobachtet. Frau Z. fand im Laufe ihrer
Behandlung allmählich immer mehr zu sich selbst zurück. Ihren
Mann beunruhigte diese Entwicklung in zunehmendem Maße,
und er „erhob Anspruch" auf sie als sein „Eigentum". Als er
plötzlich eine Reise ins Ausland vorschob, war es Frau Z. nicht
mehr möglich, ihren Weg der Selbstfindung weiter zu beschreiten. Seitdem habe ich sie nicht wieder gesehen. Sie brach
ihren Prozeß der Individuation in dem Moment ab, als sie spürte,
daß dadurch ihr „Weiterleben" gefährdet sein könnte.

Kann es überraschen, daß diese Frau das Gefühl hatte, weder
ihr Geist noch ihr Körper gehörten ihr selbst? Im Grunde gehörten sie ihr auch nicht. Für ihren Körper und für ihre Figur
empfand sie tiefe Selbstverachtung, wodurch sie zu perversen
Verhaltensweisen ihrem Mann gegenüber – mit seinem stillen
Einverständnis – getrieben wurde. Erst nach vielen Jahren und
fünf Ehen hatte sie ihr Ziel erreicht, nämlich den „richtigen"
Partner zu finden, mit dessen Hilfe sie sich an ihrem eigenen
Geschlecht rächen konnte und der ihren Körper und ihren Geist
nach *ihren eigenen unbewußten perversen* Vorstellungen zerstörte. Dieser Mann, der Frauen gegenüber ein so offensichtlich
sadistisches Verhalten zeigte, hatte ihren Geist in Besitz genommen und ihren Körper nach seinen eigenen Vorstellungen umge-
formt. Von ihr selbst war nichts, was sie wirklich als ihr Selbst
anerkennen konnte, übriggeblieben.

M.M.R. Khan kann uns helfen, das perverse Verhalten dieser
Frau und ihres Mannes zu verstehen, wenn er schreibt:

Der Perverse selbst kann sich dem Erleben nicht hingeben; er hält seine abgespaltene, dissoziierte manipulative Ich-Kontrolle der Situation aufrecht. Das ist seine Leistung und zugleich sein Versagen in der intimen *Situation. Gerade dieses Versagen zwingt ihn zur ständigen Wiederholung dieses Prozesses. Dem Erlebnis der Hingabe am nächsten kommt der Perverse durch die visuelle, taktile und sensorische Identifikation mit dem anderen Objekt im Stadium der Hingabe in der intimen Situation. Der Perverse selbst ist damit vom Erlebnis des Höhepunktes ausgeschlossen, obwohl gerade er die Trieb-Idealisierung motiviert und arrangiert* (1989, S. 26, Hervorh. v. Autor).

Um die weibliche sexuelle Perversion zu verstehen, müssen wir die männliche Variante ignorieren und die Situation ganz neu betrachten. Schlußfolgerungen, die auf einem Vergleich von weiblichen und männlichen Perversionen basieren, wären konstruiert und somit falsch. Genau diesen Fehler hat meiner Meinung nach G. Zavitzianos (1971) in seiner Arbeit über Fetischismus und Exhibitionismus bei der Frau begangen. Obwohl ich die sorgfältige und beinahe unbeschreibliche Mühe, die sich dieser Autor gegeben hat, zu würdigen weiß, kann ich seinen Schlußfolgerungen nicht zustimmen. Meine Gründe dafür möchte ich im folgenden kurz schildern.

G. Zavitzianos beschreibt seine Patientin, Lilian, die an Fetischismus und Exhibitionismus leidet. Ihr Onanieren, während sie ein Buch liest, interpretiert er als einen Fetisch, der nicht den *mütterlichen Penis (wie dies beim männlichen Fetischismus der Fall ist), sondern den Penis des Vaters* ersetzt (S. 302). Es begann, als Lilian drei Jahre alt war und ihr Bruder geboren wurde, weswegen sie nicht mehr im Schlafzimmer der Eltern schlafen durfte. Auch ihr exhibitionistisches Verhalten setzte ein, als sie noch ein kleines Mädchen war: Sie spazierte nackt umher und spielte dabei mit ihren Genitalien und versetzte so die Leute in ihrer Nähe in Verwunderung. Darüber hinaus hatte sie zu stehlen angefangen, zuerst Geld aus der Börse ihrer Mutter, später dann andere Dinge, die ihr gefielen und die sie gebrauchen konnte. Dabei ging sie stets mit Geschick und Sorgfalt vor. Die Verwendung von Büchern wie auch ihr Exhibitionismus, den sie als Erwachsene aus dem Auto ihres Vaters heraus ausübte, traten erneut zum Vorschein, als sie sich in Analyse befand, nachdem das Stehlen aufgehört hatte und das Onanieren wieder begann. Mir scheint, dieses Wiederauftauchen stand in Zusammenhang mit einer markanten Regression in eine orale Phase, als Ausdruck ihres primitiven Wunsches, sich mit ihrer Mutter (dem Analytiker) zu vereinen.

Ich vermute, die Bücher symbolisierten die Brüste ihrer Mutter, die ihr große Erleichterung verschafften, ihre Einsamkeit vertrieben und ihr beim Einschlafen halfen. Ihr Exhibitionismus aus dem Auto ihres Vaters heraus wies einige gebärmutterähnliche Qualitäten auf, die ihr Sicherheit und ein Gefühl der Geborgenheit vermittelten, ähnlich wie das Behandlungszimmer des Analytikers.

Trotz meiner abweichenden Meinung schließe ich mich G. Zavitzianos' Diagnose, Lilian leide an einer Perversion, voll und ganz an. Ich meine jedoch, daß sich ihre Perversion nicht mit den männlichen Perversionsformen gleichsetzen läßt: Bei ihr handelte es sich vielmehr um eine immanent weibliche Perversion. Meine Diagnose wird nicht nur durch die psychopathologischen Symptome des Mädchens erhärtet, sondern auch von den Umständen ihrer frühen Kindheit. *Lilian wollte sehr gern selbst Kinder haben*, berichtet G. Zavitzianos, *doch vernachlässigte und mißhandelte sie die Kinder, die man ihr vorübergehend anvertraut hatte. Es bereitete ihr große Freude, ihnen wehzutun. Für gewöhnlich versetzte sie den Kindern einen Stoß oder kniff sie, was häufig so weit ging, daß Blutergüsse die Folge waren. Zudem masturbierte sie die ihr anvertrauten kleinen Jungen und umarmte die kleinen Mädchen, masturbierte diese aber nicht* (S. 298). Der Autor weiter: *Lilians Mutter war ebenfalls eine psychopathische Persönlichkeit, deren Verhaltensmuster mit dem ihrer Tochter identisch war. Ihre Beziehung zu der Patientin war von narzißtischen und symbiotischen Merkmalen gekennzeichnet. Voller Egoismus und Eifersucht hielt sie sie vom Vater fern. Sie benutzte ihre Tochter, um in indirekter Weise ihre eigene kriminelle Neigung zu befriedigen.* Ferner erwähnt G. Zavitzianos, daß sie *einer übermäßigen physischen Stimulierung durch die Masturbation in ihrer frühen Kindheit ausgesetzt war* (S. 299), wenn auch nicht deutlich wird, ob die Mutter oder der Vater sie stimulierte; doch hat es den Anschein, als sei der Vater dafür verantwortlich gewesen. Allerdings möchte ich vermuten, daß sie auch der sexuellen Verführung durch ihre Mutter ausgesetzt war.

Hier haben wir die Wirkungsweise des Mechanismus weiblicher Perversion vor Augen: Während das Mädchen eine „mütterliche Rolle" spielte, fügte sie anderen zu, was man ihr selbst in ihrer Kindheit angetan hatte. Auch ihre Mutter entspricht meiner Beschreibung perverser Mütterlichkeit. Lilians Exhibitionismus ähnelt dem meiner exhibistionistischen Patientin, die von ihrer Mutter sexuell mißbraucht worden war (die vollständige klinische Fallgeschichte folgt im fünften Kapitel). Ich glaube, daß Lilian sich nach einer frühen präödipalen Haß-Liebe-Beziehung zu ihrer „narzißtischen und psychopathischen" Mutter sehnte, derer sie sich im Alter von drei Jahren, als ihr Bruder geboren wurde, beraubt fühlte.

G. Zavitzianos behauptet weiter, daß das kriminelle Verhalten seiner Patientin zum Teil der vollständigen Unterdrückung der Masturbation zuzuschreiben sei. Auch hier wird deutlich, daß der Autor entschlossen an der Äquivalenz von weiblicher und männlicher Sexualität festhält. In diesem Zusammenhang muß Eglé Laufers Aussage Gewicht beigemessen werden, nämlich daß *häufig angenommen [wird], der weiblichen Masturbation komme dieselbe normale Bedeutung zu, wie sie die Masturbation für den Mann/Jungen hat* (1982, S. 301). In der Tatsache, daß einige Frauen es vermeiden, bei der Masturbation die Hand zu benutzen, sieht die Autorin ein unterscheidendes Merkmal zwischen der männlichen und der weiblichen Sexualität. Daran anschließend entwickelt sie die Hypothese, daß das kleine Mädchen seine Hand unbewußt mit der seiner Mutter identifiziert und daß von der Qualität der Beziehung zwischen Mutter und Tochter festgelegt wird, welche Einstellung die Tochter der Masturbation gegenüber in verschiedenen Phasen einnimmt. In der präödipalen Phase, wenn sich das Mädchen nicht imstande fühlt, sich mit seiner Mutter zu identifizieren, weil es selbst keine

Kinder gebären kann, würde es die Aktivität der Hand als eine Quelle der Angst erleben. Während der Adoleszenz, wenn es den sexuellen Körper seiner Mutter haßt und sich nicht mit ihr und ihrem Körper identifizieren kann, benutzt das jugendliche Mädchen seine Hand, um in zwanghafter Weise seinen eigenen Körper zu attackieren, beispielsweise indem es sich die Handgelenke oder die Arme zerschneidet. Diese Handlungen sind nach E. Laufer die Folge *eines Ausbruchs unkontrollierter Feindseligkeiten gegen die Mutter, den Sexualpartner oder den Analytiker* (S. 298). Genau den gleichen Ablauf habe ich bei Frauen beobachtet, die dem zwanghaften Ladendiebstahl „frönen", wobei es sich meiner Meinung nach, wie von Phyllis Greenacre (1953a) geschildert, um weibliches perverses Verhalten handeln kann.

Die Probleme dieser Frauen sind mit ihrem Geschlecht und implizit mit ihrer Funktion der Fortpflanzung verknüpft. Indem sie ihrem Körper einen solchen Schaden zufügen, bringen sie ihre grenzenlose Unzufriedenheit zum Ausdruck, nicht nur mit sich selbst, auch mit ihrer Mutter, die sie ja mit dem Körper, den sie jetzt bekämpfen, ausgestattet hat. Die von der Mütterlichkeit ausgehende Macht kann kaum überbewertet werden. Auf dieses Thema komme ich im vierten Kapitel zurück.

An dieser Stelle jedoch möchte ich betonen, daß die reproduktive Funktion wie auch die Fortpflanzungsorgane selbst von beiden Geschlechtern zum Ausdruck von Perversionen benutzt werden. Perverse Männer verwenden ihren Penis, um symbolische, normalerweise durch Partialobjekte repräsentierte Quellen der Demütigung zu attackieren und um ihnen ihren Haß zu zeigen. Steht bei der Perversion des Mannes sein Penis im Mittelpunkt, äußert die Frau sie in vergleichbarer Weise durch ihre eigenen Fortpflanzungsorgane. Während der Mann seine perversen Ziele mit seinem Penis anstrebt, setzt die Frau dabei ihren ganzen Körper ein, da ihre Fortpflanzungsorgane nicht auf eine Stelle konzentriert und deren Manifestationen offensichtlicher sind.

Durch die Macht der Gebärmutter unterscheidet sich die Frau vom Mann. Auf eben dieser Macht basiert die der Mutterfunktion zukommende Macht – eine Macht, die zweifellos genauso groß ist wie die Macht des Geldes, des Gesetzes oder der sozialen Stellung, für gewöhnlich aber von weitreichenderer und durchdringenderer Wirkung ist. Es handelt sich um eine Form der Macht, die Jahre oder gar Generationen benötigt, bis sie sich in ihrem vollen Umfang äußert, und die nur selten reversibel ist. Es ist eine Macht, die im Normalfall guten Zwecken dienlich gemacht wird; doch die gleichen Triebe, die Liebe, Erfüllung und Sicherheit hervorbringen, können, wenn nicht alles nach Plan verläuft, das jeweilige Gegenteil bewirken. Wie ich im folgenden Kapitel darlegen werde, kann die Macht der Gebärmutter zu Perversionen führen.

3 Die Macht der Gebärmutter

Die Untersuchung einiger Merkmale der weiblichen Libido und weiterer Eigenschaften, die ausschließlich der inneren Welt der Frau angehören, könnte uns helfen, die Ätiologie der weiblichen Perversion zu verstehen. Dann würden wir vielleicht in den Perversionen der Frau nicht länger eine Parallele zu der Psychopathologie des Mannes sehen und schließlich deren jeweils eigene und letzte Ursprünge erkennen.

Der entscheidende Punkt ist die Fähigkeit der Frau, Kinder zu bekommen. Diese Fähigkeit äußert sich in einer Weise, die sich grundlegend von all dem unterscheidet, was der Mann erlebt. Dabei wird nicht nur das emotionale Leben der Frau drastisch beeinflußt, sondern ebenso die psychischen Repräsentanzen ihres Körpers und – ganz konkret – ihr Körper selbst, wenn auch nur für begrenzte Zeit. Nehmen wir dieses Wissen als Ausgangspunkt, so müssen wir uns erst zwei verschiedene, jedoch miteinander verknüpfte Phänomene begreiflich machen, wenn wir Hypothesen über weibliche sexuelle Perversionen aufstellen wollen.

Ein Phänomen betrifft den „inneren Raum", ein von E. Erikson (1980) verwendeter Begriff, mit dem er nicht nur die Schwangerschaft und die Geburt, sondern darüber hinaus das Stillen und sämtliche Teile der weiblichen Anatomie bezeichnet, die mit Fülle, Wärme und Freigiebigkeit verbunden werden. Erikson zufolge besitzt der innere Raum mehr Wirklichkeit als das „fehlende Organ", der Penis. Wie er bei seinen Forschungsarbeiten an der University of California zeigen konnte, verwenden Jungen und Mädchen den Raum in unterschiedlicher Weise. Während Jungen meistens den äußeren Raum benutzen, legen Mädchen das Schwergewicht auf den inneren Raum. Somit unterscheiden sich die beiden Geschlechter in ihrem *Erleben des Grundplans des menschlichen Körpers* (S. 286). Erikson sagt weiter, daß *im weiblichen Erleben der „innerer Raum" im Zentrum der Verzweiflung steht, wenngleich er das Zentrum der potentiellen Er-*

füllung schlechthin ist (S. 291 f.). Dieser „innere Raum" steht in Beziehung zu der inneren weiblichen Geschlechtsidentität und den psychischen Repräsentanzen des Körpers.

Das zweite Phänomen betrifft die Zeit, den Maßstab unseres Lebensrhythmus'. Gemeint ist die „biologische Uhr", der besondere Bedeutung bei Entscheidungen des Erwachsenen für oder gegen ein Kind zukommt, insbesondere dann, wenn „die Zeit knapp wird".

Dieses Phänomen kann für Frauen, die ihr Leben ausschließlich ihrem Beruf gewidmet haben, zu einer großen Belastung werden. Als sie erwachsen wurden, hatten sie sich entschlossen, keine Kinder zu bekommen, damit sie sich beruflich weiter entwickeln konnten. Im Alter von dreißig bis vierzig Jahren machen diese Frauen für gewöhnlich eine Therapie, weil sie hinsichtlich ihrer langjährigen Überzeugung, keine Kinder haben zu wollen, zunehmend unruhiger werden und ins Schwanken geraten: Sie fühlen sich jetzt von der Zeit und der herannahenden Menopause bedrängt. Mir ist deutlich geworden, daß es sich hier keineswegs um eine seltene Erscheinung handelt; allerdings ist sie alles andere als unvermeidlich. Viele Frauen erleben trotz des Druckes der biologischen Uhr eine erfüllte Weiblichkeit.

Ein ähnliches Argument bringt Ruth Lax vor, wenn sie sagt: *Alleinstehende Frauen fühlen sich, wenn sie Ende dreißig sind, häufig von der „biologischen Uhr" bedroht. Solche Frauen erleben das Herannahen der Menopause viel früher als Frauen, die in einer befriedigenden Beziehung stehen. Auch die Suche nach einem Mann kann in diesem Alter häufig von Verzweiflung geprägt sein* (1982, S. 160). Sie fügt hinzu, daß Frauen unter diesen Umständen oft Beziehungen zu einem Partner eingehen, der nicht zu ihnen paßt. Ist dann eine Abtreibung notwendig, weil die Schwangerschaft nicht gewollt war, kommt es zu einer schweren Depression. R. Lax führt eine weitere Folgeerscheinung bei dieser Gruppe von Frauen an: das Auftauchen lesbischer Impulse als Konsequenz ihrer Hoffnungslosigkeit, eine von gegenseitiger Liebe gekennzeichnete Beziehung zu einem Mann eingehen zu können. Derartige Impulse entsprechen einer partiellen psychosexuellen Regression in eine frühe Beziehung zur Mutter. Die Autorin sagt weiter:

. . . diese Frauen lassen keine Anzeichen von homosexueller Panik erkennen. Dieses Fehlen von Panik liegt zweifellos zum Teil in der Lockerung des Sittenkodex in unserer Zeit begründet, wodurch diese Frauen auch in der Rationalisierung ihrer lesbischen Haltung bestärkt werden (S. 160).

Im Zusammenhang mit der Mütterlichkeit und der Weiblichkeit gibt es charakteristische Situationen der Besorgnis/Erfüllung, in denen die Entschlossenheit bzw. das Scheitern auf einer früheren Stufe des psychischen Reifungsprozesses zum Ausdruck kommt und die dem Diktat der biologischen Uhr unterliegen.

Bei der biologischen Uhr und dem inneren Raum handelt es sich um zwei verschiedene Phänomene, deren Auswirkungen jedoch ineinander greifen. Während der kritischen Phasen der Reifung im Leben einer Frau kann mal das eine, mal das andere Phänomen deutlicher in den Vordergrund treten. So kommt in der Adoleszenz – im Zusammenhang mit Phantasien über eine Schwangerschaft – eher dem „inneren Raum" die größere Bedeutung zu, wogegen im späteren Leben die „biologische Uhr" vorherrschend sein kann. Bei der Menopause dann treffen beide zusammen. Die in diesem Kapitel dargelegte Argumentation folgt im wesentlichen diesem zeitlichen Ablauf.

Dinora Pines spricht einen wichtigen Punkt an, wenn sie auf den *deutlichen psychischen Unterschied zwischen dem Wunsch, schwanger zu werden, und dem Wunsch, ein lebendiges Kind auf die Welt zu bringen und Mutter zu werden* (1982, S. 311), hinweist. Der Wunsch, schwanger zu werden, regt sich sehr früh im Leben eines Mädchens. Im Kern der weiblichen Geschlechtsidentität ist eine präödipale Identifizierung mit der Mutter angelegt, die im zweiten Lebensjahr schon gefestigt ist, wenn das Körperbewußtsein und die inneren Repräsentanzen klare Strukturen angenommen haben und somit die Verschiedenheit der Geschlechter anerkannt worden ist. Der Wunsch nach einem Kind ist zu dem Zeitpunkt bereits Bestandteil der „primären Weiblichkeit" (Stoller, 1976). Im Rahmen von Untersuchungen von Müttern und Säuglingen unter Berücksichtigung der ersten drei Lebensmonate des Kindes ist dieses Gebiet eingehend erforscht worden. Derartige Studien verschaffen uns Zugang zur Theorie der Objektbeziehungen und zu Beurteilungen von Normalität und Pathologie sowohl in bezug auf die Geschlechtsidentität des kleinen Mädchens wie auch auf die Mutterfunktion der erwachsenen Frau.

Im folgenden werde ich mich mit den Merkmalen des Kerns der weiblichen Geschlechtsidentität und ihrer Wechselhaftigkeit während der sehr frühen Phasen und während der Adoleszenz befassen. Ich werde klinisches Material über die Behandlung von Frauen vorlegen, die nicht nur Mühe hatten, ihre eigene Geschlechtsidentität zu erreichen, sondern auch, das Geschlecht ihrer Kinder anzuerkennen.

Bei der Ausbildung des Kerns der Geschlechtsidentität kommt der Objektbeziehung des Säuglings zu seiner Mutter sowie deren Annahme und Anerkennung des Geschlechts ihres Kindes – von der Geburt an – entscheidende Bedeutung zu. Dabei ist es erforderlich, daß die Mutter ihr eigenes Geschlecht und ihre eigenen psychischen Repräsentanzen akzeptiert. Dies kann sich mitunter aufgrund ihrer tiefen unbewußten Erwartungen bezüglich des Geschlechts ihres zukünftigen Kindes – in Beziehung zu ihrem eigenen Geschlecht – als ein schwieriger und schmerzensreicher Prozeß erweisen.

Jungen und Mädchen erleben die Bildung ihrer Geschlechtsidentität in sehr unterschiedlicher Weise. E. Abelin (1978) glaubt, daß eine frühe Geschlechtsidentität für den Jungen leichter zu erreichen ist, während das Mädchen dazu neigt, eine „Generationsidentität" zu entwickeln. Damit meint der Autor, daß sich das Selbst im Mädchen zwischen zwei Objekten befindet, einem, das größer ist als es selbst – seine Mutter – und einem kleineren – ein symbolisches Baby: „Ich bin kleiner als Mutter, aber größer als das Baby" (S. 147). Ich bin der Auffassung, daß diese Generationsidentität nicht nur damit zusammenhängt, daß der Körper des Mädchens ein Abbild des mütterlichen Körpers darstellt, sondern ebenso mit der biologischen Uhr, die ausschließlich Bestandteil der Welt der Frau ist. Von vielen Seiten wird darauf hingewiesen, daß Jungen ihre Identifizierung mit der Mutter bedeutend früher lösen als Mädchen. Analog spielt der Vater in den ersten Entwicklungsjahren des Jungen eine wichtigere Rolle als beim Mädchen. Tatsächlich kommt dem Mann vom ersten Augenblick an ein wertvolles und einzigartiges Erlebnis zu, das der Frau verwehrt bleibt. Die erste Objektbeziehung des kleinen Jungen besteht zum anderen Geschlecht. Diese frühe Situation kann dazu führen, daß er im späteren Leben in seinen Beziehungen zu Frauen ein Gefühl der Vertrautheit und der Unbefangenheit entwickelt. Die Frau dagegen steht dem Vater in der präödipalen Phase nicht so nahe und kann infolgedessen in ihren Beziehungen zu Männern Schwierigkeiten haben. Selbstverständlich bedeutet das nicht, daß Jungen von vornherein ein leichteres Leben haben; vielmehr ist alles von der Qualität dieser frühen Beziehung zur Mutter abhängig. Manche Jungen wachsen zu liebevollen, zärtlichen, sensiblen und verantwortungsbewußten Männern heran, wohingegen andere sich zu dem genauen Gegenteil entwickeln: haßerfüllt, grausam, sadistisch und gefühllos.

So groß also ist die Macht, über die die Frau verfügt, wenn sie Mutter wird. Ganz offensichtlich lassen sich nicht alle potentiellen zukünftigen psychischen Wesensmerkmale aus den frühkindlichen Erlebnissen erklären. Ohne Zweifel hinterlassen diese Erlebnisse aber bei jedem Menschen starke Eindrücke. Vor diesem Hintergrund wollen wir uns einige Merkmale betrachten, die die beiden Geschlechter voneinander unterscheiden.

Bei einigen dieser Unterschiede handelt es sich um konkrete Merkmale; andere dagegen sind mit einer Vielzahl von Symbolisierungen verknüpft, die ihren Ursprung bei beiden Geschlechtern in einer unermeßlich großen Welt der Phantasie haben. Es stimmt, daß Jungen mit einem Penis geboren werden, der ihnen symbolisch (d.h. in phallischen Phantasien) ein Gefühl der Macht und der Überlegenheit vermitteln kann, um das die Frauen sie leicht beneiden könnten. Objekt des Penisneids ist nicht so sehr das physische Organ als vielmehr die dominierende Stellung, die der Mann in der Welt einnimmt. Nach meiner Ansicht wird dieser Zusammenhang überbewertet. Gleichzeitig wird dabei übersehen, daß die Frau, die ihre Position als untergeordnet empfindet, den indirekten, aber energischen Versuch unternimmt, sich eigene Phantasien der Macht durch ihre eigenen Fortpflanzungsorgane zu verschaffen, und diese Phantasien darüber hinaus auch zu agieren. Die Folgeerscheinungen dieser Phantasien nehmen ein breites Spektrum ein, sie reichen von der Angst bis zur Hoffnung, und die zugrundeliegenden Motivationen vom sogenannten Normalen bis zu Sadismus und Grausamkeit. Dabei liegt diese extremere Motivation eher den Phantasien solcher Frauen zugrunde, die sich aufgrund ihrer Weiblichkeit herabgesetzt, gedemütigt und zurückgestoßen fühlen.

Betrachten wir uns zunächst Phantasien über die Schwangerschaft. Welche Bedeutung haben diese Phantasien für junge, präpubertäre Mädchen? Mitunter können Konflikte, die ihren Ursprung in der sehr frühen Kindheit haben, dazu führen, daß das Mädchen sich unterminiert und unsicher und in offener oder verdeckter Rebellion gegen seine Mutter fühlt, nämlich weil es nicht imstande war, zu einer positiven weiblichen Identifizierung zu gelangen. Diese Schwierigkeiten treten dann zutage, wenn diese Mädchen die Pubertät erreichen.

Junge Frauen sind im Umgang mit ihren starken Gefühlen in bezug auf die in und an ihrem Körper vor sich gehenden Veränderungen sehr unsicher. Manchmal erfahren sie zudem von ihrer Mutter in der Anerkennung ihres weiblichen Bewußtseins keine Unterstützung. Schließlich ist allgemein bekannt, daß eine Mutter, die sich mit ihrem jugendlichen Sohn zeigt und deren Beziehung zueinander fehlinterpretiert wird, narzißtische Befriedigung erlebt. Aber dieselbe Mutter in Gesellschaft ihrer attraktiven jugendlichen Tochter fühlt sich von jenen Männern, die ihrer Tochter Komplimente machen, herabgesetzt und unbeachtet. Die zarte Schönheit des Körpers junger Mädchen wird um so augenfälliger, je älter ihre Mutter wird. Daher entspinnt sich eine heftige Konkurrenzsituation, insbesondere wenn sich die Mutter der Menopause nähert.

Auch hier ist nicht die Rede von nur einem Organ, wie es beim Jungen der Fall ist, der sich, wenn er sich mit dem Vater vergleicht, möglicherweise unzulänglich und klein fühlt und als

Konsequenz die Vormachtstellung des Vaters anerkennt. Zwischen Vater und Sohn besteht nur selten eine derart offene Konkurrenzsituation. Dem männlichen Jugendlichen fällt es leichter, die Bindung an die Mutter auf eine andere Frau zu übertragen, als entsprechend dem jungen Mädchen, weil der Junge sein erstes Liebesobjekt nicht zu wechseln braucht. Im Gegensatz zu ihm muß das Mädchen den Übergang von der Bindung an die Mutter zur Bindung an den Vater vollziehen. Wird sie dann vom Vater zurückgewiesen, dann sinnt sie in Träumen über Schwangerschaft möglicherweise auf Rache.

Es ist wichtig, wie der Vater reagiert, wenn die Tochter Schwierigkeiten mit ihrer erwachenden Sexualität hat. Verhält er sich abweisend und schenkt dem jugendlichen Mädchen keine Aufmerksamkeit, fühlt es sich unterminiert und herabgewürdigt; reagiert er mit Kritik und Erniedrigung, fühlt es sich zerstört. Derartige Gefühle können sich in der für Jugendliche typischen Widerspenstigkeit äußern, möglicherweise auch in einer zwanghaften und wahllosen „sexuellen" Suche, bei der das Mädchen darauf aus ist, Anerkennung seiner selbst und seines Körpers zu finden. Dieses Verhalten ist mit einer Fülle verschiedener psychischer Repräsentanzen verbunden. Das Mädchen fühlt sich zuerst von der Mutter und anschließend vom Vater abgewiesen. Die Suche gilt jetzt beiden: von der einen vorenthaltenen Brust zu einer anderen Brust, in der Maskierung eines Penis. Allerdings präsentiert sich dieses primäre Bedürfnis hinter dem Schleier der „Sexualität"; und zwar deshalb, weil die überwältigende Welt der Phantasie durch all die sekundären Geschlechtsmerkmale, die in diesem Lebensabschnitt so abrupt in Erscheinung treten, in ihrer verwirrenden Vielfalt eine beträchtliche Steigerung erfährt. Tatsächlich erleben diese Jugendlichen jeden „sexuellen" Kontakt, wie auch jede ungeschickte kriminelle Handlung, die sie begehen, sowohl als Hoffnung wie auch als Desillusion. Die Hoffnung verfliegt sehr rasch, an deren Stelle tritt sofort Enttäuschung, da nämlich das Gesuchte – eine symbolische Verschmelzung mit Mutter oder, genauer gesagt, mit Mutters Brust und all ihren innewohnenden versorgenden Qualitäten – nie gefunden wird. Diese jungen Mädchen sind sich nicht bewußt, daß sie auf der Suche nach unablässiger Zuneigung sind. Nicht nur ihnen selbst bleibt dies verborgen, sondern auch der Welt, die ihrer Widerspenstigkeit mit so viel Mißbilligung und Unverständnis gegenübertritt. Die Bestätigung, die sie benötigen, können sie von außen nicht erhalten, also versuchen sie, durch Schwangerschaftsphantasien diese Bestätigung von innen her zu konstruieren. In dieser Situation wird die Schwangerschaft zum unwiderlegbaren Beweis dafür, daß sie dem weiblichen Geschlecht angehören.

Das junge Mädchen empfindet jetzt die biologische Bereitschaft seines inneren Raumes, gefüllt zu werden, nicht nur mit einem Penis, sondern auch mit einer Schwangerschaft/einem Baby, selbst wenn sein emotionaler und sein psychischer Apparat manchmal bei weitem noch zu unreif ist, als daß es mit den tiefgreifenden Veränderungen und den Folgen, die die Mutterschaft mit sich bringt, umgehen könnte. Das erklärt zum Teil, weshalb die Adoleszenz durch eine so große Verletzlichkeit gekennzeichnet ist. Fühlt sich das Mädchen unzulänglich und unsicher, was seine Weiblichkeit betrifft, sieht es sich nicht mehr in der Lage, über Symbolisierungen seines inneren Raumes zu phantasieren; statt dessen benutzt es seinen Körper ganz konkret und wird schwanger. Häufig läßt sich das bei straffälligen und promiskuitiven jungen Mädchen beobachten.

Um die Promiskuität zu verstehen, müssen wir die Sexualität beiseite lassen und uns die psychischen Repräsentanzen des Körpers dieser jungen Frauen genauer betrachten. Diese Repräsentanzen sind mit den frustrierenden und verletzenden Erlebnissen verknüpft, die diese Frauen in ihrer Kindheit mit ihrer Mutter gehabt haben. Bei der Promiskuität handelt es sich grundsätzlich um den zwanghaften und illusorischen Versuch, Objektbeziehungen herzustellen. Weil die junge Frau in Wirklichkeit aber vor einem frustrierenden Erlebnis mit einer Mutter flieht, die ihrem Empfinden nach unfähig war, sie richtig großzuziehen, ist dieser Versuch zum Scheitern verurteilt. Daher sucht sie jetzt zwanghaft und wahllos in Männern nach dem, was ihr im Kontakt mit ihrer Mutter fehlte. Folglich muß es zu weiteren Enttäuschungen kommen. Ihren Ursprung haben diese

Enttäuschungen in zwei verschiedenen Instanzen: wirkliche Mutter und symbolische Mutter beziehungsweise symbolischer Vater. Derartige Erlebnisse stellen den Extremfall eines Konfliktes dar, mit dem ein Mädchen in der Adoleszenz konfrontiert sein kann. Mit dem Erwachen seiner inneren Sexualität und der Entwicklung seiner sekundären Geschlechtsmerkmale wird sein Körper wie der seiner Mutter. Als direkte Folge werden alle ungelösten frühen Konflikte mit der Mutter neu belebt, zumal diejenigen, die mit Frustration und Wut im Zusammenhang stehen.

Ich habe Erfahrungen mit jungen Mädchen machen können, die an diesem besonderen Problem leiden und die deswegen in einer therapeutischen Gemeinschaft behandelt wurden. In dieser Gemeinschaft hatten sie wahllos zahlreiche sexuelle Kontakte mit aufsässigen jungen Männern. Dabei hegten diese Mädchen den geheimen Wunsch, eine solche Nähe herzustellen, wie sie sie nie zuvor erlebt hatten. Diese Kontakte waren nicht nur zum Scheitern verurteilt, sondern brachten den Mädchen darüber hinaus zusätzliche Enttäuschungen ein. Endete ihr Suchen in einer Schwangerschaft, dann waren sie überglücklich, konnten sie doch jetzt sicher sein, zum weiblichen Geschlecht zu gehören. Einige Mädchen sahen in der Schwangerschaft selbst ihr höchstes Ziel und bemühten sich sofort um eine Abtreibung. Für andere war es notwendig, das Kind zur Welt zu bringen. Im Glauben, das neue Wesen nicht richtig versorgen zu können, wollten sie es jedoch direkt nach der Geburt fortgeben. Wiederum andere Mädchen verbanden die Schwangerschaft mit der Hoffnung auf die Nähe zu einem wachsenden Fötus in ihrem Körper. Mitunter empfanden sie es wie einen Triumph, als hätten sie sich an ihrer Mutter gerächt. Jetzt hatten sie erfahren, daß die vermuteten feindseligen Gefühle ihrer Mutter ihnen gegenüber ihre Fähigkeit, Kinder zu bekommen, nicht wirklich beeinträchtigt hatten. Aus diesem Grunde beruht die psychische Repräsentanz in bezug auf die bevorstehende Mutterschaft auf einem generationsübergreifenden Prozeß, der mindestens drei Generationen umfaßt: Eine Frau wird zu ihrer Mutter und zu der Mutter ihrer Mutter. Bisweilen kann die gegen die Mutter oder den Vater gerichtete Rache, die ihren Ursprung in der Art und Weise hat, wie diese Mädchen von ihnen behandelt wurden, ein Hinweis darauf sein, wie das zukünftige Leben des kleinen Jungen oder Mädchens verlaufen wird.

Nicht alle Experten würden sich dieser Meinung anschließen. So sagt beispielsweise A. Limentani:

Auch bei der weiblichen Perversion kann der Penisneid eine größere Rolle spielen. Aber noch einmal: Drückt sich in diesem Phänomen tatsächlich nur eine Sehnsucht nach einem Teil der männlichen Anatomie aus? Ebenso ist denkbar, daß der Penisneid in manchen Fällen Ausdruck einer starken Enttäuschung ist, nämlich einer Enttäuschung darüber, den Ehrgeiz, Mutter ein Baby zu schenken – als symbolischer Akt der Wiedergutmachung vergangener phantasierter Schuld –, nicht befriedigen zu können (1987, S. 421).

Diese Ansicht hat zwar in gewissen Zusammenhängen ihre Gültigkeit. Meine klinischen Erfahrungen weisen jedoch in eine andere Richtung, nämlich – wie bereits erwähnt – daß der Penisneid überbewertet wird. Was den Anschein von Penisneid hat, ist in Wirklichkeit etwas ganz anderes: Die Schwangerschaft bietet nämlich vielen Frauen die Gelegenheit, in einem konkreten Akt Rache an der Mutter zu üben. Eine auf die Mutter gerichtete Wiedergutmachungsphantasie ist dabei nicht im Spiel.

In diesem Zusammenhang erinnere ich mich an eine sechzehnjährige Patientin, die im Alter von zwei Jahren von ihrer noch jungen Mutter, als diese das Gefühl hatte, daß ihr alles zuviel sei, verlassen worden war. Als sie zu mir kam, lebte sie wieder mit ihrer Mutter zusammen. Die Beziehung dieser Patientin zu ihrer Mutter war schwierig und von Bitterkeit geprägt: Sie konnte es ihrer Mutter nicht verzeihen, daß sie so früh von ihr fortgegangen war. Auch die Mutter selbst war, als sie geboren wurde, von ihrer Mutter weggegeben worden. Die erste Reaktion meiner Patientin, als sie von ihrer Schwangerschaft erfuhr, war Freude, und sie sagte: „Jetzt wird sich meine Mutter mit meinem Baby abfinden müssen!" Die unsagbare Wut des Mädchens auf seine Mutter veranlaßte es zu dem Kommentar: „Das wird meiner Mutter eine Lehre sein!"

Eine andere Patientin mit einem ähnlichen Hintergrund, die ihre Mutter als kalt und abweisend erlebte, reagierte auf ihre Schwangerschaft mit den Worten: „Meine Mutter bringt mich um!" Eindeutig drückte sie in dem Moment die Hoffnung aus, ihre Mutter werde sehr gefühlsbetont reagieren und sie somit als Persönlichkeit und als Frau anerkennen.

Eine weitere Phantasie (die übrigens den meisten Frauen eigen ist) ist mit der Angst verknüpft, ein mißgebildetes oder behindertes Kind zur Welt zu bringen. Das Ausmaß dieser Phantasie ist ein Hinweis darauf, inwieweit eine Frau die Fähigkeit ihres Körpers, entweder etwas Wunderbares oder etwas Schreckliches hervorzubringen, akzeptiert. Joan Raphael-Leff drückt dies so aus: *Wie alle* Übergangsphasen *bringt auch die* Schwangerschaft *frühere ungelöste Konflikte und Ängste erneut zum Vorschein. Die archaische Kollision zwischen den inneren imaginierten lebenspendenden und todbringenden Kräften der Frau findet jetzt ihren neuen Schauplatz im Bereich des Gebärens, einer Prüfung, an deren Ende der* Beweis *vorliegen wird, ob sie kreativ oder destruktiv ist* (1985, S. 16, Hervorh. v. der Autorin).

Denkbar ist, daß diese vielen unterschiedlichen Erwartungen – deren sich die zukünftige Mutter möglicherweise überhaupt nicht bewußt ist – bereits seit dem Augenblick ihrer Geburt vorhanden sind und sich später vielleicht intensiv und in dramatischer Weise äußern. Eine dieser Erwartungen bezieht sich auf das Geschlecht des kommenden Babys. Manchmal liegen noch Überreste bestimmter emotionaler Haltungen vor, wenn bereits ein Kind des einen oder des anderen Geschlechts zur Welt gebracht wurde.

Zuweilen werden alle sonstigen Gefühle bezüglich des Geschlechts des erwarteten Kindes von einem Zustand der Verwirrung überlagert. In dieser Situation befand sich eine schwangere Patientin von mir. Sie sagte: „Ich werde auf jeden Fall enttäuscht sein: von einem Jungen deswegen, weil es im Grunde überhaupt keine gemeinsamen Interessen gäbe, besonders wenn ich Bilder von neunjährigen Jungen in ihrer Fußballausrüstung sehe; und von einem Mädchen, weil doch in unserer Gesellschaft der

Geburt eines Jungen ein so hoher Wert beigemessen wird."
Meine Patientin weiter:

„In unserer Familie gibt es nur einen Neffen. Es ist widerlich, wie die ganze Familie sich stundenlang mit der Frage beschäftigt, welche Schule der Junge besuchen sollte. Dabei ist er erst drei Jahre alt. Unterdessen geht seine Schwester demnächst zum College, aber um sie schert sich niemand. Ich empfand plötzlich eine unvorstellbare Erleichterung darüber, daß ich keinen Bruder hatte, nur Schwestern. Wäre es anders gewesen, hätte man uns sehr schlecht behandelt."

Den Unterschied zwischen dem Wunsch, schwanger zu werden, und dem Wunsch, Mutter zu werden, vor Augen wollen wir uns an dieser Stelle die häufigsten und angenehmsten Erwartungen, die Frauen in Verbindung mit der herannahenden Mutterschaft haben, etwas näher betrachten. Ihre auf die Mutterschaft bezogenen Ängste gehen bisweilen mit einem unermeßlichen, aus ihrer Fähigkeit, Kinder zu gebären, erwachsenden Gefühl der Macht einher. Sind sie dann soweit, daß sie ein Kind bekommen können, dann können ihre Träume und Phantasien in der unsagbar engen Beziehung zu einem Baby, gleich welchen Geschlechts, Wirklichkeit werden: So groß also ist die emotionale Nähe und die physische Abhängigkeit, die Frauen in einem neugeborenen Menschen, gleich welchen Geschlechts, schaffen können. Diese frühe Abhängigkeit von der Frau kann nicht nur physische, sondern auch emotionale Spuren hinterlassen. Nur Frauen können einen derart frühen und entscheidenden Einfluß auf ihr Kind nehmen; dieses Monopol besitzen sie indes nur, wenn sie in ihren reproduktiven Funktionen bereits Reife erlangt haben. Vorher können die Frauen, oder besser, die Mädchen – die aufgrund ihrer Kindheitserlebnisse möglicherweise zahlreiche Frustrationen durchmachen – leicht heftige Neidgefühle entwickeln, die sich auch zu entsetzlichen Rachegelüsten ausweiten können. Unter Umständen kann es so weit gehen, daß sie rachsüchtige Träume konstruieren, in denen sie genauso gut sein können wie Jungen, in ihrem eigenen Bereich manchmal sogar besser. Mädchen spielen Fortpflanzungsphantasien gewöhnlich mit ihren Puppen, ihren Freunden oder mit ihren Geschwistern aus. Dabei verhalten sie sich entweder wie eine gute Mutter oder wie eine scheußliche und häßliche Ersatzmutter. Derartige Situationen sind uns allen aus Märchen bekannt. Mittlerweile sind wir jetzt aber so weit, daß wir diese Situationen auch im täglichen Leben unglücklicher Familien erkennen.

Versetzen wir uns einmal für einen Augenblick in die Lage der Frau. Im weiblichen Körper befindet sich jener männliche Körper, der, nach traditioneller psychoanalytischer Ansicht, Neid, Konkurrenzdenken und Rivalität in der Frau wachruft. Für die Frau in ihrer Mutterrolle ist die Vorstellung, einen Jungen zur Welt zu bringen, mit Verwirrung und sehr starker Erregung verbunden, tragen sie doch die Wunder des anderen Geschlechts in sich. Bei manchen Frauen kann der geheime Wunsch, einen Jungen zu gebären, mit dem Gedanken verknüpft sein, eine Leistung zu vollbringen, da ihre Mutter keinen Jungen zur Welt gebracht hat. Ich erinnere mich daran, wie eine Patientin von der Geburt ihres Sohnes sprach: „Als ich hörte, daß es ein Junge war, fühlte ich vollkommene Ruhe in mir. Meine Mutter, die drei Töchter hat, sah mich wütend an und sagte zu mir ‚Wie kannst du es wagen! Wie kannst du es nur wagen!‘"

Eine andere Patientin, deren Kind der erste Junge seit drei Generationen war, empfand zunächst großen Stolz und Erfüllung, an deren Stelle jedoch bald ein Gefühl des Unbehagens trat. Sie erzählte mir, wie verwirrt sie war, als ihr bewußt wurde, daß sie angefangen hatte, mit ihm wie mit einem Mädchen zu sprechen, und daß sie einen zwanghaften Drang verspürte, betont „weibliche" Kleidung für ihn zu kaufen. Sie versuchte auf diese Weise, auf Neid gegründete phantasierte Angriffe ihrer Mutter, ihrer Großmutter und ihrer Schwestern zu beschwichtigen. Mit anderen Worten, ihr Gefühl, etwas zustande gebracht zu haben, mußte durch Unkenntlichmachung des Geschlechts ihres Kindes verdeckt werden, damit sie sich sicher fühlen konnte.

Einige Frauen finden Erfüllung in dem Bewußtsein, eng mit einem männlichen Körper verbunden zu sein, jenem Geschlecht, dem sie unbewußt angehören wollten. Im Gegensatz dazu fühlen sich Frauen mit der Vorstellung, *in ihrer Weiblichkeit durch*

Männlichkeit verunreinigt (Raphael-Leff, 1985, S. 16) zu sein, nicht ganz wohl. Manche Frauen bringen ihren Wunsch nach einem Sohn ganz offen zum Ausdruck; andere dagegen sind in dieser Hinsicht extrem zurückhaltend und äußern das Bedürfnis, niemand sonst dürfe von diesem „geheimen Wunsch" erfahren. Ein solches Geheimnis ist mir von vielen engagierten Feministinnen, die nicht wollten, daß ihre „Schwestern" davon erfahren, offenbart worden. Was bedeutet es für eine Frau, in ihrem eigenen Körper das andere Geschlecht zu tragen? Derartige Gefühle stellen sich nach der Geburt ein und können lange Zeit bestimmend sein. Daher nimmt die Einstellung der Mutter zu ihrem kleinen Jungen entscheidenden Einfluß darauf, wie ihr Sohn zum Mann heranwächst.

Betrachten wir uns nun die Frau, die ein Mädchen zur Welt bringt. Auch vom Mädchen könnte man sagen, es habe ein einmaliges Erlebnis, da seine erste Objektbeziehung zu seinem eigenen Geschlecht besteht. Vom Augenblick der Geburt des kleinen Mädchens an sieht seine Mutter, während sie ihre Tochter mütterlich umsorgt, eine Miniaturausgabe ihrer selbst in ihr. Unter normalen Umständen entwickelt sich dabei ein tiefes Gefühl der Verbundenheit und der liebevollen Geborgenheit (Zilbach, 1987). Probleme ergeben sich jedoch aus der Neubesetzung der Mutterrolle. Die Haltung der Mutter gegenüber der Entwicklung ihres kleinen Mädchens wird von ihren Gefühlen zu ihrer eigenen Mutter beeinflußt, von dem Körper, mit dem ihre Mutter sie ausgestattet hat, und davon, wie sie sich als Kind mit ihrem eigenen Geschlecht von ihrer Mutter angenommen oder abgelehnt fühlte. Somit kann die Geburt eines Mädchens bei der Mutter die gleiche Reaktion hervorrufen, die ihre eigene Geburt bei ihrer Mutter bewirkte.

Eine andere Patientin empfand Abscheu vor ihrer Schwangerschaft und phantasierte, sie werde eine so „schlechte Mutter" sein, daß sie ihr Kind vernachlässigen, ja es sogar sterben lassen werde. Sie war sich darüber sicher, daß sie nicht in der Lage sein würde, ihrem Kind die Brust zu geben, weil sie meinte, so etwas Schreckliches ihrem Körper nicht antun zu können. Als sie mir ihre Geschichte erzählte, sprach sie von sich als dem erstgeborenen Kind. Es war offensichtlich, daß ihre Weiblichkeit sie verwirrt hatte. Als Jugendliche hatte sie denn auch einige homosexuelle Kontakte gehabt. Als das Kind dann geboren wurde, war sie verwirrt, gleichzeitig aber recht „tapfer" bei ihrem Versuch, das „Richtige" zu tun. Ja, selbst die Brust gab sie ihrem Kind, und zu ihrer eigenen großen Überraschung genoß sie die Mutterrolle sogar. Sie sagte: „Ich bin so erleichtert, daß es ein Junge ist. Ich weiß jetzt, daß er sich von mir lösen können wird. Ihm wird es leichter fallen, selbständig zu werden, leichter, als es für ein Mädchen wäre." Anschließend erzählte sie mir zum ersten Mal, daß eine ältere Schwester – vor ihrer eigenen Geburt – im Alter von zwei Monaten gestorben war, weil ihre Mutter nicht imstande gewesen war, mit den Anforderungen fertig zu werden, insbesondere, was die Ernährung betraf. Diese Patientin war zu Phantasien über das Geschlecht des erwarteten Kindes nicht fähig gewesen, so groß war ihre Angst, den Tod eines Mädchens wegen dessen „Schicksal" verursachen zu können. Auch ihre eigene Mutter war ein zweites Kind gewesen, aber das erste überlebende; und ihre Großmutter mütterlicherseits hatte genau den gleichen Hintergrund, deren ältere Schwester war im Alter von drei Monaten gestorben. All dies war im Bewußtsein meiner Patientin verdeckt gewesen, dennoch wurde sie während der Schwangerschaft von unbewußten Erinnerungen gequält.

Dieser Fall zeigt, wie die Konflikte einer Frau hinsichtlich ihres eigenen Geschlechts perverse bzw. pervertierende Haltungen zur Folge haben können, die sich über mindestens drei Generationen zurückverfolgen lassen. Ist die junge Mutter seit ihrer Geburt das Objekt der Enttäuschung ihrer Eltern gewesen, weil sie als Mädchen geboren wurde, und hält diese Einstellung der Eltern lange Zeit an, so entwickelt die Mutter fast automatisch eine starke Abneigung und einen tiefen Haß gegen ihren eigenen Körper. Dennoch ist es nicht ausgeschlossen, daß sie diese Gefühle schließlich überwinden und so ihre eigene Mutterrolle akzeptieren kann.

Das bisher Gesagte bezieht sich im wesentlichen auf den „inneren Raum". Wenden wir uns nun der „biologischen Uhr" zu. Hinsichtlich des zeitlichen Empfindens besteht ein immenser und auffälliger Unterschied zwischen Männern und Frauen. Von ihrer Geburt an verfügt die Frau über eine biologische Uhr. Von der Menarche bis zur Menopause beherrscht diese Uhr das Leben einer Frau und löst in ihr die Hoffnung auf eine Schwangerschaft bzw. die Furcht davor aus. Folglich steht die Frau fest auf dem Boden des Realitätsprinzips. Es ist nicht nur so, daß ihre Libidoentwicklung anders verläuft als die des Mannes. Die Frau verspürt darüber hinaus ein Drängen, das von ihrem Gefühl für das unaufhaltsame Vergehen der Zeit herrührt, einem Gefühl, das nur ihrem Geschlecht eigen ist und in engem Zusammenhang mit ihren reproduktiven Funktionen steht. Aufgrund der feststehenden Dauer der Schwangerschaft von neun Monaten verfügt die Frau über ein besonderes Zeit- und Realitätsbewußtsein, jedoch nicht notwendigerweise während der Schwangerschaft. Die zahlreichen körperlichen Veränderungen, die sich im Laufe der Schwangerschaft einstellen, führen zu einer geistigen Konzentration und tragen dazu bei, daß die Frau sich wichtiger Ereignisse im Leben, die mit ihrer Geschlechtsidentität, ihren Hormonen und mit ihren Fortpflanzungsorganen verknüpft sind, sehr viel bewußter ist als der Mann. Hier könnte ein Grund dafür liegen, daß es bei den beiden Geschlechtern zu unterschiedlichen Formen von anormaler Sexualität kommt. Diese „biologische Unaufhaltsamkeit" ist eine überwältigende und unumstößliche Tatsache und könnte für die auffälligen psychischen Unterschiede zwischen Männern und Frauen verantwortlich sein.

Die Adoleszenz bietet uns allen eine zweite Chance, eine Gelegenheit, die durch traumatische Ereignisse der frühen Kindheit entstandenen Schäden zu reparieren. Sind die Umstände jedoch gegen uns, kann alles sehr viel schwieriger sein, zumal dann, wenn es um die Geschlechtsidentität geht. Auf Mädchen kann die Adoleszenz ernsthafte und drastische Auswirkungen haben, selbst wenn sie vorher keine traumatischen Erlebnisse hatten. Wie wir sehen werden, wenn wir uns den Hintergrund einer meiner ehemaligen Patientinnen betrachten, kämpft der pubertäre weibliche Körper unter widrigen Bedingungen um den Ausdruck seines eigenen Geschlechts, Bedingungen, die ihn untergraben können.

Die erste Blutung – die Menarche – kündigt die Fruchtbarkeit der Mädchen-Frau an. Danach treten die Blutungen alle vier Wochen auf – die Menses –, wodurch sie unablässig an ihre an die Fruchtbarkeit geknüpfte Hoffnung bzw. ihre Furcht davor erinnert wird. Diese Blutungen halten über Jahre hinweg an, doch ist die Zahl dieser Jahre begrenzt. Daher geht die mit der Frage der Mutterschaft verknüpfte Ambivalenz in manchen Fällen mit einer großen Unruhe einher, die um so größer wird, je mehr Zeit vergeht. Den monatlichen Blutungen können Nebenwirkungen wie etwa eine Art „Mini-Trauer" folgen: Die Frau fühlt sich dem Erlebnis der Schwangerschaft beraubt, selbst wenn sie sich entschlossen hat, daß sie zum gegenwärtigen Zeitpunkt kein Kind bekommen möchte.

Wenn die Zeit drängt, können sich die Prioritäten ändern. Die biologische Uhr ist so eingestellt, daß sie auch das Ende der reproduktiven Funktionen auslöst – die Menopause. Dieses Ende wird manchmal mit Erleichterung und einem Gefühl der inneren Ruhe begrüßt. Die meisten Frauen empfinden es jedoch wie einen schweren Verlust; sie fühlen sich abgewertet und verlieren an Selbstachtung. Bisweilen entspricht diese Reaktion den in der Adoleszenz auftretenden Frustrationen, die im Zusammenhang mit der Geschlechtsidentität erlebt werden.

Das war der Fall bei einer 31jährigen Frau, die in einem angesehenen Beruf stand und die ich vor einigen Jahren behandelte, als sie ganz unerwartet einen extremen Druck verspürte, weil sie sich nicht entscheiden konnte, ob sie Mutter werden wollte oder nicht. Zu einem früheren Zeitpunkt hatte sie sich gegen Kinder entschieden. Verschärft wurde der gegenwärtige Konflikt noch dadurch, daß sie sich in einen Mann verliebt hatte, der ebenfalls in einem gehobenen Beruf stand, und dem Zusammenleben und der Gründung einer Familie nichts im Wege gestanden hätte. Sie befand sich in der „unglücklichen" Notlage, daß sie für diesen Druck keine äußeren Umstände verantwortlich machen konnte.

Seit Beginn ihres Lebens schien alles recht normal gewesen zu sein. Ihre Geburt war von beiden Elternteilen sehr begrüßt worden. Sie wurde als zweites und letztes Kind geboren, ihr

Bruder war drei Jahre älter. Die Eltern gehörten der Mittelschicht an, standen in ansehnlichen Berufen und hatten die üblichen Aspirationen, eine „wohlgeordnete" Familie zu werden. Daher waren sie begeistert darüber, daß ihr erstes Kind ein Sohn und das zweite eine Tochter war, was sie als Perfektion empfanden. Der Junge nahm in der Familie eine beherrschende Stellung ein, nicht nur als ein männliches, sondern auch als das ältere Kind. Er würde die von seinen Eltern auf ihn gerichteten akademischen Ambitionen schließlich befriedigen, während die Eltern von dem kleinen Mädchen erwarteten, dem Schema Haushalt und Familie zu folgen: einen im Beruf erfolgreichen Mann zu heiraten und eine eigene Familie zu gründen. Der Vater hatte eine emotional enge Beziehung zur Tochter und erfreute sich an ihren Spielen und an ihrer Koketterie. Die Mutter war stolz auf „ihren Jungen" und zeigte ihre Zuneigung zu ihm in ungezwungener und natürlicher Weise. Beide Kinder fühlten sich in ihrer jeweiligen Rolle sicher und geborgen, was sie jedoch nicht davon abhalten konnte, miteinander zu streiten, zumal zwischen ihnen eine starke Geschwisterrivalität bestand: Sie warfen sich gegenseitig vor, Mutters bzw. Vaters Liebling zu sein, und äußerten oft den Wunsch, das einzige Kind zu sein, um die ausschließliche Aufmerksamkeit beider Elternteile für sich zu haben. Diese Streitereien wurden mit Feindseligkeit geführt, doch auch mit Wärme, da sich die Kinder sehr nahe standen.

Diese ausgeglichene, harmonische und symmetrische Ganzheit wurde unvermittelt zerstört, als der Junge im Alter von vierzehn Jahren krank wurde und der Arzt, zu dem man ihn brachte, seine Krankheit falsch diagnostizierte. Zwei Tage darauf starb der Junge im Operationssaal an einer Bauchhöhleninfektion. Der Vater reagierte in verhängnisvoller Weise auf seinen seelischen Schmerz. Er kehrte seine Gefühle für seine Tochter, die in seinen Augen plötzlich für den Tod ihres Bruders verantwortlich war, vollkommen um. Er ergriff das elfjährige Mädchen, hob es hoch, damit es den toten Jungen im Sarg sehen konnte, und kreischte: „Jetzt hast du erreicht, was du wolltest, jetzt bist du ihn los und bist endlich allein." Vor den Augen der befremdeten Trauergäste, die nicht wußten, wie sie auf diesen

peinlichen Vorfall reagieren sollten, ließ er das Mädchen einfach
fallen. Die Tochter empfand in dem Moment eine starke Be-
nommenheit, der unsagbare Verzweiflung und grenzenlose Einsamkeit folgten. Nun hatte ihr Bruder, der nicht nur ihr bester
Freund, sondern auch ihr symmetrisches Gegenstück gewesen
war, sie im Stich gelassen. Sie war der Liebe ihres Vaters beraubt
worden und besaß nun seinen Haß. Ihre zuvor so liebevolle
Mutter verfiel in emotionale Abwesenheit, so sehr quälte sie ihr
Kummer. Die – innere wie auch äußere – Welt dieses präpubertären elfjährigen Mädchens war innerhalb weniger Stunden
zusammengebrochen. Es hatte Dinge erlebt, die sein eigenes
Schicksal von Grund auf ändern sollten. Plötzlich hatten sich
seine Erwartungen, was es selbst und was sein Geschlecht betraf, völlig umgekehrt. Das alte Klischee des akademisch erfolgreichen Jungen und des sich mit Haus und Herd zufrieden ge-
benden Mädchens war nun nicht mehr realisierbar.

Eine Woche später, als sie sich auf den Weg zum Gedenk-
gottesdienst für ihren Bruder machen wollte, bekam sie plötzlich
Bauchschmerzen, und sie erschrak, als sie Blut aus ihrer Vagina
kommen sah. Niemand war da, der ihr helfen oder der sie
hinsichtlich dieses plötzlichen Ereignisses beruhigen konnte.
Und dennoch: Ihr Körper hatte sich ihrer angenommen, er sorgte
dafür, daß sie mit ihrer Menarche erneut in ihrem eigenen Geschlecht bestätigt wurde. Dieses Ereignis war ein heilsames
Signal dafür, daß die Erwartungen anderer, sie würde an die
Stelle ihres Bruders treten oder ihn sogar ersetzen, sich niemals
erfüllen könnten. Jetzt war sie sich ihrer eigenen Geschlechtsidentität gewiß. Doch trotz dieses physiologischen Zeichens
brauchte sie angesichts ihres eigenen Verlustes und des Bedürfnisses, ihre Eltern nicht zu enttäuschen, nach wie vor weitere
Bestärkung.

Ihr Vater wurde zusehends gewalttätiger. Er konnte es nicht
akzeptieren, daß sein Sohn gestorben war. Voller Rachegelüste
nahm er sich ein Gewehr, um den Arzt, der die Krankheit seines
Sohnes falsch diagnostiziert hatte, ausfindig zu machen. Meine
Patientin war das ausgesuchte Ziel seiner pathologischen Trauer-
arbeit. Er zwang sie, zwei Jahre lang schwarz zu tragen und ihn

zweimal pro Woche auf den Friedhof zu begleiten, um das Grab ihres Bruders zu besuchen. Auf die ersten physischen und emotionalen Äußerungen ihrer Weiblichkeit reagierte ihr Vater mit Hohn und Verachtung. Jetzt hatte ihn die Eifersucht gepackt: Jeden ihrer Versuche, sich in ihrer Weiblichkeit zu behaupten, beantwortete er mit Wut. Er begann, sie regelmäßig zu schlagen; und jeden nur erdenklichen Vorwand benutzte er dazu, sie dahin zu bringen, daß sie sich erniedrigt fühlte und sich schämte, eine Frau zu sein. (Auf seine eigene Weise stellte er eine Art Inzestsituation mit ihr her.) Er konnte den Gedanken, sie könne mit einem Jungen zusammen sein, nicht ertragen und verbot ihr, sich außerhalb der Schulzeit mit irgend jemand zu treffen.

Ihre Mutter war nach wie vor sehr niedergeschlagen und all diesen Ereignissen gegenüber emotional distanziert. Sie selbst war ein aufgewecktes, fröhliches und hübsches Mädchen gewesen mit ausgeprägten intellektuellen Fähigkeiten. Aus finanziellen und sozialen Gründen blieb ihr jedoch eine akademische Laufbahn verwehrt. Als junges Mädchen zog sie sich als Folge einer rheumatischen Erkrankung eine Herzstörung zu, wegen der die Ärzte ihr von einer Schwangerschaft abrieten, weil sie sich nachteilig auf ihre Gesundheit auswirken könnte. Dennoch war sie zweimal schwanger geworden. Nach dem Tod ihres Bruders nahm meine Patientin ihrer Mutter gegenüber eine liebevolle und umsorgende Haltung an und haßte insgeheim ihren Vater. Genauso wie ein Junge es getan hätte, träumte sie davon, ihn loszuwerden und sich selbst um die Mutter kümmern zu können.

Im Alter von siebzehn Jahren nahm sie völlig unerwartet ein Universitätsstudium auf. Sie wollte Ärztin werden. Alle, die sie kannten, waren sehr überrascht, ja sogar sie selbst, da man sie stets für nicht so ehrgeizig gehalten und weil sie nie von einer akademischen Laufbahn gesprochen hatte. In ihr war ein gewaltiger Druck entstanden: beiden Geschlechtern anzugehören und Erwartungen zu erfüllen, die mit beiden verknüpft sind.

Von nun an beschritt sie mit aller Entschlossenheit ihren beruflichen Weg, der sich als eine überaus erfolgreiche akademische Karriere erweisen sollte. In ihrem Innern steckten Sehnsüchte, die an die Oberfläche drängten, doch sträubte sie sich hartnäckig, ihnen Beachtung zu schenken – sie betrafen ihre Sexualität. Statt dessen wurde sie anorektisch und sorgte durch ihre Weigerung, etwas zu essen, für viel Aufruhr. Ihre Eltern sagten stets: „In Europa verhungern die Kinder, weil Krieg ist, also iß besser etwas." Sie selbst dachte: „Wie kann ich etwas essen, wenn all die Kinder sterben? Ich sollte besser auch sterben, genau wie mein Bruder."

Dann nahmen die Ereignisse erneut eine wichtige Wendung. Ihr Vater war jetzt überaus stolz auf seine Tochter und ihre Leistungen. Ihrer Mutter dagegen gefiel es überhaupt nicht, daß ihre Tochter sich entschlossen hatte, Ärztin zu werden; sie sah darin eine Travestie und, mehr noch, den Verlust ihrer Krankenschwester, „ein weitaus angemessenerer Beruf für ein Mädchen". Weil das Mädchen nicht in ihre Fußstapfen getreten war, fühlte sie sich als Mutter nicht genügend geachtet; und sie spürte auch weiterhin den unsagbaren Schmerz, den die Mutterschaft ihr bereitet hatte. Sie war von Neid erfüllt, weil ihre Tochter sich jetzt befreit und unabhängig gemacht hatte, was ihr selbst in ihrem Leben nie gelungen war.

Zehn Jahre nach dem Tod ihres Bruders, als meine Patientin gerade im zweiten Jahr Medizin studierte, erkrankte ihre Mutter an Zerebralthrombose, verlor das Bewußtsein und starb innerhalb von vierundzwanzig Stunden. Obwohl meine Patientin die ganze Zeit bei ihr gewesen war, gab der Vater ihr die Schuld am Tod der Mutter. Nun war sie allein mit ihrem Vater. Sie konnte ihre beruflichen Ziele zwar noch weiterverfolgen, führte jedoch das Leben einer alten Jungfer. Unterdessen hatte sie verschiedene hysterische Züge angenommen, unterdrückte ihre sexuellen Gefühle und war äußerst gehemmt. Sie litt an Ohnmachtsanfällen, war launenhaft und gereizt, bis sie dann beschloß, eine Psychotherapie zu machen. Aus ihrer Behandlung gewann sie viele Erkenntnisse, und sie konnte einsehen, daß sie nur dann ihr eigenes Leben finden würde, wenn sie von ihrem Vater fortging.

Meine Patientin hatte einige enge Beziehungen zu Frauen verschiedenen Alters unterhalten, die ihr große Befriedigung bereiteten und ihr ein Gefühl der Solidarität vermittelten. Auf diese Weise wurde die gute Beziehung, die einst zwischen ihr und ihrer Mutter bestanden hatte, neu geschaffen. Bei ihren tastenden Beziehungen zu Männern wählte sie entweder brutale Männer, die für ihre Bedürfnisse nur wenig empfänglich waren, oder solche Männer, die wie sie selbst unfähig und schwach waren und denen sie ihre Zeit widmete, um ihnen bei ihrem eigenen Weiterkommen zu helfen. Sie versuchte also, diese Männer entweder zu besänftigen oder sie neu zu beleben und rekonstruierte somit eine Beziehung zu einem wütenden Vater bzw. zu einem schwachen und toten Bruder.

So unbefriedigend ihr emotionales Leben auch gewesen sein mag, sie glaubte nicht, daß sie es in Erwägung ziehen konnte, Mutter zu werden. Diese Frage stand für sie nie wirklich zur Debatte. Es vergingen Jahre, bis sie, nachdem sie das Verhältnis mit ihrem Kollegen begonnen hatte, zu mir in Behandlung kam. Erst als wir ihre Vorgeschichte entwirrt hatten, konnte sie sich ihre Sehnsucht, Mutter zu werden, besehen. Seit sie das Verbot einer Mutterschaft gespürt hatte, war dieses Verlangen von ihr unterdrückt worden. Sie erhielt sogar eine ungewöhnlich schnelle Antwort von ihrem Vater, als sie ihm wegen ihrer Schwangerschaft schrieb: Er „warnte" sie, daß ihr wohl „noch Zeit bleibt, etwas daran zu ändern . . . Schließlich gibt es genug Frauen, die Kinder bekommen können, von Dir erwarte ich, daß Du Wichtigeres im Leben leistest." Sie fühlte sich geschmeichelt und gleichzeitig geschwächt. In dieser Dualität ihrer Reaktion spiegelte sich ihre männliche und ihre weibliche Identität wider.

Die Geschichte dieser Patientin veranschaulicht das überaus komplizierte Wesen der Geschlechtsidentität und deren Bildung, wie auch die Verletzlichkeit und Zerbrechlichkeit einer durch ein traumatisches Erlebnis gestörten Adoleszenz. Die Skala der Beziehungen und Erwartungen, von der eine Frau glaubt, sie seien in ihr selbst enthalten, werden in Wirklichkeit von anderen weitergereicht (von mindestens drei voraufgegangenen Generationen). Hier haben wir eine Frau vor uns, die nach der Mehrzahl der Kriterien als ein normaler und tüchtiger Mensch gelten könnte. Ihr fester Entschluß, keine Kinder zu wollen, hätte ohne weiteres, wie in vielen anderen Fällen auch, als das Resultat klarer Überlegungen und einer bewußten Entscheidung betrachtet werden können. Jedoch hatte sie nie eine eigene Entscheidung getroffen. Sie hatte sich ständig dem Wunsch ihres Vaters ausgeliefert gefühlt, nämlich um seines Stolzes und um seines Gefühles willen, etwas erreicht zu haben, in der Tochter ihren toten Bruder wieder auferstehen zu lassen.

Diese Fallgeschichte ist ein Beispiel für die besondere Bedeutung, die zum einen dem inneren Raum während der Adoleszenz zukommt und zum anderen der biologischen Uhr, wenn die Zeit knapp wird. Etwa zur Zeit der Menopause verknüpfen sich diese beiden Phänomene in ganz besonderer Weise. Die Menopause ist eine Belastung, die ausschließlich der Frau eigen ist. Die ihr zukommende Bedeutung sollte als ein weiterer Grund dafür verstanden werden, weswegen es nicht angemessen ist, solche Theorien – Theorien über die Perversion eingeschlossen –, die auf klinischen Beobachtungen bei Männern beruhen, automatisch auf Frauen zu übertragen.

Während der Mann der „Besitzer" seiner Fortpflanzungsorgane ist, ist die Frau lediglich „Pächterin" ihrer eigenen. Oder vielleicht wäre es genauer, mit Joan Raphael-Leffs (1985) Worten zu sagen, daß der *Besitzer im eigenen Haus* in der Schwangerschaft ihren Körper übernimmt; doch wann hat die Frau das Gefühl, daß ihr Körper allein ihr gehört? In dem Alter, in dem die Frau ihre Fortpflanzungsfähigkeit verliert, bleibt der Mann in seiner eigenen unangetastet (wenn auch mit weniger Spermatozoen als in seiner Jugend). Ruth Lax drückt das folgendermaßen aus:

Die aufgrund des Endes der Fortpflanzungsfähigkeit erhöhte narzißtische Verletzlichkeit der Frau kann auch deswegen zunehmen, weil die Zeugungsfähigkeit des Mannes nicht in den mittleren Jahren aufhört. Aus dieser Tatsache erklärt sich ein in dieser Lebensphase bestehender erheblicher Unterschied zwischen den Geschlechtern: Ein Mann kann, bzw. könnte, eine neue Familie mit Kindern gründen, eine Frau dagegen nicht (1982, S. 159).

Ich glaube, daß dieser Unterschied zum großen Teil erklärt, weshalb die Pädophilie bei Männern wesentlich häufiger anzutreffen ist als bei Frauen. Das „Lolita-Syndrom" wird oft von älter werdenden Männern erlebt, die auf der Suche nach einer „Unsterblichkeit" sind, die für gleichaltrige Frauen, weil sie so sehr von der biologischen Uhr beherrscht werden, nicht mehr erreichbar ist. Wenn ein älterer Mann ein attraktives Mädchen sieht, entwickelt er vielleicht nicht nur sexuelle Phantasien, sondern sieht in ihm vielleicht auch die potentielle Mutter seines zukünftigen Kindes. Wie erklärt es sich dann, daß jeder annimmt, auch die ältere Frau selbst, wenn sie sich in einer entsprechenden Situation befindet, d.h. einen attraktiven jungen Mann sieht, daß sie dann an ihren eigenen Sohn denkt? Existiert vielleicht ein sozio-kultureller Prozeß, der solche doppelten Maßstäbe für Männer und Frauen zuläßt? Hat der Narzißmus je nach Geschlecht eine andere Form? Oder ist es so, daß dieses „Zeichen der Zeit" den Narzißmus bei Männern und Frauen in unterschiedlicher Weise beeinflußt?

Es mag angemessen sein, ein Kapitel, in dessen Mittelpunkt die Macht der Gebärmutter steht, mit einer Darstellung der traumatischen Auswirkungen abzuschließen, die eine Hysterektomie – der Verlust der Gebärmutter – auf Frauen haben kann. Symbolisiert wird dieser Eingriff durch die Körperhaltung, die die Frauen beim Betreten und beim Verlassen der gynäkologischen bzw. der Entbindungsstation einnehmen. Die Schwangeren betreten die Station voller Stolz auf ihre großzügige Wölbung; diejenigen, die die Station nach einer Hysterektomie verlassen, tun dies eher in vornüber gebeugter Haltung, womit sie die imaginierte Höhlung ihres beraubten Unterleibes vervollkommnen. Das Bild hat sich um 180 Grad gewendet: von der Geburt zur Zerstörung.

Dem Mann, dem dieser für die Frau so wichtige innere Raum fehlt, fällt es oftmals schwer zu verstehen, welche Bedeutung eine Hysterektomie für eine Frau hat. Weil die Entfernung der Gebärmutter mit einer qualvollen Entscheidung verbunden ist, kann sie sich tiefgreifender auswirken als die Menopause. Trotz der starken Blutung in Verbindung mit heftigen Unterleibsschmerzen, die eine Hysterektomie ratsam erscheinen lassen können, wird sie von ärztlicher Seite nur selten aufgrund „subjektiver" Symptome verordnet. „Die Entscheidung liegt bei Ihnen," sagt der Gynäkologe. „Es ist zum Heulen!" lautet die Reaktion der Frau.

Ich habe Frauen erlebt, die zu einem wesentlich früheren Zeitpunkt, als die Menopause erwartet werden könnte, alle nur erdenklichen Situationen des Zögerns und des Zweifelns durchgemacht haben, bevor sie sich einer Hysterektomie unterzogen. Frauen jeden Alters, heterosexuelle und homosexuelle, manche bereits Mutter, manche nicht, andere zu alt, um noch schwanger werden zu können, und dennoch voller ernsthafter Bedenken, weil sie ein Organ verlieren würden, das eng mit der Weiblichkeit und der Fraulichkeit verbunden ist. Diese Frauen sind in einem entsetzlichen Konflikt darüber, dieses wundervolle, lebenspendende Organ, das die Geburt von Kindern – den schönen Babys der realen oder phantasierten Welt einer Frau – ermöglichen konnte bzw. ermöglicht hat, aufzugeben oder nicht.

Der Trauerprozeß setzt bereits vor der Operation ein. Mütter erleben die Preisgabe des Organs, das ihnen so viel bedeutete, wie einen Verrat. Für Frauen, die die Freuden und die Schmerzen der Geburt nie erlebt haben, bedeutet es einen schmerzlichen Verlust, die Vorstellung, ein Kind zu bekommen, für immer aufzugeben. Diese Trauer kann häufig mit Erinnerungen an eine Abtreibung verbunden sein. Auch kommt es zu Alpträumen, in denen der Frau plötzlich wieder ein ungeborenes Kind gegenwärtig ist.

Die Mütterlichkeit ist das zentrale Thema dieses Buches – die Mütterlichkeit mit all ihrer Macht zum Guten und, zuweilen, zu Perversionen. Der innere Raum – die Gebärmutter und ihre psychischen Repräsentanzen – ist ausschließlich der Frau eigen und für die Mütterlichkeit von entscheidender Bedeutung. Der Gebärmutter beraubt zu werden, kommt dem Erleiden eines wahrhaften Machtverlustes gleich, wie nur eine Frau dies erleben kann.

4 Mütterlichkeit als Perversion

So sonderbar es auch klingen mag, die Mutterschaft stellt für manche Frauen ein ausgezeichnetes Mittel dar, um ihren Kindern gegenüber perverse und pervertierende Haltungen zum Ausdruck zu bringen und sich an ihrer eigenen Mutter zu rächen.

Nach gängiger Meinung hängt die normale Entwicklung des Kindes in erster Linie von einer gesunden mütterlichen Fürsorge ab, bei der es der Mutter viel Freude bereitet, sich um ihre Kinder zu kümmern und ihnen dabei zu helfen, sich zu unabhängigen und selbstsicheren Menschen mit ihren eigenen einzigartigen Eigenschaften zu entwickeln. (D.W. Winnicott (1988) sagt, daß Kinder ihr „wahres Selbst" durch „ausreichend gute mütterliche Fürsorge" finden.) Das ist jedoch leichter gesagt als getan, weil Mütter auch die Kinder ihrer eigenen Mutter sind, die selbst auch zahlreiche frühe Erlebnisse und Traumata hatten. Nach Nancy Chodorows Worten *reproduziert sich das mütterliche Verhalten über die Generationen (1985, S. 3).* Dem zustimmend meint H.P. Blum: *Beim Menschen endet die mütterliche Fürsorge nicht nach der Lösung des Kindes aus seiner beschämenden Abhängigkeit: Die Mutter ist auch für den Erwachsenen der nächsten Generation und in ihrer Rolle als Großmutter noch ganz Mutter* (1980, S. 95).

In der Psychoanalyse wird der Begriff „Perversion" ausschließlich mit Bezug auf die Sexualität verwendet. Vor Freuds Zeit jedoch gebrauchte man das Wort als Bezeichnung für *Abweichungen des Instinkts*, wie Laplanche und Pontalis anmerken; sie sagen weiter: *Diejenigen Autoren, die eine Vielzahl von Instinkten annehmen, sehen sich dadurch genötigt, die Perversion sehr weit zu fassen und ihre Formen zu multiplizieren: Perversionen des „moralischen Sinnes" (Delinquenz), der „sozialen Instinkte" (Prostitution), des „Nahrungsinstinkts" (Bulimie, Dipsomanie)* (1987, S. 378). Es ist schon eigenartig: Während der Begriff des Instinkts so weit gefaßt werden kann, daß er selbst die Nahrungsaufnahme und ihren Mißbrauch im Falle der

Dipsomanie umfaßt, wird die Perversion des „Mutterinstinkts"
mit keinem Wort erwähnt – obwohl dieser Begriff in seiner
„normalen" Bedeutung so häufig und so frei verwendet wird.
Mit anderen Worten, die Existenz „perverser Mütterlichkeit" ist
kaum je anerkannt worden. Eine seltene Ausnahme macht J.N.
Rosen, der mit beredten Worten folgendes sagt:

*Das Konzept der Perversion des Mutterinstinkts entspricht in
jedem Punkt meinen Beobachtungen im Zusammenhang mit der
Ätiologie der Schizophrenie. Es entspricht dem Verhalten der
Mutter schizophrener Menschen, es entspricht dem Material aus
der Arbeit mit psychotischen Patienten, und es entspricht der
biologischen Tatsache, daß jeder Instinkt, wenn er zum Ausdruck kommt, der Perversion unterliegen kann. Wenn ich die
ganze Skala der Instinkte durchgehe, kommt mir nicht einer in
den Sinn, der diesem Gesetz nicht unterworfen wäre. Nicht einer
fällt mir ein, der nicht so verdreht werden könnte, daß er in die
Struktur einer gestörten Ziel-Objekt-Beziehung, die wir Perversion nennen, passen würde . . . Die Vergiftung geht aus von
der perversen Mutter, die nicht über die Gabe der himmlischen
Harmonie verfügt, die sie verstehen läßt, wonach ihr Kind
schreit, und die es ihr gestattet, das Kind in eine Welt all-
mächtiger Zufriedenheit zurückzuführen . . . Ein Kind muß
wachsen. Hat das Kind einen Elternteil, der an einem perver-
tierten Mutterinstinkt leidet, muß es von Anbeginn an auf einem
geschwächten psychosexuellen Fundament aufbauen* (1953, S.
100 f.).

Rosen befaßt sich mit der Ätiologie der Schizophrenie und
dem Verstehen des Kind-Erwachsenen, der unter den Auswirkungen der „perversen Mutter" leidet. Ich dagegen beschäftige
mich mit dem Verhalten dieser Mutter.

Dieses Kapitel handelt von den Erkenntnissen über die
Mütterlichkeit als Perversion und ihren zahlreichen Implikationen. Die hier gemachten Ausführungen werden von klinischem Material untermauert.

Beim Versuch, diesen Prozeß zu erklären, werde ich mich auf
zwei Kategorien von Belegen stützen. Zum einen sind da die
erwachsenen männlichen Patienten, die mir nicht nur über ihre

frühkindlichen Erlebnisse mit ihrer Mutter erzählt haben, sondern die darüber hinaus die Art des Verschlingens und der Abhängigkeit, die sie durchgemacht haben, in ihrer Übertragung noch einmal leben. Sie versuchen, den Therapeuten dazu zu bringen, daß er ihre eigene Vergangenheit neu inszeniert. In diesem Zusammenhang können wir von Margaret Mahlers (1963) Arbeit über die Phasen der „Symbiose" und der „Ablösung/Individuation" in der normalen kindlichen Entwicklung lernen, wie auch aus M. Glassers (1979) Arbeit über den „Kern-Komplex", dem eine tiefsitzende und durchdringende Sehnsucht nach einer großen und überaus vertraulichen Nähe zu einem anderen Menschen eigen ist, die bis zu einem „Verschmelzen", einem „Zustand des Einsseins", einer „seligen Einheit" reicht. Ein solcher Zustand wird jedoch nie erreicht. Zum Teil aus dem Grunde, weil ein solcher Mensch, immer wenn sich ihm die Gelegenheit bietet, einem anderen Menschen emotional nah zu sein, sich in seiner Identität bedroht fühlt und sich zurückzieht (S. 278-80). Sehr deutlich wird dies im Übertragungsprozeß, in dem der Patient eine Phantasie der Verschmelzung neu inszeniert, die er ursprünglich mit seiner Mutter anstrebte, die weder seine Individuation noch seine Ablösung von ihr zuließ. Meiner Ansicht nach handelt es sich bei diesem Wunsch nach Verschmelzung nicht um eine Abwehr des Neides – so die gewöhnliche Hypothese der Kleinianer –, sondern, wie E. Hopper (1986) argumentiert hat, um eine Abwehr der Aphanisis, d.h. der Angst vor Vernichtung und Hilflosigkeit, die dem Neid genauso gut vorausgehen beziehungsweise ihn hervorrufen kann wie sie ihm folgen, bzw. sich aus ihm ergeben kann.

Zum anderen sind da die perversen Patientinnen, die über ihre Beziehung zu ihren Kindern gesprochen haben und darüber, wie sie ihre Macht über sie mißbrauchen. Immer wieder erweist sich die psychische Gesundheit der Mutter als entscheidend für die Entwicklung ihrer Kinder. Das lehrt uns z.B. R. Greenson, der seine Arbeit mit einem fünfeinhalbjährigen transsexuell-transvestitischen Jungen beschreibt:

Ich glaube, daß die Sicherheit der Frau in bezug auf ihre Geschlechtsidentität und die Unsicherheit des Mannes hinsicht-

lich der seinen in der frühen Identifizierung mit der Mutter
wurzeln ... *Die Mutter kann die Beendigung der Identifizierung*
fördern oder sie behindern, das gleiche gilt für den Vater, was die
Gegenidentifizierung betrifft ... *Der Junge muß versuchen, auf*
die Lust und Sicherheit spendende Nähe zu verzichten, die die
Identifizierung mit der Mutter bietet, und gleichzeitig eine
Identifizierung mit dem weniger zugänglichen Vater herzustellen
... *Die Mutter muß bereit sein, dem Jungen zu erlauben, sich mit*
der Vaterfigur zu identifizieren (1968, S. 371 ff., Hervorh. v. mir).

Phyllis Greenacre (1960) und Margaret Mahler (1968) haben
auf die wichtige Rolle hingewiesen, die dem Vater zukommt,
wenn er dem Kind dabei hilft, die Symbiose mit der Mutter
aufzulösen. Der Vater der Ablösung und der Individuation wird
dadurch zum Förderer des Ablösungs-/Individuationsprozesses.
H.W. Loewald sieht in der Rolle des Vaters eine positive, das
präödipale Kind unterstützende Kraft, die der Bedrohung, erneut
von der Mutter verschlungen zu werden, entgegenwirkt: *Im Ge-*
gensatz zu der Bedrohung, von der Mutter verschlungen zu
werden, handelt es sich bei der Funktion des Vaters nicht um
eine weitere Bedrohung beziehungsweise Gefahr, sondern um
eine Unterstützung von beträchtlicher Wirkung (1951, S. 15).

Bereits im Jahre 1968 machten Rascovsky und Rascovsky
uns in ihrer mittlerweile klassischen Studie über Kindestötung
auf die häufigen und schweren Verletzungen aufmerksam, die
dem Kind durch elterliches Agieren zugefügt werden. So etwa
die traumatischen Wechselfälle der Schwangerschaft und der
Entbindung, die Beschneidung, Störungen beim natürlichen oder
künstlichen Stillen und insbesondere die qualitativ und quantita-
tiv unterschiedlichen Formen des Verlassens. Die Autoren betrachteten diese Faktoren als verantwortlich für e*rhöhte Anteile*
von Feindseligkeit und Neid beim Neugeborenen und folglich
als verantwortlich für das spätere Agieren und psychopathische
Verhalten des Erwachsenen. Ferner weisen Rascovsky und
Rascovsky darauf hin, daß in der Vernachlässigung dieses Ge-
bietes in der psychoanalytischen Literatur *ein Aspekt des uni-*
versalen Widerstandes gegen die Anerkennung der Existenz des
mütterlichen Triebes zur Kindestötung *gesehen werden könnte,*

ohne Zweifel die am meisten gefürchtete und unheimlichste Wahrheit, der wir uns stellen müssen (1968, S. 390, Hervorh. v. mir). In einem späteren Aufsatz betonen dieselben Autoren die entscheidende Bedeutung der elterlichen Haltung gegenüber der angeborenen infantilen Aggressivität und behaupten, daß Elternmord *als eine Konsequenz eines auf Kindestötung ausgerichteten Verhaltens betrachtet werden muß und seine Hauptursache der Identifizierung des Kindes mit der Aggression der Eltern zuzuschreiben ist* (1972, S. 271). Die Autoren erinnern uns weiterhin an das entweder aktiv oder passiv zum Ausdruck gebrachte zerstörerische Verhalten der Eltern gegenüber ihren Kindern, wie etwa *frühzeitiges oder wiederholtes Verlassen, psychisches oder physisches Bestrafen, Grausamkeit, physische oder verbale Angriffe [und] Gleichgültigkeit gegenüber Leid* (S. 272). Rascovsky und Rascovsky sagen ferner, daß das betroffene Kind diese Erlebnisse als quälende innere Objekte introjiziert, die sehr wohl mit den tatsächlichen und nicht einfach mit phantasierten Eltern verknüpft sind.

Die Kindestötung, bei der es sich um einen alten Brauch handelt, ist zum Teil mit der elterlichen Ambivalenz verknüpft. Wie H.P. Blum anmerkte: *Die historischen und psychologischen Implikationen der Kindestötung und abgeleiteter Ausdrucksformen der Kindesopferung bei der Mißhandlung von Säuglingen und Kindern sind in ihrer Gesamtheit wahrscheinlich erst in diesem Jahrhundert untersucht worden, dem Jahrhundert des Kindes und dem Jahrhundert der Psychoanalyse . . . Die Psychoanalyse begann auch tatsächlich mit der Untersuchung der Kindesmißhandlung, ehe die universalen inzestuösen Konflikte bei Kindern und ihren Eltern entdeckt wurden.* Der Autor vertritt den Standpunkt, daß *das Bedürfnis des Kindes nach Sozialisierung als willkommenes Ziel für die Abfuhr der antisozialen Impulse der Eltern benutzt werden könnte . . . In Machtkämpfen mit dem Kind können sich die omnipotenten Eltern ihres Sieges sicher sein* (1980, S. 109 f).

Therese Benedek sagt: *Gestörtes mütterliches Betreuen verwandelt die symbiotische Beziehung in einen Teufelskreis, was beim Kind zur Introjektion von Objekten und zu Selbstre-*

präsentanzen führt, die mit aggressivem Gefühlswert behaftet sind (1959, S. 397).

Es ist erstaunlich, wie mißhandelte Kinder in komplementärer Weise reagieren, wenn sie von ihrer Mutter ausgebeutet werden: Es hat den Anschein, als empfänden sie ihre Reaktion als eine Möglichkeit zu überleben. Sie haben eine fürchterliche Angst davor, ihre Mutter zu verlieren und so ihre eigene Existenz. Den Mechanismus der Spaltung, wie er von O.F. Kernberg (1983) beschrieben wurde, versteht H.P. Blum (1980) in diesem Zusammenhang folgendermaßen: *Der bestrafende Elternteil kann in einem Akt der Abwehr idealisiert beziehungsweise von einem Bild des „guten Objektes" abgespalten werden. Das mit dem Bild des erniedrigten bestrafenden Elternteils identifizierte „erniedrigte schlechte Selbst" wird oftmals unterdrückt. Im Widerspruch zueinander stehende Ich-Ideale können im Bewußtsein in einer „vertikalen Spaltung" aufrechterhalten werden, einer Spaltung, in der das völlige Innesein der Widersprüchlichkeiten zu Abwehrzwecken umgangen wird* (Blum, S. 111). Vertraut doch das Kind, um überleben zu können, auf ein *Hilfs-Ich* (Spitz, 1946, 1951), das ihm zunächst mit den Eltern gegeben ist. Dieser Umstand ist in zahlreichen Studien über die Auswirkungen der Eltern-Kind-Beziehung beobachtet worden (siehe z.B. Bowlby, 1951, 1958; Bowlby et al., 1956; Burlingham und Freud, 1971). Ein ähnlicher Prozeß wurde von Masterson und Rinsley (1975) beschrieben, und zwar bei der Mutterrolle im Zusammenhang mit der Ätiologie der Borderline-Persönlichkeit. Die Autoren heben dabei besonders hervor, wie sich der Wechsel zwischen der Verfügbarkeit mütterlicher Libido (Belohnung) und ihrer Entziehung in der Phase der Ablösung/Individuation auf den Säugling auswirkt. Der Säugling, eine zukünftige Borderline-Persönlichkeit, reagiert auf die Belohnungen der Mutter mit der Verleugnung des Getrenntseins. Dieser Umstand bestätigt, daß das Kind seine Phantasien über die Vereinigung mit diesem mütterlichen Partialobjekt agiert, und fördert seine Abhängigkeit und seine Ängste, verlassen zu werden, sollte es den Schritt der Individuation wagen. Ähnliche Erkenntnisse legt L.M. Lothstein (1979) vor, der in seinen Studien über die Mütter männlicher und

94

weiblicher transsexueller Personen besonders auf die Rolle der Mutter bei der Ätiologie des Transsexualismus hinweist. So meint er: *Diese Mütter sind unfähig, die Ablösung und die Individuation ihrer Söhne über männliche Identifizierungen zu tolerieren, und bewahren ihre Bindung an ihre Söhne über weibliche Identifizierungen. Sie scheinen die geschlechtliche Verschiedenheit des männlichen Kindes als eine Bedrohung ihrer eigenen persönlichen Integrität zu empfinden.* Lothstein beschreibt einen Prozeß, der bei der Erziehung von Töchtern abläuft, die sich zu transsexuellen Personen entwickeln:

Diese Mütter erleben auch die lang anhaltenden Identifizierungen ihrer Töchter als eine Bedrohung ihrer persönlichen Integrität. Indem sie ihre Töchter in offener Weise von weiblichen Identifizierungen fortstoßen, scheinen sie sich selbst vor der symbiotischen Vereinigung und der Regression zu schützen. Unsere klinischen Daten legen es nahe, daß es sich bei den männlichen Identifizierungen ihrer Töchter zum Teil um einen Abwehrmechanismus handeln kann, und zwar um den eigenen gegen die Mutter gerichteten wie auch den von der Mutter auf die Tochter gerichteten Todeswunsch abzuwehren (S. 221).

Darüber hinaus stellt der Autor die Hypothese auf, daß die *Neigung der Mutter, eine der Geschlechtsidentitäten ihres Kindes zu zerstören, in Abhängigkeit vom Geschlecht des Kindes, von den Spannungen in ihrer Ehe, von ihrer momentanen Beziehung zur Mutter und vom gegenwärtigen Status ihres* bisexuellen *Konfliktes unterschiedlich groß ist* (S. 222, Hervorh. v. mir). Diese Kinder fügen sich den Wünschen ihrer Mutter, weil sie nur so überleben können; dabei entwickeln sie jedoch ein falsches Selbstempfinden mit Ich-Schwächen und einer defekten Ich-Struktur.

Mit Therese Benedeks Worten: *Die Psychoanalyse demonstriert häufig, daß Eltern sich ihrer eigenen Motivationen in bezug auf ihre Kinder bewußt werden, indem sie das Verhalten des Kindes und seine unbewußten Motivationen vorwegnehmen ... Es hat den Anschein, als erreichten Eltern und Kinder – wie der Paranoide – exakt das, was sie voller Besorgnis vorwegnehmen und vermeiden wollen* (1959, S. 406).

Die Frau, die sich als Tochter einer bestrafenden Mutter durch ihre Kindheit gekämpft hat, unterwirft sich ihrem eigenen Über-Ich und identifiziert sich mit der aggressiven Mutter und kann daher das Kind, das ihr Enttäuschungen und Entbehrungen bereitet, sehr leicht angreifen (Steele, 1970). Die Mutter erlebt das Kind so, daß es ihre unbewußten Motivationen in bezug auf ihre Mütterlichkeit nicht erfüllen kann.

Ich möchte an dieser Stelle die rein psychologische Basis dieses Prozesses mit geläufigen und alltäglichen Worten beschreiben. Es ist allgemein anerkannt, daß wir aus Fehlern lernen. Jedoch wird nicht so leicht gesehen, daß „Fehler" unbewußt mit frühen Erlebnissen in unserem Leben verknüpft sind. Daher könnte es ohne weiteres so sein, daß wir uns der Bedeutung von Worten oder Handlungen, die plötzlich und unverhofft in unserem Leben in Erscheinung treten, gar nicht bewußt sind. Diese Worte und Handlungen üben eine starke Wirkung auf uns aus, insbesondere dann, wenn wir Eltern werden. Wir fühlen uns durch sie entfremdet und haben Angst, unsere psychischen Selbstrepräsentanzen zu verlieren. Beispielsweise haben sich Menschen, die in ihrer Kindheit schmerzliche und demütigende Erlebnisse durch die Eltern hatten, insgeheim geschworen, sich selbst niemals so zu verhalten. Doch das Unbewußte legt uns erbarmungslos herein; ohne jede Vorwarnung taucht etwas aus unserem Innern auf, das wir nicht als zu uns gehörig erkennen, und wir sind überrascht. Wir glauben, daß es von unseren Eltern kommt. Die schrecklichen Stimmen der Eltern oder deren Verhalten, das wir so sorgfältig zu vermeiden versuchten, tritt jetzt in aller Deutlichkeit in unserem Umgehen mit den eigenen Kindern zutage, und sofort bekommen wir Schuldgefühle und schämen uns. Ich glaube, daß die meisten von uns sich dieses Phänomens nur zu schmerzlich bewußt sind und daß wir, je deutlicher dieses Bewußtsein ist, um so intensiver daran arbeiten, um dieses „Eindringen" in unser Inneres zu klären. Unser Ziel besteht darin, eine eigenständige Person zu werden, unser „wahres Selbst" zu finden. Dann könnten wir auch unsere Kinder diesen Weg gehen lassen. Für manche Menschen ist dies jedoch nicht so einfach zu bewerkstelligen, besonders wenn sie immer wieder Demütigungen und Verletzungen hinnehmen mußten.

Ich neige dazu, B. Grunberger (1985) darin beizupflichten, daß das Mädchen notgedrungen eine Einschränkung erfährt, weil es von einem Menschen geboren wird, der nicht sein „wahres" Sexualobjekt ist, und daß das Mädchen, weil es von seiner Mutter nicht dieselbe Besetzung erfährt, die einem Jungen zuteil würde, in höherem Maße von seinen Liebesobjekten abhängig ist als der Junge. Die Frau kann zahlreiche Formen der Perversion entwickeln. In diesem Kapitel untersuche ich jedoch nur diejenigen, die mit der Mutterschaft und der Reaktion einer Frau auf das Geschlecht ihres eigenen Kindes sowie ihrer Anerkennung seines Geschlechts im Zusammenhang stehen. Bisweilen müssen Frauen heroische Anstrengungen unternehmen, um das „Richtige" zu tun, und zwar dann, wenn sie selbst vieles durchmachen mußten, insbesondere wenn sie sich nie in ihrer eigenen Geschlechtsidentität angenommen gefühlt haben und es ihrer Mutter genauso erging. In diesem Fall kommt es zur automatischen Wiederholung des Prozesses und somit zur Gefährdung jeder einzelnen Generation.

Eine fünfzigjährige Frau kam zu mir in die Behandlung, weil sie die Neigung hatte, extrem sadomasochistische Beziehungen mit Männern einzugehen. Sie war zweimal verheiratet gewesen und hatte zahlreiche Liebschaften gehabt, die alle damit endeten, daß ihr Partner sie verprügelte. Sie war eine aufgeweckte, intelligente und vielseitig gebildete Frau, eine erfolgreiche Künstlerin. Bei ihrem ersten Gespräch beklagte sie sich bitterlich über ihre Mutter, die in ihren Augen noch immer eine „alte Kuh" war und die ihr, wie sie sagte, eingeimpft hatte, Männern zu gehorchen und sich ihnen zu unterwerfen. Ihrer Meinung nach hatte dies damit zu tun, daß ihr Bruder geboren wurde, als sie vier Jahre alt war, und sie daraufhin ins Internat geschickt wurde. Ihr ganzes Leben lang hatte man ihr das Gefühl gegeben, nur lästig zu sein. Ihre Mutter war kaum in der Lage, sie zu ertragen.

Sie war der Liebling ihres Vaters gewesen. Als der kleine Junge geboren wurde, änderte sich diese Situation jedoch völlig. Sie fühlte sich verlassen und jeglicher Zuneigung beider Eltern beraubt. Ihre Mutter war vollkommen hingerissen von ihrem Sohn und förderte eine von Zänkereien geprägte Beziehung zwischen den beiden Geschwistern, wodurch in meiner Patientin eine intensive Rivalität und ein starker Haß gegen Männer geweckt wurden. Dennoch war sie dazu fähig, diese Gefühle in ihrem Beruf zu sublimieren, in dem sie sich als „genausogut, wenn nicht besser als ein Mann" empfand. Sie wählte jedoch stets schwache und unfähige Männer als Partner, wodurch sie in ihrer Überzeugung, besser als sie zu sein, noch bestärkt wurde. Sie entwickelte ihnen gegenüber eine sehr kritische Haltung, was so weit ging, daß sie sie in bösartiger Weise erniedrigte. Die Folge war, daß meine Patientin von den Männern körperlich mißbraucht wurde.

Aus ihrer ersten Ehe hatte sie zwei Kinder. Als sie zuerst ein Mädchen und vier Jahre später einen Jungen bekam, sah sie ihre eigene Vergangenheit wiederholt. Trotz ihrer Intelligenz und ihrer Einsicht in ihre eigene Situation war sie nicht in der Lage zu verhindern, in das gleiche Muster wie ihre Mutter zu verfallen: Sie bemühte sich, ihre Kinder mit der jeweils gleichen Hingabe zu behandeln, allerdings ohne Erfolg. In ihrer Tochter sah sie von deren Geburt an eine gefährliche Rivalin, und sie war nicht in der Lage, mit der starken Feindseligkeit, die sie ihr gegenüber empfand, umzugehen. Zu jener Zeit war es für meine Patientin nicht einfach, sich diese Situation einzugestehen; später jedoch, als ihre Tochter zu einem hübschen jungen Mädchen herangewachsen war, stellte sie fest, daß sie sich genauso verhielt, wie sich ihre Mutter ihr gegenüber verhalten hatte.

Wenngleich sie ihre Tochter loswerden wollte, so hielt sie dennoch an ihrem Wunsch fest, eine gute Mutter zu sein. Den Problemen ihrer Tochter gegenüber war sie jedoch blind. Das Mädchen war eine Beziehung mit einem Straftäter eingegangen. Als sie eines Tages mit blauen Flecken übersät nach Hause kam, wurde es klar, daß dieser Mann das junge Mädchen für die Prostitution und den Drogenhandel benutzte. Mittlerweile hatte der Sohn einige bemerkenswerte akademische Erfolge für sich verbuchen können. Die Verbindung, die er mit seiner Mutter hergestellt hatte, war jedoch so eng, daß er unfähig war, Beziehungen unter seinesgleichen zu knüpfen. Während der Behandlung gewann meine Patientin zahlreiche tiefe und schmerzhafte Erkenntnisse über sich selbst und über die perverse Art, in der sie den starken Haß gegen ihre Mutter in den Umgang mit ihren eigenen Kindern umgelenkt hatte. Sie hatte die Weiblichkeit ihrer Tochter in keiner Weise bestärkt oder unterstützt. Damit hatte sich die Selbsterniedrigung der Frau in der dritten aufeinanderfolgenden Generation fest verankert. Ihre Tochter meinte, ihr stehe eine gute Beziehung mit einem gleichrangigen Partner nicht zu und war – genau wie ihre Mutter – sadomasochistische Beziehungen eingegangen. Was den Sohn betrifft, so hatte die Mutter seine Individuation überhaupt nicht zugelassen.

Phyllis Greenacre (1968) sagt, daß es nach ihren Erfahrungen im Umgang mit sexuell perversen Patienten in deren ersten zwei Lebensjahren eine deutliche Entwicklungsstörung gegeben hat, die das geordnete Fortschreiten der Arbeit an der Ablösung und der Individuation beeinflußt und es unterminiert.

Eine unbefriedigende mütterliche Fürsorge, wobei die Mutter dem Kind entweder zuwenig oder zuviel gibt, stellt einen Nährboden für die spätere Entwicklung perverser Tendenzen dar; diese Nicht-Befriedigung birgt jedoch in sich selbst keine Bedingungen für die speziellen perversen Inhalte. Das bedeutet, daß sich die Phase der Ungewißheit über das „Ich" und den „Anderen" verlängert und daß eine Situation, die anhaltenden Schwankungen in Beziehungen förderlich ist, bereits existiert. Diese Bedingungen bilden auch häufig den Grund für eine Beeinträchtigung oder Verlangsamung von Objektbeziehungen und folglich für eine stärkere Beibehaltung primärer Aggressionen sowie für eine Erhöhung sekundärer Aggressionen durch Frustration . . . Als Reaktion auf den Angriff der Mutter kommt es in der Folge zu einer Hinwendung zum Sadismus (1968, S. 53 f.).

Meine klinischen Beobachtungen zeigen, daß Mütter, die ihren Kindern gegenüber perverse Tendenzen offenbaren, dies innerhalb der ersten zwei Lebensjahre ihrer Kinder tun. In D.W. Winnicotts (1953) Worten wird das „Übergangsobjekt" vom Perversen dazu benutzt, um zugleich erfunden, manipuliert, gebraucht und mißbraucht, zerstört und verstoßen, verehrt und idealisiert zu werden und um sich mit ihm symbiotisch zu identifizieren und es zu entseelen. Ich bin der Auffassung, daß sich genau das im Innern der Mutter abspielt, wenn sie ihr Kind manipuliert. Mit anderen Worten, für eine solche Mutter wird das Kind zu ihrem „Übergangsobjekt", wie R. Stoller (1968) meint. Granoff und Perrier (1980) äußern sich in ähnlicher Weise über die Art der perversen Beziehung, die eine Mutter mit ihrem Kind herstellt, in der das Kind zunächst als ihr fehlender Phallus gesehen und später ihr „Spielzeug" oder ihr „Ding" wird; hierin sehen die Autoren eine „Analogie zur ,Partialobjekt'-Beziehung des fetischistischen Perversen" (S. 85).

Wie bereits erwähnt, habe ich im klinischen Bereich beobachtet, daß der Unterschied zwischen männlichem und weiblichem perversen Verhalten in der Zielsetzung liegt. Während das Verhalten des Mannes auf ein externes Partialobjekt gerichtet ist, zielt dasjenige der Frau gegen sie selbst: entweder gegen ihren Körper oder gegen von ihr selbst hervorgebrachte Objekte – d.h. ihre Kinder. Sowohl der Körper als auch das Kind werden dabei wie Partialobjekte behandelt. In diesem Zusammenhang erinnere ich mich an eine Patientin, die wegen eines psychiatrischen Gutachtens überwiesen wurde, weil sie gegen ihr zweites Kind gewalttätig geworden war. Ihre erste Schwangerschaft war ungewollt gewesen. Sie entschloß sich jedoch, das Kind auszutragen, weil sie darin eine Versicherung gegen die Angst vor dem Alleinsein sah. So konnte sie uneingeschränkte Macht über das Kind ausüben und es in ihre Abhängigkeit bringen. Als dieses erste Kind geboren wurde, überkamen sie Gefühle der Abneigung und der Abscheu gegen das Baby. Sie verspürte den Drang, ihm einen Tritt zu versetzen. Nach einigem Überlegen beschloß sie – um diese Gefühle in den Griff zu bekommen – sich vorzustellen, das Kind sei ein Teil von ihr selbst. So war an einem Tag ihr rechter Arm ihr Kind, an anderen war es eines ihrer Beine. Auf diese Weise fühlte sie sich in der Lage, ihre Impulse, ihr erstes Kind zu verprügeln, im Zaum zu halten. Später, bei ihrem zweiten Kind, sagte sie: „Für ein zweites ist in meinem Körper kein Platz mehr, das erste hat ihn vollständig aufgebraucht."

Sie war eine professionelle Diebin und hatte insgesamt mehr als zehn Jahre in verschiedenen Gefängnissen verbracht. Von Kindheit an stahl sie in zwanghafter Weise Geld, Kleidung, Schmuck – im Grunde alles, was sie nur stehlen konnte. In dieser frühen Phase schaffte sie es, nie gefaßt zu werden; dennoch wurde sie in Erziehungsheime geschickt, weil sie widerspenstig war und ihre Eltern nicht mit ihr fertig wurden. Später spezialisierte sie sich auf Diebstähle in teuren Kaufhäusern, und sie entwickelte eine Methode, wie sie in Häuser einbrechen konnte. Weil sie zu anderen Menschen kein Vertrauen hatte, ging sie meistens allein auf Diebestour. Hätte sie ihr Geld richtig verwendet, so sagte sie, dann wäre sie jetzt reich. Doch nach ihren Worten „gehörte es zur Persönlichkeit des Diebes, zuzugreifen und anschließend mit vollen Händen auszugeben". Sie schilderte anschaulich die Gefühle, die sich in ihr regten, wenn sie in einem Kaufhaus der Versuchung ausgesetzt war. In keinem Moment dachte sie an ihre Opfer und hatte weder Schuldgefühle noch schämte sie sich. Sie stand vor einem Objekt und versuchte sich davon zu überzeugen, wie furchtbar es wäre, wenn man sie fassen würde, und ganz besonders furchtbar für ihre Haustiere (sie sprach in diesem Zusammenhang nie von ihren Kindern), die zu leiden hätten, wenn sie eingesperrt würde. Schließlich stahl sie hin und wieder „auch einen Leckerbissen für sie". Manchmal hatte sie durchaus soviel Geld, daß sie die vor ihr liegenden Waren hätte bezahlen können, doch sagte sie sich: „Du wärst schön dumm, wenn du Kapital verbrauchen würdest." All das soll jedoch nicht heißen, daß sie unter den Folgen ihres Verhaltens nicht auch sehr litt: Ihre Ambivalenz war so groß, daß ihr bei dem Gedanken, sie könnte wieder ins Gefängnis kommen, ganz elend zumute war.

Bei unserem ersten Zusammentreffen erzählte sie mir, daß ihr erstes Kind, ein Junge, ihr zum ersten Mal „ein Gefühl des Bewußtseins" vermittelt hatte. Anschließend beschrieb sie, was sie damit meinte: Bevor sie Mutter wurde, war es ihr überhaupt nicht klar, daß sie durch ihr Verhalten andere Menschen beeinflußt. Diese Entdeckung war für sie unerträglich. Denn immer wenn sie im Gefängnis war, hörte sie in ihrem Kopf die Stimme ihres Jungen, und sie wußte, daß der Junge seine Mutter brauchte. Mit einer überaus bewußten Entschlossenheit gelangte sie zu der Ansicht, daß die einzige Möglichkeit, erfolgreich mit dieser Situation umzugehen, darin bestünde, nicht länger an ihn als jemand außerhalb von ihr zu denken, sondern ihn sich statt dessen als einen Teil ihres Körpers vorzustellen, so daß sie zu einem einzigen Menschen verschmelzen würden: „Mein Kind und ich lebten in einem Kokon." Als der Junge drei Jahre alt war, wurde ein Mädchen geboren. Doch konnte sich meine Patientin nicht dazu durchringen, auch das Mädchen in den Kokon aufzunehmen. Was das Mädchen auch forderte, in den Augen der Mutter war es stets zuviel. So begann sie, gewalttätig zu werden und ihre Tochter zu schlagen. Lange Zeit haßte sie das Mädchen und sah in ihr nur jemand, der in ihr Leben eingedrungen war. Anschließend gab sie zu, daß sie aus dem zwanghaften Verprügeln ihrer Tochter eine große Befriedigung ihrer Rachegelüste gewonnen hätte, wenn sie sich hinterher auch angesichts ihres Verhaltens elend fühlte.

Eine andere Patientin wollte sich behandeln lassen, weil sie sich intensiv und zwanghaft körperliche Zuneigung von ihrer siebenjährigen Tochter wünschte. Als sie nach dreijähriger Behandlungsdauer in der Lage war, sich zum einen ihr grundsätzliches Mißtrauen gegen ihre Therapeutin und zum anderen ihre große Angst, im Übertragungsprozeß vernichtet zu werden, zu betrachten, schilderte sie, wie ihre Tochter ihre Störung genau „diagnostiziert" hatte, als sie sagte: „Mami, ich glaube, daß du dir, als du mich damals haben wolltest, ein Baby gewünscht hast und nie daran dachtest, daß das Baby einmal groß wird. Ich bin jetzt zehn, und du behandelst mich immer noch wie ein Baby und willst mich nicht loslassen." Mittlerweile hatte sie sich daran gewöhnt, ihr kleines Baby als Ersatzquelle für die Befriedigung ihrer Lust zu benutzen, und eine tiefe Wut darüber empfunden, daß ihr Kind größer und unabhängig werden würde.

Eine weitere Patientin suchte mich auf, weil sie verzweifelt und verwirrt war. Sie hatte das Gefühl, daß sie mit ihrem zweijährigen Kind überfordert war. Immer wenn sie enttäuscht oder verärgert war, verprügelte sie es, wodurch sie sich von ihren Sorgen erleichtert fühlte. Gleichzeitig benutzte sie dieses Schlagen zur sexuellen Befriedigung. Als sie merkte, daß ihr kleiner Junge etwas Triumphierendes in seinen Augen hatte, hörte sie plötzlich auf, ihn zu verprügeln. „Er genoß es sogar", wenn sie ihn schlecht behandelte, sagte sie. In dem Moment wurde ihr bewußt, daß der Junge die Oberhand behielt. Denn er spürte, daß er seine Mutter so manipulieren konnte, daß sie die Nerven verlor. Jetzt war er „der Herr".

R. Stoller meint: *Die in der Perversion ausgedrückte Feindseligkeit nimmt in einer Phantasie der Rache, die in den perversen Handlungen verborgen ist, Gestalt an und dient der Umwandlung des Kindheitstraumas in den Triumph des Erwachsenen* (1975, S.4). Nach meinen klinischen Erfahrungen schafft die Möglichkeit, die die Mutterfunktion bietet, nämlich eine Situation vollkommen zu beherrschen, für manche Frauen, die in ihrem Leben schmerzhafte und traumatische Erlebnisse gehabt haben, einen Nährboden für die Ausbeutung und Mißhandlung ihrer Kinder. Auf diese Weise entstehen Mütter verprügelter Kinder, Mütter von Transsexuellen und – vor allem – von männlichen sexuellen Perversen.

Häufig ist es die frühe Beziehung des männlichen sexuellen Perversen zu seiner Mutter, die die einflußreichste Determinante seiner verzerrten Objektbeziehungen im späteren Leben darstellt. Wir akzeptieren es, daß es sich bei Müttern, die ihre Kinder verprügeln, um Frauen handelt, die unsicher sind und emotionale Entbehrungen hinnehmen mußten. Wenn sie schildern, wie sie ihre Kinder verprügeln, tritt ein Element des Triumphes über das wütende Kind zum Vorschein. Dasselbe Muster läßt sich bei der Mutter beobachten, die ihren kleinen Jungen wie ein Mädchen kleidet oder umgekehrt: Stets ist Rache vorhanden, wie auch die Androhung des Liebesentzugs durch die Mutter, wenn der Junge sich nicht wie ein Mädchen benimmt. Diese Mütter sind nicht in der Lage, das Geschlecht ihrer Kinder anzuerkennen, und mißbrauchen ihre Macht in der Weise, daß sie ihnen ein anderes Geschlecht zuweisen. Es ist kein Zufall, daß sie als Baby selbst erleben mußten, wegen ihrer Weiblichkeit erniedrigt zu werden. Nicht nur das Element der Rache ist vorhanden, sondern auch ein gewisses Maß der Entmenschlichung des Objektes. Wie Joyce McDougall sagt:

Das frühe Mutter-Bild spielt im Unbewußten aller neosexuellen Erfinder immer wieder eine wesentliche Rolle. Dieses idealisierte Mutter-Bild suggeriert nicht nur, die Mutter sei frei von sexuellem Begehren, sondern es enthält eine implizite Verleugnung der Bedeutung des Geschlechtsunterschieds. Der Glaube, daß dieser Unterschied bei der Erregung sexuellen Begehrens keine Rolle spielt, liegt allen neosexuellen Szenarien zugrunde (1988, S. 267 f.).

R. Stoller (1968) hat uns gezeigt, daß eines der wichtigsten Elemente bei der Formung der inneren Geschlechtsidentität des Kindes die Eltern-Kind-Beziehung ist, insbesondere die psychologischen Aspekte der ödipalen und der präödipalen Beziehung. Der Anerkennung des Geschlechts des Kindes durch seine Mutter kommt im Zusammenhang mit der Errichtung und der Bestätigung seiner inneren Geschlechtsidentität sehr große Bedeutung zu.

Anhand von klinischem Material über einen anderen Patienten, dieses Mal einen männlichen, möchte ich versuchen, die wichtige Rolle der Mütterlichkeit bei der Ausbildung der inneren Geschlechtsidentität des Kindes anschaulich zu machen. Dieser Patient war etwa Mitte vierzig, verheiratet und hatte vier Kinder. Er leitete seine Behandlung mit dem folgenden Brief ein, in dem er sein Leiden so schilderte:

Fast mein ganzes Leben leide ich nun schon an einer Störung, die sich in Gestalt von transvestitischem beziehungsweise transsexuellem Verhalten und Empfinden äußert. Zwar kann ich diese Gefühle meistens unterdrücken; dennoch kommt der Moment, wo ich mit ihnen nicht mehr fertig werde – wie es jetzt geschehen ist . . . und zum ersten Mal scheint Selbstverstümmelung die einzig logische Konsequenz zu sein . . . Ich suche verzweifelt nach jemand, der mir dabei hilft, den besten Weg zu finden, diese Gefühle in Grenzen zu halten oder sie zu unterdrücken, oder der mir eine Möglichkeit vorschlägt, wie ich mich von meinen mittlerweile andauernden Qualen befreien kann . . . Die Symptome, wie ich sie zur Zeit erlebe, fallen in zwei völlig verschiedene Kategori-

en, d.h. in seelische und körperliche. In meinem Innern fühle ich mich als eine Frau in der stereotypen Situation: Ich muß mich mein Leben lang hinter einer Maskerade verbergen, einfach deswegen, weil ich nicht so perfekt bin, wie ich es sein möchte ... Ich kann die Möglichkeiten einer „Veränderung" deutlich sehen. Zu diesem Zweck habe ich mich jetzt von den Menschen um mich her emotional nahezu völlig abgeschnitten – doch jetzt wütet der Konflikt in mir, wenn ich mich frage: „Wem bin ich eigentlich zuerst zur Treue verpflichtet? Den Familienmitgliedern, die jeweils ihr eigenes Leben gestalten können, jetzt und auch in Zukunft; oder mir selbst, der ich nur ein einziges kostbares Leben besitze?" ... Was das Körperliche betrifft, so kann ich die Spannung nur dadurch verringern, daß ich alles andere trage als Männerkleidung ... Deutlichere körperliche Symptome sind: Übelkeit am Morgen, Übergeben tagsüber, Appetitverlust, Frösteln, Rückenschmerzen und das deutlichste Zeichen, an dem ich merke, daß ich gleich wieder „untergehen" werde: meine Brüste werden überaus empfindlich. Wenn dann meine Brustwarzen meinen Wollpullover berühren, würde ich am liebsten losschreien ...

Und so weiter. Aus seiner eigenen Schilderung seines Problems können wir sehr klar die unsagbare Verzweiflung, Mutlosigkeit und Einsamkeit dieses Mannes herausfühlen.

Wie dieser Fall deutlich zeigt, gibt es in der Perversion nur wenig Glück und Erfüllung. Im folgenden möchte ich in knappen Zügen die Kindheit dieses Patienten beleuchten. Wie wohl zu erwarten war, verlief sie in sehr komplizierten und ungewöhnlichen Bahnen. Während seiner gesamten Kindheit war er von allen möglichen pervertierenden Verhaltensweisen umgeben. Nach seiner Schwester wurde er als zweites und letztes Kind der Familie geboren. Im Alter von einem Jahr (während des Krieges) wurde er aus „Sicherheitsgründen" zu einer Tante gegeben. Seine frühen Erinnerungen waren mit Gefühlen des Verlorenseins verknüpft. Er erinnerte sich an die Zeit bei seiner Tante als einer Phase extremer Verwirrung. Sie war eine warmherzige und gütige Frau. Als er drei Jahre alt war, machte sie ihm jedoch plötzlich unmißverständlich klar, daß sie ihre Liebe zurückziehen würde, wenn er nicht all ihren Wünschen entspräche. So hatte er sich nicht nur wie ein Mädchen zu kleiden, er mußte sich auch wie ein Mädchen benehmen. An diesen Abschnitt seines Lebens erinnert er sich nach wie vor mit ängstlichen Gefühlen. Anfangs versuchte er sich gegen die absonderlichen Einfälle seiner Tante zu wehren, bald wurde ihm jedoch klar, daß dies zu völliger Isolation führen könnte, war er doch bereits von seiner eigenen Mutter fortgegeben worden, von der er hin und wieder eine Postkarte erhielt, die ihn jedoch nie besuchte. Also fügte er sich in allem, was von ihm verlangt wurde.

Die Tante hatte eine Tochter gehabt, die sehr jung gestorben war. Sie beschloß, ihren Neffen in eine reine Mädchenschule zu geben, und brachte ihm bei, wie man sich wie ein Mädchen benimmt. Wenn er krank war, fuhr sie mit ihm nach London und ließ ihn von einem befreundeten Arzt untersuchen. Als er zwölf Jahre alt war, konnte man ihn ohne weiteres für ein Mädchen halten. Bei der Hochzeit eines Familienmitglieds wurde er zur Brautjungfer bestimmt. Während der Trauungszeremonie wurde er zum Objekt eines höchst ungewöhnlichen Skandals, als nämlich seine leibliche Mutter – die ihn nicht mehr gesehen hatte, seit sie ihn zu seiner Tante gegeben hatte – plötzlich gewahr wurde, daß dieses hübsche „Mädchen", das von „ihrer" Tante begleitet wurde, in Wirklichkeit ihr Sohn war. Unter furchtbarem Kreischen und Schreien wurde er von seiner leiblichen Mutter fortgebracht. Sie bestrafte ihn nicht nur hart, sondern schickte auch sofort in eine reine Knabenschule. Dort nahmen sein Leiden, seine Qualen und seine Erniedrigung aber solche Ausmaße an, daß seine Mutter beschloß, ihn zu seiner Tante zurückzugeben. Die Mutter hatte kein Interesse mehr an ihm, da er in ihren Augen zu weichlich und zu dumm war. Er war froh, zu seiner Tante zurückgehen zu können; indes sollte es nie wieder so werden, wie es vorher gewesen war. Nun mußte er es über sich ergehen lassen, daß seine Tante ihn wegen seiner „Männlichkeit" herabwürdigte. An dieser Stelle möchte ich nicht weiter in diesen Fall eindringen. Das bisher Gesagte genügt, um die Grausamkeiten deutlich zu machen, die die beiden Frauen in ihrer Mutterrolle diesem unglücklichen Jungen von seiner frühen Kindheit bis zur Adoleszenz gemeinsam zugefügt haben.

Es gibt nur wenige psychoanalytische Studien über die besondere Psychopathologie perverser Beziehungen zwischen Mutter und Kind. Unter diesen wenigen jedoch befinden sich die Arbeiten von Melitta Sperling (1959, 1964), anhand derer man zu einem tieferen Verständnis der von mir dargelegten Erkenntnisse gelangen kann. Es folgen einige Zitate aus ihren Studien: *Es ist schwierig, den ätiologischen Wert gewisser Kindheitserlebnisse für das Leben des Perversen auf der Grundlage von Rekonstruktionen aus dessen Analyse richtig einzuschätzen, zumal dann, wenn keine auffälligen Unterschiede in Form von Verführungssituationen vorliegen* (1959, S. 236); *. . meiner Meinung nach handelt es sich bei sexuell abweichendem Verhalten bei Kindern, vom dynamischen Standpunkt aus betrachtet, um eine aus der Internalisierung gewisser unbewußter elterlicher Haltungen resultierende Störung des Über-Ichs. Ich erachte es im Zusammenhang mit Kindern als ein unbedingtes therapeutisches Erfordernis, die unbewußten Haltungen der Objekte, aus denen sich dieses Über-Ich konstituiert, zu modifizieren* (1959, S. 238). *Es hat sich mir gezeigt, daß es sich bei der Beziehung zwischen Mutter und Kind, die ich [1959] als* die perverse Form der Objektbeziehung *beschrieben habe, um einen genetischen Faktor der pathologischen Ich- und Über-Ich-Aspekte des kindlichen Verhaltens handelt* (1964, S. 484, Hervorh. v. mir).

Dennoch ist es enttäuschend, daß Melitta Sperling die perverse Mütterlichkeit nicht wieder erwähnt, obgleich sie von einer „perversen Form der Objektbeziehung" spricht und Mütter transvestitischer Jungen in Analyse nimmt, bevor sie die Kinder selbst behandelt. Eine Ausnahme könnte an der Stelle gesehen werden, wenn sie beiläufig von den beiden betroffenen Müttern spricht und sagt: *Beide Mütter zeigten sich als adäquat in ihren sexuellen Funktionen und genossen es, eine Frau zu sein. Die Frauenrolle wurde nicht nur nicht abgelehnt: Gewisse weibliche Aktivitäten,* insbesondere Mutterfunktionen, *wurden sogar hoch bewertet. Dem Mann dagegen schien in mancher Hinsicht weniger Bedeutung zuzukommen, da ihm nämlich die Betreuung des Kindes nicht anvertraut wurde* (1964, S. 485, Hervorh. v. mir). Wenn die Autorin sich auch für die Behandlung der Mutter perverser Kinder ausspricht, so faßt sie dennoch perverse Haltungen in deren Mütterlichkeit in keiner Weise in Begriffe und spricht statt dessen von *Mutterfunktionen, [die] hoch bewertet [wurden]*. Ich dagegen glaube, daß diese Patientinnen ihre Machtposition als Mutter ausnutzten und daß sie eine Haltung offenbarten, die ich als perverses mütterliches Verhalten bezeichnen würde. Wie bereits in Kapitel 1 dargelegt, werden diese Frauen zum Teil deswegen nicht richtig diagnostiziert, weil die Gesellschaft die Mütterlichkeit glorifiziert und es ablehnt, überhaupt in Erwägung zu ziehen, daß sie auch ihre Schattenseiten haben kann.

P. Gallwey sagt dazu:

Die Frau ist hier in einer günstigeren Situation als der Mann. Denn sie besitzt die größere Fähigkeit, ihren Körper in direkter Weise dazu einzusetzen, die Phantasie zu nähren, sie sei tatsächlich das frühe großziehende Objekt in idealisierter Form, *zumal sie durch die gesellschaftlich geförderte Idealisierung des Körpers darin unterstützt wird . . . Hier liegt wahrscheinlich ein Grund dafür, weswegen sexuelle Perversionen, die meisten Formen kriminellen Verhaltens und ein weithin vorherrschender Rückgriff auf dominierende Verhaltensweisen wesentlich häufiger beim Mann anzutreffen sind. Er hat es schwerer, seine Überzeugung aufrechtzuerhalten, daß er sich erfolgreich mit prototypischen, idealen mütterlichen Objekten identifiziert oder sie dominiert* (1985, S. 134, Hervorh. v. mir).

Gallwey kommt in seiner exzellenten Arbeit dem Wesen der perversen weiblichen Sexualität in der Mutterschaft sehr nahe, in der aus dem „großziehenden Objekt" unter spannungsreichen Bedingungen ein Objekt absoluter Dominanz und Macht werden kann. Weil der Autor den weiblichen Körper und die Mütterlichkeit jedoch übermäßig idealisiert, scheut er sich vor dieser Schlußfolgerung und verwirft die potentiell pervertierenden Fähigkeiten der Mutter.

Die Bedeutung der unbewußten Motive der Frau, Mutter zu werden, sollte nicht übersehen werden. Dieses Gebiet berührt Joan Raphael-Leff (1983) in ihren Forschungsarbeiten über die

Modelle mütterlichen Verhaltens und über die Auswirkungen, die das Baby auf die Mutter hat. Sie beschreibt zwei Grundmodelle des mütterlichen Verhaltens. Eines dieser Modelle beruht auf der „regulierenden" Mutter, die erwartet, daß sich das Baby an sie anpaßt. Das zweite Modell basiert auf der „fördernden" Mutter, die sich an ihr Baby anpaßt. Diese Studie wurde mit Frauen durchgeführt, die der Mittelschicht angehören und im Beruf stehen. Joan Raphael-Leff richtet dabei ihr Interesse darauf, in welcher Weise das Baby die „Hoffnungen und Versprechungen" seiner Mutter beeinflußt (Wirkung – Gegenwirkung). Mir scheint, daß, im Falle von schwer psychisch gestörten Frauen, die fördernde Mutter, die die starke Abhängigkeit ihres Kindes von ihr und die exklusive Intimität ihrer Symbiose begrüßt, dazu neigt, transvestitische, fetischistische oder transsexuelle Jungen heranzuziehen. Auf der anderen Seite könnte die regulierende Mutter, auch hier im Extremfall, dazu tendieren, ihre Kinder zu verprügeln.

D.B. Rinsley (1978) legt mit der Beschreibung der Interaktion zwischen Mutter und Kind bei der Entstehung der Borderline-Erkrankung ähnliche Erkenntnisse vor. In diesem Fall belohnt die Mutter das Baby für Passivität und Abhängigkeit und zieht ihre Zuneigung zurück, wenn sie mit seinen Aggressionen und seiner Selbstbehauptung konfrontiert wird. Rinsley zufolge genießt die Mutter des zukünftigen Borderline-Jugendlichen und -Erwachsenen die beschämende Abhängigkeit ihres Kindes und stellt sich seinem natürlichen Trieb zur Ablösung/Individuation unablässig in den Weg. Dieses Genießen ist in seiner reinen Form von kurzlebiger Natur, da es nur von der Geburt bis zum zweiten Lebensmonat währt. Dazu Rinsley:

Wie es typisch ist für die Borderline-Mutter, die auf dem Wege ist, ein zukünftiges Borderline-Kind beziehungsweise einen Borderline-Erwachsenen großzuziehen, lächelte sie und strahlte Freude und Befriedigung aus, als sie über ihre Erfahrungen mit ihrem Neugeborenen gefragt wurde, so verfiel sie in mißbilligende emotionale Ausdruckslosigkeit beziehungsweise Verachtung, als sie anschließend über die ab der zweiten Hälfte des ersten Lebensjahres stetig zunehmende Aktivität ihres Kindes sprach . .

. Die Mutter des zukünftigen Borderline-Menschen geht im wesentlichen genauso mit ihm um, wie ihre eigene Mutter in dieser kritischen Phase mit ihr selbst umgegangen ist . . . Freude konnte die psychotische Mutter aus ihrer Mutterschaft nicht gewinnen, weil sie auf ihre Kinder nur in der Weise reagieren konnte, daß sie sie zu Übergangs- beziehungsweise fetischartigen Objekten depersonifizierte (S. 45 f.).

Manche Frauen nehmen darüber hinaus perverse Haltungen gegenüber Funktionen der Mutterschaft ein, während der der Körper des Babys sich schon lange Zeit in ihrem eigenen befand. Wir haben gesehen, daß eine Frau bereits unbewußte perverse Motive haben kann, wenn sie schwanger wird, und daß sie ihren Körper in perverser Weise manipuliert. Bei der Geburt spürt sie die Wehen in ihrem Körper, die sehr heftig sein können. Einige Frauen verspüren ein großes Bedürfnis, sich an den Körper des Babys „festzuklammern" und ihn ganz und gar zu besitzen. Dieses primäre Bedürfnis wird durch die Geburt bedroht. Die Mutter ist empört und sinnt sogar auf Rache, wenn das Baby lebt und in verschiedener Hinsicht unabhängig ist. Sie hat jetzt nicht nur das Gefühl, mit einem verarmten Körper ausgestattet zu sein. Durch diese entscheidende Trennung, die sie wie einen schweren Schlag erlebt, fühlt sie sich zudem tief gedemütigt. Das neue Wesen kämpft jetzt um seinen eigenen Raum. Der Schock ist unermeßlich. Immerhin wird die schwangere Frau unmittelbar als solche anerkannt, und die Gesellschaft gewährt ihr alle entsprechenden Privilegien, Vorteile und jede Fürsorge – doch nur um all dies in dem Augenblick, da sie das Baby zur Welt bringt, abrupt zurückzunehmen. Schlimmer noch: Jetzt ist sie der alleinige Adressat für all die neuen emotionalen, physiologischen und biologischen Forderungen ihres Babys. Möglicherweise liegt hier ein Grund für das Auftreten postnataler Depressionen.

Auch in diesem Fall sehen wir, welch wichtige Rolle das emotionale Gleichgewicht der Mutter spielt. Für die Fähigkeit des Kindes, sich von seiner Mutter zu lösen, und für seine Individuation wie auch für die Annahme seiner eigenen Geschlechtsidentität ist dieses Gleichgewicht der Mutter von grundlegender Bedeutung. Die Mutter des zukünftigen Perversen tut das genaue Gegenteil. Wie bereits Melitta Sperling zuvor, beschreibt auch Janine Chasseguet-Smirgel (1987) den Prozeß der Beziehung zwischen Mutter und Sohn und wie die Mutter in die Entwicklung ihres Sohnes eingreift, sie führt dies jedoch nicht ausdrücklich auf eine perverse mütterliche Haltung zurück. Die Mutter wird lediglich in ihrem Status als Mutter eines Perversen betrachtet – selbstverständlich eines Jungen. Die Autorin sagt weiter: *Man hat oft in der Ätiologie der Perversionen die sehr häufig auftretende verführerische Haltung und die Komplizenschaft der Mutter dem Kind gegenüber hervorgehoben* (S. 19 f.). Eine Beschreibung der psychopathologischen Merkmale der Mutter findet sich nicht, obwohl sie es ist, die die perverse Entwicklung der Persönlichkeit ihres Kindes gefördert hat.

Ich meine, daß die Mutterschaft zuweilen aus unbewußten perversen Gründen angestrebt wird. Die Frau müßte wissen, daß sie, sobald sie Mutter ist, automatisch auch die Rolle des Herren innehat. Sie verfügt in uneingeschränkter Macht über ein anderes Wesen, das sich nicht nur emotional, sondern auch biologisch den Forderungen der Mutter fügen muß, wie unangemessen diese auch sein mögen. Es ist allgemein anerkannt, daß sich manche Frauen, die sich unzulänglich und unsicher fühlen, in einem Kind sogar die einzig erreichbare Quelle emotionaler Nahrung sehen. Sie überschütten das Kind mit ihrer Sehnsucht nach körperlicher Zuneigung. Die Mütter, mit denen ich gearbeitet habe, zeigten sich zuweilen besorgt darüber, daß sich dieses Verhalten nachteilig auf das Kind auswirken könnte. Doch dann wieder hat es den Anschein, als machten sie sich darüber keine Gedanken.

Eltern sind bisweilen nicht in der Lage, in angemessener Weise auf „normale" Forderungen zu reagieren, da sie in bezug auf ihr Empfinden als Frau beziehungsweise Mann demütigende Situationen durchgemacht haben. Wie uns aus R. Stollers Arbeit bekannt ist, könnte der Junge, wenn er zum Mann heranreift, auf diese Erlebnisse mit der Entwicklung einer perversen psychischen Struktur reagieren. Nach J. Chasseguet-Smirgel (1986) bildet sich die perverse Struktur beim Jungen in dem Moment, wenn ihm – von seiner Mutter – das Gefühl vermittelt wird, daß er ihr *perfekter Partner mit seinem präpubertären Penis* ist (S. 29). Wie steht es aber mit dem kleinen Mädchen, das seit seiner Geburt von seinen Eltern mit der tiefsten Verachtung behandelt wird, nur weil es dem weiblichen Geschlecht angehört? Die traditionelle perverse männliche Lösungsmöglichkeit ist ihm nicht so ohne weiteres zugänglich. Wird das Mädchen jedoch Mutter, so hat es andere, wenn auch unbewußte Möglichkeiten, sich für die Tatsache, daß es eine Frau ist, zu rächen. Ich habe meine Zweifel, was J. Chasseguet-Smirgels Auffassung betrifft, daß Perversionen bei Frauen aus dem Grunde weniger häufig anzutreffen sind als bei Männern, weil einer Frau Zeit gegeben ist, auf den Vater als ihr Liebesobjekt zu warten. Mir scheint, daß die perverse Frau nicht so sehr auf die Liebe ihres Vaters wartet, als darauf, sich wegen der Erniedrigung, die sie sehr viel früher erfahren hat, zu rächen.

Meine Theorie der perversen Mütterlichkeit wird zufällig von J. Zilbach (1987) gestützt, wenn sie, wie weiter oben dargestellt, ihren eigenen Begriff des „aktiven Verschlingens" der Frau als Bestandteil der normalen weiblichen Entwicklung definiert. Ich bin der Ansicht, daß eine perverse Mutter dieses „aktive Ver-schlingen" in der Weise benutzt und entstellt, daß sie ihr Kind als Teil ihrer selbst erlebt und es daher niemals fortgehen lassen oder die Entwicklung seiner eigenen Geschlechtsidentität zulas-sen möchte, ganz zu schweigen von seiner Individuation. Es vermittelt ihr ein unsagbares Hochgefühl, wenn sie ihr Kind dazu bringt, auf ihre eigenen unangemessenen Bedürfnisse zu reagieren.

Einige der bei Perversionen wirksamen psychodynamischen Prinzipien können wir bei Frauen beobachten, wenn sie Mutter werden. Die reproduktive Fähigkeit der Frau, d.h. schwanger zu werden und das Baby in ihrem eigenen Körper zu tragen, ver-leiht ihr einige der gleichen emotionalen Eigenschaften inner-halb ihrer Objektbeziehungen, wie sie auch in gesteigerter und hochgradig verzerrter Form bei perversen Beziehungen zu fin-den sind. Dabei handelt es sich unter anderem um das Verlangen, den anderen Menschen zu verschlingen, das Objekt zu entmenschlichen und in den Anderen einzudringen, sich seiner vollkommen zu bemächtigen und mit ihm zu verschmelzen.

Ist es nicht erstaunlich, daß Ödipus, Coriolan und Hamlet häufig und umfassend analysiert werden, während Jokaste, Volumnia und Gertrude bisher nur wenig Aufmerksamkeit zuteil geworden ist? Diese Frauen gehören zu den bekanntesten literarischen Beispielen für abweichende Mütterlichkeit, Mütter, die die Macht, die sie über ihre Söhne haben, ausnutzen und mißbrauchen. Bis heute hat sich die Literatur (von einigen Ausnahmen abgesehen, darunter beachtenswert H. Stewarts (1961) „Jocasta's crimes") ausschließlich mit dem Verstehen der Psychopathologie der Söhne befaßt.

Ein anderes Beispiel aus der Literatur ist Medea, die nicht nur die Macht der Mütterlichkeit veranschaulicht, sondern auch, in welcher Weise die „biologische Uhr" das Handeln einer Frau bestimmt. Medea ist überaus intelligent, verfügt über Macht, wird geliebt und liebt selbst. Als sie all dies unerwartet und mit einem Schlag verliert, wird sie der einzigen Macht gewahr, die ihr geblieben ist: ihre Kinder, die jetzt zum Ziel ihrer Rache gegen deren Vater, Jason, werden. Als er sich entschließt, Medea wegen einer bedeutend jüngeren und mächtigeren Braut zu verlassen, ersinnt sie einen geschickten und subtilen Plan. Um Jason so hart wie nur möglich zu treffen, tötet sie ihre gemeinsamen Kinder. Sie empfindet ihre Handlung als gerechtfertigt – solche Qualen bereitet ihr ihre Situation –, und sie vollbringt die grausame Tat innerhalb von vierundzwanzig Stunden.

Ich bin der Ansicht, daß Mütterlichkeit als Perversion einen Zusammenbruch der psychischen Struktur darstellt. Die Mutter empfindet sich im Umgang mit den enormen psychischen und physischen Forderungen ihres Babys nicht nur als emotional verkrüppelt, sondern auch als ohnmächtig und unfähig, Befriedigung aus einer anderen Quelle zu gewinnen. Sie erlebt die Welt um sie her, was Hilfe und Unterstützung betrifft, als nicht existent. In genau dieser Situation verfällt sie in unangemessene und perverse Verhaltensformen, die ihrerseits ein Gefühl der Machtlosigkeit hervorrufen. Gleichzeitig – und paradoxerweise – erlebt sie ihr perverses Verhalten als die einzige Macht, die ihr aufgrund ihrer exklusiven emotionalen und physischen Autorität über ihr Baby zur Verfügung steht. Folglich muß die perverse Mütterlichkeit als das Produkt einer emotionalen Instabilität und inadäquaten Individuation angesehen werden, die durch einen zumindest drei Generationen umfassenden Prozeß verursacht werden. Zum Teil rührt dieses Problems jedoch aus der Gesellschaft. Die Vorstellung, daß der Mutter die uneingeschränkte Herrschaft über ihr Kind zukommt, wird von unserer gesamten Kultur unterstützt. Somit fördern wir eben jene Ideen, die von der perversen Mutter zu ihren Zwecken ausgenutzt werden. Wir helfen weder ihr noch ihren Kindern, noch der Gesellschaft im allgemeinen, wenn wir die Mütterlichkeit so blind glorifizieren und die Augen davor verschließen, daß Mütter sich in manchen Fällen pervers verhalten können.

Im folgenden Kapitel sollen spezielle Beispiele für diese Zusammenhänge betrachtet werden. Schließen werde ich es mit weiteren Anmerkungen darüber, welche Erwartungen die Gesellschaft in die Stellung der Frau setzt und welche Haltung sie ihr gegenüber einnimmt.

5 Mütter, die Inzest begehen: Das Kind als Ersatzobjekt

Begehen Mütter häufiger Inzest, als wir meinen, und sind sie auch häufiger selbst die Initiatoren, als wir uns das vorstellen? Sind wir in bezug auf diese Frage vielleicht blind, weil wir die Mutterfigur idealisieren? Ohne Zweifel. Daher verkennen wir selbst in der ursprünglichen Ödipussituation die Verantwortung der Jokaste. Ihrem Fall von Inzest kommt die größte Bedeutung zu.

Immer schon haben wir Ödipus die Schuld zugewiesen und nicht seiner Mutter. So schieben wir auch in diesem Fall die alleinige Verantwortung dem männlichen Kind zu und entwickeln in der Folge einen vollkommen neuen Begriff eines Komplexes. Dabei setzen wir als selbstverständlich voraus, daß Ödipus seine Mutter unbewußt „kannte" und sich pervers verhielt, indem er sie heiratete. In Wirklichkeit war Jokaste wesentlich besser gerüstet, Ödipus sogar bewußt als ihren Sohn zu erkennen als umgekehrt. Sie war die einzige, die wußte, daß Ödipus am Leben sein konnte, Laios hielt ihn für tot. Warum geben wir dann nicht ihr, der Jokaste, einen Großteil, wenn nicht gar die volle Verantwortung dafür, daß sie ihre eigenen Inzestwünsche in die Tat umsetzte? Es besteht kein Zweifel, daß Jokaste, auch wenn sie selbst nicht pervers war, eine Beziehung mit einem äußerst perversen Mann einging: mit Laios, der nicht nur homosexuell, sondern auch pädophil veranlagt war – sein entscheidender Grund, keine Kinder zu wollen. Daß sie ihn heiratet, zeigt ihre Bereitwilligkeit, die Rolle des Opfers in einer perversen Partnerschaft zu übernehmen (ein im klinischen Bereich nach wie vor bekanntes Phänomen). Darüber hinaus ersann sie den Plan, ihn betrunken zu machen, um von ihm schwanger zu werden. Mit anderen Worten: Bereits zu diesem Zeitpunkt übte sie Macht auf ihr Kind aus. Dies führte letzten Endes dazu, daß sie es nach der Geburt fortgab. Vermutlich ahnte sie, daß sie – oder der Sohn – die verlorengegangene Beziehung würde fortsetzen können. Die in der Mutterschaft liegende Macht sollte später jedoch ersetzt werden durch die Macht des Inzests – für die Mutter auch ein lohnenderes Ziel.

Es erscheint unnötig, daß die Forschung einen Elektrakomplex entwickelt und ihn dem Ödipuskomplex gegenübergestellt hat, da doch Jokaste diese Funktion bereits erfüllt. Handelt es sich hier nur um ein weiteres Beispiel für die halsstarrige Neigung, die Frau als das schwache Geschlecht zu betrachten, immer als Opfer eines sexuellen Übergriffs und nie als Täterin? Von der Frau hat man schon immer gemeint, sie sei unfähig, ihre eigenen perversen sexuellen Pläne zu verwirklichen, während man von kleinen Jungen glaubt, sie seien die einzigen, die sexuelle Phantasien auslebten. Ich bin der Meinung, daß viele Theorien über die weibliche Sexualentwicklung auf schwachen Füßen stehen, weil sie zum guten Teil auf dem Bedürfnis nach einer allgegenwärtigen „Weltmutter" basieren: einer Frau, die in einem solchen Maße zum Ideal oder vielleicht sogar zum Idol erhoben wird, daß ihre Fehler dabei übersehen werden. Man porträtiert sie als ohnmächtiges Geschöpf im Penisneid-Dilemma oder – so in der neuen Frauenbewegung – als das Opfer sozialer Einstellungen, möglicherweise sogar als verachtenswert, weil sie scheinbar weniger wichtig ist als der Mann. Es hat den Anschein, als seien wir alle zu heimlichen Verbündeten geworden in einem System, in dem die Frauen – ganz gleich, von welchem Standpunkt aus wir sie betrachten – entweder all ihrer Macht beraubt oder zu den sexuellen Objekten und Opfern ihrer männlichen Gegenspieler gemacht werden. Wir gestehen ihnen auch nicht den leisesten Sinn für die Verantwortung für ihre einzigartigen Funktionen zu, die in engem Zusammenhang mit der Fruchtbarkeit und der Mutterschaft stehen und die sich zuweilen in perverser Form manifestieren können. Warum war es an Jokaste, ohne zu zögern, Selbstmord zu begehen, als sie und Ödipus ihrer inzestuösen Beziehung gewahr wurden? Offensichtlich ist Ödipus nicht imstande, sofort zu begreifen, was die ganze Zeit vor sich gegangen ist; Jokaste war da der Wahrheit offenbar erheblich näher.

Im Ausland suchte mich einmal vor einiger Zeit eine Frau in meiner Praxis auf, die von meinem Eintreten für notleidende

Frauen wußte. Ich glaube, sie teilte sich mir mit, weil sie den Druck ihrer immensen Angst einfach nicht mehr länger ertragen konnte. Daß ich in einem anderen Land zu Hause war, gab ihr zusätzlich Gewißheit, mir vertrauen zu können.

Sie war damals 38 Jahre alt, sah aber jünger aus und war von ansprechender und gepflegter äußerer Erscheinung. Sie konnte – wenn auch gegen ihren inneren Widerstand und unter großem Schmerz – über ihre Nöte sprechen. Weil ihr in mir eine Frau gegenübersaß, so sagte sie, sei es ihr möglich, ein schreckliches Geheimnis zu lüften, mit dem sie viele Jahre gelebt hätte. Vielleicht, so fügte sie hinzu, könne ich sie ja verstehen oder zumindest in einfühlsamer Weise auf sie eingehen.

Am Anfang hatte ich Schwierigkeiten, eindeutig auszumachen, worüber sie so besorgt war. Sie gebrauchte erschreckende Wörter, als sie über ihren 21jährigen Sohn und dessen Entschluß, von zu Hause fortzugehen, sprach. Was zuerst den Anschein eines aufrechten Interesses am Wohl ihres Sohnes hatte, erwies sich in der Folge als ihre tiefe Verzweiflung darüber, völlig allein gelassen zu werden; darin sah sie buchstäblich das Ende ihres Lebens.

Sie erzählte mir folgendes aus ihrer persönlichen Geschichte:
Meine Kindheit war das reinste Paradies, nichts wurde mir verwehrt. Meine Eltern liebten mich beide abgöttisch. Als ich sieben Jahre alt war, starb mein Vater jedoch plötzlich und meine Mutter zog sich von der Welt zurück und machte mich fortan zum ausschließlichen Ziel ihrer uneingeschränkten Hingabe. Am Anfang empfand ich das zwar als ein hohes Privileg, später merkte ich jedoch, wie sehr ich auf die Weise erdrückt und in meiner normalen Entwicklung behindert wurde. Ich durfte weder zur Schule gehen noch Freunde haben. Ich wollte mich gegen dieses Eindringen in mein Leben wehren, aber es war zwecklos. Meine Mutter wußte in jedem Augenblick, was ich gerade tat. Ich hatte beinahe das Gefühl, als würde sie in meine Gedanken und meine Träume eingreifen. War ich beispielsweise zu lange im Bad, dann kam sie herein und sah mich so merkwürdig an, und sie stellte mir dabei immer alle möglichen intimen

Fragen. Ich glaube, sie wollte in meinen Kopf gelangen, so sehr drang sie in mich ein. Alles wurde noch viel schlimmer, als ich die Pubertät erreichte und zum ersten Mal die Regel bekam. Zuerst zog sich meine Mutter angewidert von mir zurück, so als hätte ich mich plötzlich in irgendein ekelerregendes Wesen verwandelt. Später fing sie aber an, mich in drohender Weise vor den Gefahren zu warnen, die von fremden Männern ausgingen, und daß sie mit ihrer schmutzigen Phantasie immer nur an Sex interessiert seien. Meine Mutter konnte es nur schwer ertragen, daß ich zu einer jungen Frau heranwuchs.

Die einzige Gelegenheit, gemeinsam irgendwo hinzugehen, war der Besuch der Sonntagsmesse. Dabei benahm sie sich immer wie ein wildes Tier: Jeden Menschen, der sich mir näherte, behielt sie genau im Auge. Sie war selbst eine attraktive Frau, wegen ihrer religiösen Erziehung aber äußerst streng und unnachgiebig. Niemand durfte uns zu Hause besuchen, und wir selbst machten Besuche ausschließlich an Feiertagen, wenn wir von Verwandten eingeladen wurden. Bei einer dieser Gelegenheiten lernte ich einen gutaussehenden jungen Mann kennen, der sehr nett zu mir war: Er hatte es mir angetan oder vielleicht der Ausweg, den ich in ihm sah. Mit sechzehn heiratete ich ihn und wurde schwanger.

Meine Mutter verzieh es mir nie, daß ich sie verlassen hatte. Selbst die Geburt des Kindes änderte nichts an ihrer Haltung. Als mein Sohn fünf Jahre alt war, kam mein Mann unerwartet bei einem Verkehrsunfall ums Leben. Meine Mutter kam zurück zu mir, als wäre ich nie von ihr fortgegangen. Ich sagte ihr jedoch, daß es besser sei, wenn wir nicht zusammen wären. Bald erkannte ich, warum ich ein Zusammenleben mit·ihr ablehnte: Ich wollte meinen Sohn für mich haben, für mich allein und ihn mit niemandem teilen müssen. Dann baute ich eine idyllische Beziehung zu meinem Sohn auf, was so weit ging, daß ich außer ihm keinen anderen Mann in meinem Leben brauchte.

Wir fuhren immer zusammen in die Ferien. Ich kann mich noch sehr lebhaft an einen Urlaub am Meer erinnern, als der Minirock gerade modern war. Damals nahm mein Leben eine Wende. Mein Sohn war zu der Zeit vierzehn.

Ich ging mit ein paar jungen Leuten zum Tanzen in das dortige Hotel, und ich trank ziemlich viel an diesem Abend. Als ich wieder zurück in unser Zimmer kam, sah ich, daß mein Sohn im Bett lag und schluchzte. Ich machte mir Sorgen um ihn und fragte ihn, was er denn habe. Er sagte, er habe mich beim Tanzen beobachtet und sich dabei sehr verlassen gefühlt und sei eifersüchtig auf die jungen Männer gewesen. Als er das sagte, spürte ich eine tiefe innere Ruhe und eine große Zufriedenheit. Alles Leiden und all die schmerzlichen Veränderungen in meinem bisherigen Leben erschienen mir plötzlich unwichtig. Ich hatte gewonnen: Er gehörte ganz allein mir. Wir waren für immer zusammen, nur wir zwei. Es erschien mir ganz einfach selbstverständlich, daß ich mich zu ihm ins Bett legte und ihn tröstete. Doch ich wollte ihm meine Liebe auf noch natürlichere Weise zeigen. Ich war angetrunken, freudig erregt, und ich war heiß. Und so führte ich ihn in die Kunst der Liebe ein. Eine Zeitlang brachte ich ihm Schritt für Schritt bei, was er tun sollte und wie er es tun sollte. So machte ich ihn zum wunderbarsten Liebespartner, und wir lebten beide in Ekstase. Diese Beziehung hat die ganzen Jahre über bestanden. Keiner von uns beiden brauchte irgend jemand anders in seiner Nähe. Unsere Welt war vollkommen. Er wirkte auf mich wie ein glücklicher und entspannter junger Mann.

Alle nur erdenklichen Vorsichtsmaßnahmen waren jedoch nötig, um die Welt um uns her glauben zu machen, daß zwischen uns eine ganz normale Mutter-Sohn-Beziehung bestand. Mein gesamtes Leben habe ich ihm gewidmet; und wirtschaftlich bin ich so gut abgesichert, daß ich mich in der Lage sehe, diese Situation unbegrenzt fortzusetzen.

Ich habe nie geglaubt, daß er mir je untreu werden könnte. Nachdem er dann aber die Schule verlassen hatte, zeigte er erste Anzeichen der Ruhelosigkeit und der Selbstbehauptung. Zuerst wollte er ins Ausland gehen, um seine Bildung zu vervollkommnen, aber ich konnte ihn nicht gehen lassen. Anfangs fiel es mir nicht schwer, ihn zum Bleiben zu überreden. Er steht aber nach wie vor unverrückbar zu seinem Entschluß, mich zu verlassen. Meine einzige andere Beziehung ist die zu meiner Mutter. Und

obwohl ich sie nur einmal in der Woche, jeweils am Sonntag,
besuche, bin ich jedes Mal sehr unruhig und befürchte, er könnte
die Situation ausnutzen und sich mit jemand anderem treffen. Ich
gebe mir deswegen besonders große Mühe, jünger auszusehen,
als ich bin, das habe ich schon immer getan: Unsere Tage und
Nächte sind doch so unglaublich kostbar.

Mit fünfzehn begann er, Gedichte zu schreiben. So viel Lei-
denschaft und Reife steckte in ihnen, daß ich Angst hatte, seine
Lehrer könnten sie lesen und irgendwie dahinterkommen, was
da vor sich ging. Früher hat er mir immer welche aufgesagt,
aber in der letzten Zeit weigert er sich, sie mir zu zeigen. Ich
habe seine Sachen durchgesehen und herausgefunden, daß er in
seinen Gedichten jetzt immer wieder von Lust auf Rache spricht,
so sarkastisch und bitter. Er hat sogar einen sorgfältig durch-
dachten Plan ersonnen, wie er mich loswerden kann. Mir ist es
gleich, ob er es tut. Wie ich ihm gesagt habe: Wenn er mich
verläßt, dann nehme ich mir das Leben. Denn ohne ihn hat mein
Leben keinen Sinn.

Von so nachhaltiger Wirkung waren die starken und verwor-
renen Gefühle, die die Frau mit ihrer Erzählung in mir ausgelöst
hatte, daß es eine ganze Weile dauerte, bis ich wieder einen
einigermaßen neutralen Standpunkt einnehmen konnte. Ich fragte mich, wie ich auf ihren großen Schmerz, ihre Trostlosigkeit
und Hoffnungslosigkeit reagieren könnte. Ich begann, sie als das
siebenjährige Mädchen zu sehen, kurz nach dem unerwarteten
Tod des Vaters, und stellte mir vor, wie dieses kleine Mädchen
von widerstreitenden Gefühlen überschüttet wurde. Wie es vielleicht zuerst einen schweren Schock und Empfindungslosigkeit
erlebte, die später möglicherweise abgelöst wurden von einem
überwältigenden Gefühl der Freude, als sie merkte, daß die
ganze Aufmerksamkeit der Mutter allein ihr galt.

Ihre Mutter verfiel offenbar in eine pathologische Form der
Trauer, während der sie die Mittel der Verweigerung und der
Isolierung in hohem Maße einsetzte. Das kleine Mädchen durfte
nie offen um seinen Vater trauern, weil es damit die Mutter aus
der Fassung gebracht hätte. Zu dem Zeitpunkt genoß sie es
bereits so sehr, das ausschließliche Ziel der mütterlichen Sorge

zu sein, daß möglicherweise das Gefühl in ihr aufkam, sie trage die Schuld am Tod ihres Vaters. Mutter und Tochter bildeten fortan einen geschlossenen Kreis, der erst dann aufgebrochen wurde, als das Mädchen sich der Pubertät näherte. Denn genau in dem Augenblick sah die Mutter die enge Verbindung zu ihrer Tochter bedroht, die ihrerseits wiederum die erdrückende Qualität dieser Beziehung spürte (die eventuell sogar einen inzestuösen Beiklang hatte). Es ist möglich, daß meine Patientin zu jener Zeit begann, Mordabsichten gegen ihre Mutter zu hegen. Den einzigen Ausweg sah sie wohl darin, ihr in einer manischen heterosexuellen Geste zu entfliehen, indem sie sehr jung heiratete.

Denkbar ist, daß sie sexuelle Probleme mit ihrem Mann hatte und darüber verärgert war, mit der großen Verantwortung, die sie selbst als Mutter hatte, belastet zu sein, während sie von ihrer Mutter getrennt war. Und eben in dieser Situation traf sie ein weiterer unerwarteter Todesfall, durch den sie in dieselbe Lage geriet wie ihre Mutter, als sie noch klein war. Nur war sie es nun, die die Machtposition innehatte. Genau wie ihre Mutter war auch sie unfähig, den Verlust zu verarbeiten. Vielmehr reagierte sie ihrem Kind gegenüber in der ihr bekannten manischen Weise: Sie schloß sich mit ihm in einen perfekten Kreis ein.

Würde sie dem Schicksal entgehen können, all das ihrem Sohn anzutun, was ihr selbst zugefügt worden war? Würde sie es sich gestatten können, ihm zumindest ein gewisses Maß an Individuation zu gewähren, ihn selbständig aufwachsen und ihn sein eigenes Leben gestalten zu lassen? Oder würde sie die Situation geschickter ausnutzen, als ihre Mutter dies getan hatte, und so sehr für die Zufriedenheit des Jungen sorgen, daß es ihm schwer, wenn nicht gar unmöglich sein würde, sie zu verlassen? Sie hatte zwei Möglichkeiten, oder besser gesagt, sie konnte nur zwei Optionen erkennen: entweder zu versuchen, zu ihrer Mutter zurückzugehen, oder sich ihren Sohn als ihren zukünftigen Partner zu sichern. Sie benötigte nicht sehr lange, um sich für die zweite Möglichkeit zu entscheiden. Ich mußte mir selbst wieder vergegenwärtigen, daß diese Frau aufgrund ihrer persönlichen Entwicklungsgeschichte und weil sie über keinerlei – weder innere noch äußere – Hilfsquellen verfügte, keine anderen

Lösungswege für sich ausmachen konnte. Sie saß in der Falle und spürte, daß sie keine Alternative hatte. War sie eine perverse Mutter, weil sie ihren Sohn als ihren Sexualpartner benutzte? Ich bin der Meinung, sie war eine perverse Leidende: Einst selbst ein Opfer, hatte sie jetzt die Rollen vertauscht und ihre Machtstellung benutzt, um sich ihren Sohn als ausschließliche Quelle ihrer sexuellen Befriedigung zu sichern.

Ich empfand tiefes Mitgefühl für diese Patientin und für ihre mißliche Lage, die das Resultat eines sich über drei Generationen erstreckenden Prozesses war. Dabei erinnerte ich mich an eine von L. Shengold geäußerte Erfahrung: *Bei Supervisionen komme ich immer wieder zu der Einsicht, daß die Therapeuten bei der Gegenübertragung die Neigung, die Eltern* anzuklagen, *generell deutlicher wahrnehmen als diejenige, sie zu verscho-nen. Das Bedürfnis des Therapeuten, zerstörerisches Verhalten seitens der Eltern, wenn es zur Sprache kommt, abzustreiten (obwohl er es im Geiste akzeptiert), ist ebenso stark und komplex wie das vergleichbare Bedürfnis, den Ödipuskomplex zu leug-nen* (1979, S. 554, Hervorh. v. Autor). Seither frage ich mich jedoch, wie ich reagiert hätte, wäre ich ein Mann gewesen. Ich muß mir deutlich machen, daß meine erste verwirrte Reaktion möglicherweise daher rührte, daß mein eigener männlicher An-teil entrüstet war. Wäre ich also ein Mann gewesen, hätte ich dann etwa stärker reagiert? Hätte ich mich vielleicht mit dem Sohn identifiziert, voller Wut über das abscheuliche Verhalten dieser Frau?

Damit komme ich auf das Phänomen der Gegenübertragung zu sprechen, mit dem ich tagtäglich während meiner Praxis-arbeit konfrontiert bin: wie unser jeweiliges Geschlecht unsere Reaktion auf die explizite psychopathologische Situation unse-rer Patienten beeinflußt. Patienten, die Probleme mit ge-schlechtsbezogener Dysphorie haben, entwickeln in vielen Fäl-len Gefühle, die gegen das jeweilige Geschlecht des Diagno-searztes oder Therapeuten gerichtet sind. Auch habe ich festge-stellt, daß sich die Äußerungen ein und desselben Patienten je nach Geschlecht des Diagnosearztes unterscheiden. Zweifellos sind diese unterschiedlichen Reaktionen nicht nur das Ergebnis der Übertragung der Patienten, sondern auch eine Folge unserer eigenen Art, auf ihre bedrückende Situation zu reagieren und diese zu interpretieren. Ganzarain und Buchele (1986) beschreiben ihre Erfahrungen als Kotherapeuten mit einer Gruppe von Erwachsenen, in deren Krankheitsgeschichte es Fälle von Inzest gegeben hatte. Die beiden Autoren liefern uns beherzte und aufschlußreiche Stellungnahmen zu ihrer Gegenübertragung zu diesen Patienten, bei der sich eine Reihe von Regungen, wie z.B. Unglaube, lebhafte Neugier, sexuelle Phantasien oder der Wunsch zu retten, offenbart. Bei ihrer eigenen Arbeit konnten sie sich dann als männliche und weibliche Therapeuten darüber austauschen, wie sich verschiedene Interventionen bei Patienten auf ihr eigenes jeweiliges Empfinden als Mann oder Frau auswirkten. Darüber hinaus weisen sie darauf hin, daß es in der psychoanalytischen Literatur zu diesem Thema praktisch keine Arbeiten gibt.

Es versteht sich von selbst, daß keines der beiden Geschlechter über die richtige Antwort verfügt oder besser gerüstet ist für den Umgang mit solchen Menschen, die – als Mißbrauchende oder Mißbrauchte – Inzestsituationen erlebt haben. Wir haben jedoch die Pflicht, die Unterschiedlichkeit unserer eigenen Reaktionen bei der Beurteilung und Behandlung dieser Menschen anzuerkennen. Dies könnte uns auch dabei helfen, eine andere Erscheinung zu verstehen. Daß die Gesellschaft auf die Probleme unserer männlichen und weiblichen Patienten, die Inzestsituationen erlebt haben, verschieden reagiert.

Als sehr anregend empfand ich L. Shengolds Diskussion der Frage, weshalb Fälle von Inzest zwischen Mutter und Sohn weitaus seltener sind als solche zwischen Vater und Tochter. Er fragt: *Ist dies deswegen so, weil die meisten Psychiater männlichen Geschlechts sind und einen starken Widerstand dagegen verspüren, die Erfüllung des für den Mann charakteristischen verbotenen Inzestwunsches aufzudecken oder publik zu machen?* (1980, S. 462) Er gibt offen zu, daß ihm – als er diesen Aufsatz verfaßte, um seinen eigenen Widerstand gegen die Macht dieser Vorstellung zu überwinden – die gedankliche Auseinandersetzung mit diesem Problem einige Mühe bereitete.

In demselben Aufsatz beschreibt L. Shengold seinen Patienten als einen 30- bis 40jährigen Mann, der sich behandeln lassen wollte, weil er unzufrieden war und unter Depressionen litt. Als frühreifer Heranwachsender war er in eine inzestuöse Beziehung zu seiner Mutter gedrängt worden. Er war das erste Kind seiner Mutter. Da sie sich aber sehnlich ein Mädchen gewünscht hatte, zwang sie ihn, Mädchenkleidung zu tragen und wie ein Mädchen auszusehen, sich aber zu verhalten wie ein Junge. Wie besessen nahm sie sich der Pflege seines Körpers an. In der Folge beachtete sie ihren Sohn jedoch nicht weiter. Bis zu seinem zwölften Lebensjahr, als sie plötzlich ein von Neugier genährtes Interesse an ihm zeigte und regelrecht zudringlich wurde. Schließlich begannen sie eine inzestuöse Beziehung, die einige Wochen andauerte. Die Mutter verführte ihren Sohn und erlebte bei diesen Kontakten stets einen Orgasmus, während der Sohn seine Ejakulation nicht erreichen konnte. Über diesen Umstand wurde nie gesprochen. Die Beziehung endete schlagartig, als der Sohn zum ersten Mal während des Geschlechtsverkehrs mit seiner Mutter ejakulierte: Die Mutter begann zu kreischen, war plötzlich völlig verstört und lief überstürzt davon. Danach sollte der Inzest nie wieder stattfinden oder auch nur erwähnt werden.

L. Shengold bietet dazu die folgende Erklärung: *Rückblickend meine ich, daß mein Patient, genau wie seine Mutter und indem er sich mit ihr identifizierte, nicht imstande war, den Implikationen einer eventuellen Schwängerung ins Auge zu sehen.* (1980, S. 471). Shengold sieht hier also eindeutig die Mutter als die Verführerin und beschreibt, wie der Sohn einen Großteil der Verantwortung für den Inzest wie auch für die elterliche Schuld übernahm, wobei er sich selbst mehr Schuld gab als der Mutter. Shengold sagt weiter, daß *beim Mutter-Sohn-Inzest die Mutter in direkter Weise in die Tat einbezogen ist und* im Mittelpunkt *sowohl der Phantasie des Sohnes als auch ihrer eigenen steht* (S. 470, Hervorh. v. mir). Und wieder ist es enttäuschend, daß der Autor die perverse psychopathologische Situation der Mutter nicht erkennt und auch keinerlei Überlegungen in dieser Hinsicht anstellt, wenn er auch die in derartigen Fällen übliche

Diagnose der Psychose mit Recht in Frage stellt und es ablehnt, der Mutter seines Patienten diesen Stempel aufzudrücken.

Ich selber glaube, daß diese Mutter sich von einem frühen Zeitpunkt an ihrem Sohn gegenüber in pervertierender Weise verhalten hat. Sie erinnert mich sehr stark an die von Janine Chasseguet-Smirgel (1986) beschriebene Mutter des zukünftigen Perversen, die in ihrem präödipalen Sohn mit seinem präpubertären Penis ihren idealen Partner sieht. Mir scheint es eindeutig, daß es nicht die Entscheidung des Sohnes war, den Inzest aufgrund von Befürchtungen, seine Mutter schwängern zu können, zu beenden (obwohl solche Ängste vorhanden gewesen sein können). Eher war es die Mutter, die diese Beziehung beendete. Nämlich als ihr Sohn nicht mehr „der ideale Partner" oder, besser gesagt, das für ihre perversen Zwecke ideale Partialobjekt war. In dem Moment, als der Sohn sich wie ein Erwachsener verhielt und seine Ejakulation erreichte, spürte sie, daß sie die Situation nicht mehr im Griff hatte: Jetzt war sie, in ihrer Vorstellung wie auch körperlich, mit einem Mann zusammen und folglich – in ihrer Phantasie – in seiner Gewalt.

Wo im Spektrum der Formen weiblicher Perversion ist der Inzest einzuordnen? Es hat den Anschein, als attackiere die Inzesttäterin ihren Sohn. Gleichzeitig jedoch umschließt und verschlingt sie ihr Opfer und läßt es nicht mehr los. Ist es diese Qualität des Besitzstrebens, das L. Shengold zu der Frage veranlaßt: . . . *stellt die Sexualisierung des Verlangens nach menschlichem Kontakt, die zu Inzest und Perversion führen kann, für die Gesundheit [des Kindes] das geringere Übel dar, verglichen mit der Störung der emotionalen und sexuellen Entwicklung?* (1980, S. 464) Nach meinen Erfahrungen verhält es sich jedoch so, daß Inzest und perverse Haltungen selbst zur Störung der emotionalen und sexuellen Entwicklung führen. Aktion und Reaktion sind nicht unvereinbar, sondern ergänzen einander: Opfer von Perversionen oder inzestuösen Kontakten weisen stets bleibende Schäden in ihrer emotionalen und sexuellen Entwicklung auf, jeder neue Fall bestätigt das.

Im Zusammenhang mit der Ätiologie des Fetischismus bei Kindern bemerkt Melitta Sperling: . . . *im Leben dieser Kinder*

hat wirklich eine Verführung und hat tatsächlich eine Über-
reizung dieser Triebkomponenten in der Beziehung zu den El-
tern stattgefunden, insbesondere in derjenigen zur Mutter (1963,
S. 381, Hervorh. v. mir).

In allen von Selma Kramer (1980) und Marvin Margolis
(1980) beschriebenen Fällen von mütterlichem Inzest war eine
Behandlung immer aufgrund des Verhaltens der Kinder eingeleitet worden. Mit anderen Worten, die Kinder wurden zu Patienten, weil die Eltern zunehmend über deren aggressives Verhalten besorgt waren. (Es ist interessant, wie häufig mütterlicher
Inzest erst dann ans Tageslicht kommt, wenn die Kinder beginnen, offen Gewalt zu zeigen. Solange keine Angst im Spiel ist,
wird, weil die Mutter im geheimen mit der Beziehung einverstanden ist, Stillschweigen gewahrt.) Fast schon groteske Züge
nimmt diese eigentümliche Situation in einem von M. Margolis
beschriebenen Fall an: Die Mutter eines 27jährigen Mannes
wurde ursprünglich von einem Psychiater untersucht, weil sie
geklagt hatte, ihr Sohn habe sie sexuell angegriffen. Sie gab
weiter vor, daß er gedroht habe, sie und ihren Freund mit dem
Gewehr zu erschießen. Der Patient hatte drei Jahre lang geschlechtlichen Kontakt zu seiner Mutter gehabt, bevor er festge-
nommen wurde.

Obgleich die Mutter des Patienten lediglich vier Geschlechts-
akte zugab, gestand er selbst ein, mindestens 18- bis 20mal mit
ihr Kontakt gehabt zu haben. Aufgrund Johns Befangenheit bei
der Wiedergabe dieser Details, muß bezweifelt werden, daß er
eine zu hohe Anzahl sexueller Kontakte mit seiner Mutter angab.
Wahrscheinlicher ist, daß die Mutter des Patienten versuchte,
das wahre Ausmaß der sexuellen Beziehung als geringer darzu-
stellen (S. 268).

Auch in den drei von Selma Kramer (1981) geschilderten
Fällen wurden die Kinder in eine psychiatrische Beratungsstelle
gebracht, weil die Eltern erschrocken waren. In einem Fall wurde das Kind zu einem Analytiker geschickt, weil die Eltern
große Angst vor den Aggressionen des Kindes hatten. In den
beiden anderen Fällen beherrschten die Kinder ihre Eltern so
sehr mit ihrem tyrannischen Verhalten, daß die Toleranz der

Eltern hinsichtlich dieses Zustandes nachließ oder völlig verschwand.

Es hat den Anschein, als zeige sich bei den Opfern in sämtlichen von den beiden Autoren dargestellten Fällen die Aggression und Gewalt erst zu einem späteren Zeitpunkt. Die meisten meiner Berufskollegen sind sicherlich mit dem Mechanismus der projektiven Identifizierung (d.h. der Identifizierung mit dem Aggressor), die in diesen Fällen zutage tritt, vertraut: Wer ein Kind verführt, ist häufig früher selbst Opfer einer Verführung gewesen.

Die alles durchdringende und sich selbst bewahrende Beschaffenheit der Perversion und ihrer Auswirkungen zeigt sich immer wieder. In M. Margolis' Fall wird dies in schmerzlicher Weise deutlich. Selma Kramer schildert in einem ihrer Fälle, wie Abby, fünfjähriges Opfer der sexuellen Belästigungen ihrer Mutter, versucht, die sexuelle Stimulierung, mit der ihre Mutter sie erniedrigt hatte, bei ihrem Hund zu wiederholen. (1980, S. 332). Hier könnte es sich um ein Beispiel für den Fall handeln, daß eine neue Form der Perversion – Bestialismus – eingeführt wurde, bei der die infantilen und geschwächten Teile des Mädchens – mit den Augen ihrer inneren Mutter betrachtet – vom Hund repräsentiert werden.

Ähnliche Erfahrungen habe ich mit Patientinnen gemacht, die infolge einer perversen und inzestuösen Beziehung zu ihrer Mutter selbst unter sexuellen Perversionen gelitten haben. Wie beispielsweise Frau E., die man zwecks einer Beratung zu mir geschickt hatte, weil sie den Zwang verspürte, sich vor Autoritätspersonen, insbesondere vor Frauen, aus sexuellen Motiven zu entblößen. Als Folge davon wurde sie überall verstoßen – aus der Schule, aus Ausbildungszentren und Betrieben, aus Beratungsgruppen und selbst aus Nervenkliniken. So grenzenlos war die Verwirrung und so groß das Gefühl der Ohnmacht, das sie dort verursacht hatte.

Frau E. war 34 Jahre alt, etwas füllig und von eher unauffälliger äußerer Erscheinung. Als ich sie zum ersten Mal sah, machte sie auf mich den Eindruck, als bemühe sie sich, alles richtig zu machen, doch wirkte sie auch sehr ängstlich. Sie machte diesen

Eindruck auf mich, obwohl man mich vorher vor ihrer „Gefährlichkeit" gewarnt hatte. Gemeint war damit ihre Neigung, schwärmerische Gefühle für Frauen in Autoritätsstellungen zu entwickeln und ihnen außerordentlich lästig zu fallen. Das ging so weit, daß sie ihre ehemaligen Ärztinnen mit Briefen und Telefonanrufen belästigte und sogar unerwartet bei ihnen zu Hause erschien und sie mit ihrem exhibitionistischen Verhalten verfolgte.

Sie erzählte mir, daß ihr Zwang, „sich zu zeigen", in Erscheinung trat, als sie plötzlich Zuneigung für einen Menschen empfand, den sie mit idealisierten „mütterlichen" Eigenschaften ausstattete. Sie wollte dieser bestimmten Person näherkommen, von ihr beachtet und von ihr umsorgt werden, wünschte sich aber gleichzeitig von ihrem „Opfer" alle Anzeichen eines Schocks. Sorgfältig achtete sie darauf, stets die „passende" Kleidung zu tragen, wenn sie sich mit diesem Menschen traf, für gewöhnlich nicht mehr als einen Mantel über einem kurzen Hemdchen, damit sie ihrem Drang ohne Umstände Folge leisten konnte. Sie wußte, daß ihr Verhalten nicht richtig war und daß sie abgewiesen werden würde, konnte sich aber dennoch nicht zurückhalten.

Diesen Drang verspürte sie bereits, als sie noch sehr klein war, konnte ihn am Anfang jedoch unterdrücken. In der Schule hatte sie für eine ihrer Lehrerinnen geschwärmt, beschränkte sich aber darauf, sich in ihrer Gegenwart auszuziehen. Dabei empfand sie ein starkes sexuelles Lustgefühl. Im Alter von 17 Jahren, während ihrer Ausbildung, begann sie, für die Leiterin des Ausbildungszentrums zu schwärmen, und zum ersten Mal gab sie ihrem Zwang nach. Von dem Zeitpunkt an war sie nicht mehr imstande, die Spannungen zu ertragen, und hatte sich immer wieder entblößt: vor Lehrerinnen, Ausbildungsleiterinnen, Ärztinnen, Chefinnen etc. Und stets kam es dabei zum Desaster: Überall wurde sie wegen ihres „antisozialen" Verhaltens ausgestoßen, selbst Psychiaterinnen und Psychotherapeutinnen konnten es nicht tolerieren.

Einmal kam es vor, daß ihr Opfer, eine ältere Frau, außer sich geriet und sie schlug. Meine Patientin war überrascht über ihre eigene Reaktion: Dieser Schlag löste tiefe Befriedigung in ihr aus und erregte sie sexuell. Sehr schnell „lernte" sie daraufhin, was sie sich von diesen „Mutterfiguren" am meisten wünschte, nämlich entweder von ihnen manuell befriedigt oder auf den Hintern geschlagen zu werden. Im Überweisungsschreiben hieß es, daß ihr Verhalten anscheinend eher eine Reaktion auf masochistische Bedürfnisse sei und nicht auf sexuelle Beziehungen abziele. Nie war sie – weder emotional noch physisch – eine enge Beziehung eingegangen, weder mit Männern noch mit Frauen. Seit ihrem achten Lebensjahr hatte sie immer in irgendwelchen Einrichtungen gelebt: als Schülerin, Auszubildende, Beschäftigte oder als stationäre Patientin.

Es fiel mir nicht schwer, ihr zu glauben, daß sie – wie sie mir erzählte – von sehr klein auf von ihrer Mutter manuell befriedigt worden war. Dies geschah immer dann, wenn meine Patientin traurig oder verstört war oder wenn sie einschlafen sollte. Ihre Schilderungen wurden während eines Gespräches mit der Mutter bestätigt. Und die Mutter hatte nicht nur dieses kleine Mädchen befriedigt, sondern auch ihre anderen vier Kinder. Sie sagte selbst: „So ging es einfacher als mit einem Schnuller." Damals sei sie niedergeschlagen gewesen, weil sie unglücklich mit einem Mann verheiratet war, der sich ständig betrank und sie verprügelte. Sie gab weiter zu, daß ihr dieser Umgang mit ihren Kindern unsagbaren Trost und ein Hochgefühl vermittelt habe. Auch sie selbst konnte nur auf diese Weise Schlaf finden. Psychotische Merkmale wies diese Frau nicht auf.

Meine Patientin hatte sich – wie alle perversen Patienten – der Mittel der Spaltung, der projektiven Identifizierung und der Sexualisierung bedient, um in ihrer Umwelt überleben zu können. Sie setzte manische Abwehrmechanismen ein, um mit ihren starken und chronischen larvierten Depressionen fertigzuwerden, die das Ergebnis einer außerordentlich entbehrungsreichen Kindheit waren. Damals war ihr das Gefühl vermittelt worden, sie sei ein Teil beziehungsweise eine Verlängerung des Körpers ihrer Mutter und existiere nur, um ihrer Mutter narzißtische und sexuelle Befriedigung zu verschaffen. Sie stellte im wahrsten Sinne des Wortes ein „Etwas" dar, das sich zwischen ihren eigenen Beinen befand und das Mutter berührte, streichelte oder rieb: Immer wenn der Patientin zum Weinen zumute war, war das die einzige Möglichkeit, sie zu beruhigen. Das Leben verlangte ihr nur wenig mehr ab, als auf diese unablässig wiederholte ruhelose Bewegung zu reagieren. Und sie war nicht allein in dieser Situation; denn mit ihr machten all ihre Geschwister dieselben Erfahrungen. Später lernte sie, daß sie nur in der Gemeinschaft überleben konnte, dort, wo das Recht in den Händen der mächtigsten Person lag, wo Unabhängigkeit und Selbstbehauptung verboten waren und sie selbst möglichst wenig Unruhe unter ihresgleichen stiftete. Der nächste Schritt in ihrer Strategie bestand darin, schwärmerische Gefühle für die Leiterin der Ausbildungseinrichtung zu entwickeln, von der sie dann – wie von der Mutter – benutzt würde. Einst selbst Opfer, opferte sie sich jetzt, um die Harmonie der Gemeinschaft nicht zu zerstören.

Ihre Hoffnung, ihre Opfer würden schockiert reagieren, stand im Zusammenhang mit der Hoffnung, daß Frauen in Autoritätsstellungen – symbolische Mütter – nicht wie ihre eigene Mutter reagieren und sie als Partialobjekt benutzen und ausbeuten würden. Dazu mußte sie diese Frauen jedoch erst einer äußerst strengen Prüfung unterziehen. Indem meine Patientin sie mit Briefen, Telefonanrufen und Besuchen in ihren „privaten" Wohnungen belästigte, handelte sie in extremer projektiver Identifizierung mit dem Eindringen ihrer Mutter in ihren eigenen „privaten" Bereich. Und sie fühlte sich im Recht mit ihrem Verhalten, da man ihr ja dasselbe angetan hatte. Jetzt war sie es, von der die Aggressionen ausgingen. Auch sie selbst sah sich als den Aggressor, hatte sie doch zugegeben, daß ihr Verhalten nicht rechtens sei, wenn sie es auch nicht unterbinden konnte.

Wie stets in solchen Fällen verbarg sich also auch hinter dem perversen Verhalten meiner Patientin die Hoffnung auf einen wie von Zauberhand herbeigeführten günstigen Ausgang. Sie sehnte sich danach, den traumatischen Erlebnissen ihrer Kindheit zu entkommen. Ihr perverses Verhalten wies jedoch derart ausgeprägte psychopathologische Züge auf – übernommen von ihrer Mutter –, daß sie unerbittlich auf Rache sann. Nicht eine einzige emotionale Beziehung hatte je ihre innere Welt eingenommen.

Interessant ist in diesem Fall, daß der Exhibitionismus meiner Patientin, obwohl oberflächlich besehen das Gegenstück zum „Sich-Zeigen" des Mannes, in Wirklichkeit etwas anderes ist. Bekanntlich unterliegen männliche Exhibitionisten dem Zwang, sich ausschließlich vor Frauen zu entblößen – und zwar vor ihnen unbekannten Frauen. Meine Patientin dagegen „zeigte sich" nur solchen Frauen, für die sie eine starke Zuneigung empfand. Hier zeigt sich uns ein weiterer auffallender Unterschied zwischen den Geschlechtern (vgl. Kapitel 2).

Eine weitere Patientin konsultierte mich wegen einer Vielzahl von Problemen. So etwa, weil sie bei der Vorstellung, von irgend jemand, in welcher Weise auch immer, berührt zu werden, sehr starken Ekel empfand. Der Gedanke an sexuelle Beziehungen widerte sie an; selbst der Anblick anderer Menschen, die einander berührten, löste Übelkeit bei ihr aus. Darüber hinaus verspürte sie Suizid-Impulse von überaus zwanghafter Natur, wodurch sie sich häufig gezwungen sah, im Bett zu bleiben. Sie hatte starke Probleme mit ihren Eßgewohnheiten, wobei sich Zeiten des Fastens und der übermäßigen Nahrungsaufnahme, die zuweilen zum Erbrechen führte, einander abwechselten. Beim Essen stiegen manchmal Bilder des Eindringens in ihr auf. So zum Beispiel, daß die Grapefruit, die sie gerade aß, das Gehirn ihrer verstorbenen Mutter darstellte, oder daß sie andere Teile ihrer Mutter aß, was regelmäßig zum Erbrechen des toten Fleisches führte. Sich selbst hielt sie für ausgenommen häßlich und dick (in Wirklichkeit sah sie ausgesprochen gut aus). Wie vom Zwang getrieben, onanierte sie bisweilen stundenlang – meistens nachdem sie sich übergeben hatte. Dies widerte sie aber gleichzeitig zutiefst an. Häufig war sie so verängstigt, daß sie nicht hinausgehen und anderen Leuten ins Gesicht sehen konnte. Daher war sie auch nicht imstande, einer regelmäßigen Arbeit nachzugehen.

Als das einzige Kind einer gescheiterten Ehe wurde sie von ihrer Mutter von sehr klein auf allein großgezogen. Ihre Mutter war so aufdringlich, daß sie sie nie für sich sein ließ. Die

Patientin sprach von sich selbst als einem Nicht-Wesen, „nur ein Teil meiner Mutter", unfähig, Entscheidungen zu treffen. Sie haßte ihre Beine, weil sie dieselbe Form hatten wie die ihrer Mutter (oder gehörten sie Mutter?). Lebhaft erinnerte sie sich noch daran, wie Mutter früher nachts zu ihr ins Bett kam, viel weinte und sie dazu brachte, ihr zu versprechen, sie nie allein zu lassen. Versprach sie es, so „belohnte" Mutter sie stets, indem sie sie am ganzen Körper berührte, besonders an den Oberschenkeln, was sie immer sehr erregte. Beinahe jede Nacht kam es zu dieser Situation.

Selma Kramer zufolge haben inzestuöse Mütter die Individuation ihrer Kinder nie zugelassen. (Vielleicht ist ein Grund dafür, weshalb der „Jokaste-Komplex" nie als solcher erkannt wurde, darin zu sehen, daß sie Ödipus bereits bei seiner Geburt aufgegeben hatte.) Die Autorin sieht im *mütterlichen Inzest mehr als nur ein Versehen: Es handelt sich dabei um die wiederholte, gewollte Handlung der Mutter, die darauf abzielt, das Kind zu stimulieren und sich selbst Befriedigung zu verschaffen. Dabei kann das Kind männlichen oder weiblichen Geschlechts sein* (1980, S. 328). Ich bin der Ansicht, daß S. Kramer, wenn sie ihren Begriff des „mütterlichen Inzests" definiert, in Wirklichkeit eine Spielart weiblicher Perversion beschreibt.

Obenstehende Darstellungen weisen einige der charakteristischen Merkmale der Perversion auf, wie etwa die Wiederholung und den zwanghaften Charakter der sexuellen Befriedigung durch Reduzierung des Objektes zum Partialobjekt. Ein weiteres Charakteristikum ist die Entmenschlichung, wie sie in den folgenden Passagen derselben Arbeit beschrieben wird: *Ich vermute, daß es ihr [der inzestuösen Mutter] verwehrt geblieben ist, ihre eigenen Genitalien zum sexuellen Lustgewinn zu gebrauchen und statt dessen die Genitalien ihrer noch im Prozeß der Ablösung und Individuation befindlichen Kinder als entmenschlichte Verlängerungen des mütterlichen Körpers masturbierte* (S. 330). Die Autorin ist ferner der Ansicht, daß diese Mütter homosexuell veranlagt sind. Diese Qualität der Entmenschlichung wurde anschaulich von meiner Patientin beschrieben, die ihr Kind mit verschiedenen Teilen ihres eigenen Körpers gleichsetzte (siehe oben, S. 100). Selma Kramers Hauptthema ist der mütterliche Inzest. Dabei stellt sie eine Frage zur weiblichen Perversion, ähnlich, wie auch ich sie stelle, insbesondere im Zusammenhang mit der Mütterlichkeit: *Warum herrscht unter den Autoren diese Abneigung, die sexuelle Stimulierung durch die Mutter als Inzest zu bezeichnen, und die relative Bereitschaft, väterlichen Inzest anzuerkennen?* Als mögliche Erklärung bietet sie die Idee an, daß *der Widerstand gegen das Konzept des „mütterlichen Inzests" mit der tiefsitzenden, beinahe universalen Spaltung zwischen der Mutter als Madonna und Hure verknüpft ist* (S. 328).

Diese Voreingenommenheit wird durch meine klinischen Beobachtungen bestätigt. In zahllosen Fällen lassen sich auf offizieller Seite Zeichen des Schreckens, bisweilen beinahe der Panik, erkennen, wenn männliche Patienten wegen sexueller Mißhandlungen an mich überwiesen werden. Dieses Verhalten steht in starkem Kontrast zu den Schwierigkeiten, die meine weiblichen Patienten dabei haben, von manchen Einrichtungen ernst genommen zu werden. Die wenigen Frauen, die schließlich aus eigenem Antrieb zu mir in die Behandlung kommen, tun dies in der Hoffnung, einen verständnisvollen Gesprächspartner zu finden, der sie in ihrem Empfinden, ihrem Kind – ob Junge oder Mädchen – emotional und physisch zu nahe zu sein, verstehen kann. Mir ist aufgefallen, daß Mütter eher gewillt sind, mit mir über inzestuöse Gefühle und Handlungen gegenüber ihren Töchtern als gegenüber ihren Söhnen zu reden. Im Falle von Jungen erfährt man erst sehr viel später davon, und dann meistens aus der Vergangenheit des Sohnes.

In diesem Zusammenhang erinnere ich mich an eine Patientin, die ursprünglich von einer klinischen Erziehungsberatungsstelle überwiesen wurde, in die ihre sechsjährige Tochter wegen Verhaltensproblemen, in erster Linie wegen ihrer Weigerung, in die Schule zu gehen, geschickt worden war. Aufgrund der diagnostischen Beurteilung gelangte man dort zu der Ansicht, daß die Probleme des Mädchens ihre Ursache in einer stark gestörten und schwierigen Familiensituation hätten, zumal in seiner Beziehung zur Mutter.

Meine Patientin wurde als eine unzulängliche Mutter beschrieben, die ein in hohem Maße exhibitionistisches Verhalten zeige, wie etwa ihre übertriebenen körperlichen Beweise der Zuneigung zu ihrer Tochter. Als sie jedoch einige Zeit zuvor beschlossen hatte, sich aufgrund dieser Sorgen selbst um eine Beratung zu bemühen, sagte man ihr, sie solle sich deswegen keine Gedanken machen und daß „es ganz natürlich ist, daß eine Mutter ihre Kinder sehr gern hat, besonders wenn sie alleinstehend ist." Sie hatte sich so sehr mit ihrer Tochter identifiziert, daß sie sich schon selbst wie ein kleines Mädchen benahm und von ihrer Tochter erwartete, daß sie sich vollends ihrer Bedürfnisse annehme, einschließlich von ihr in den Arm genommen und von ihr gebadet zu werden. Das kleine Mädchen verteidigte sich gegen diese übermäßigen Forderungen durch eine höchst primitive und infantile Art des Agierens.

Mutter und Tochter hatten eine symbiotische Beziehung geschaffen, die so weit ging, daß sie gemeinsam in einem Bett schliefen. Die Mutter hatte das Mädchen in den aktiven sexuellen Inzest eingeführt, wobei sie sich anfänglich die Brüste streicheln ließ und später die Geschlechtsteile ihrer Tochter masturbierte. Weil die Mutter den Gedanken, sie nicht bei sich zu haben, nicht ertragen konnte, hatte sie dem Mädchen nicht erlaubt, in die Schule zu gehen. Des weiteren ließ sie es weder zu, daß sie ihre eigenen Freunde hatte noch ihr eigenes Leben, noch daß sie größer wurde.

Meine Patientin sagte:

Ich möchte eine Mutter sein, wie ich sie selbst nie gehabt habe: Jemand, der die ganze Zeit bei mir sein könnte und dessen Aufmerksamkeit ausschließlich mir als ihrer Tochter gewidmet wäre. Ich möchte nicht so sein, wie meine Mutter war: Sie haßte mich so sehr dafür, daß ich ein Mädchen war, und war so mit den anderen Kindern und mit ihrem Mann beschäftigt, daß sie nie eine Minute für mich allein hatte. Sie hat es mir auch nie verziehen, daß ich, als das erste Kind, als Mädchen geboren wurde. Sie hatte sich so sehr einen Jungen gewünscht. Ständig mußte ich Demütigungen über mich ergehen lassen. Als die

anderen Kinder zur Welt kamen, insgesamt fünf, alles Mädchen,
wurde alles nur noch schlimmer. Von dem Moment an richtete
meine Mutter ihren Haß noch stärker gegen mich als je zuvor.
[Diese Patientin wurde in eine Kultur hineingeboren, in der die
Frau als sozial minderwertiger betrachtet wurde (in bedeutend
unverhüllterer Form, als dies in Großbritannien geschieht), und
hatte kaum die Möglichkeit, sich ihr eigenes Leben zu schaffen.]
Sowie sich mir die Gelegenheit dazu bot, bin ich hierher emi-
griert, in der Absicht, mir mein eigenes Leben als „Frau" aufzu-
bauen.

In der Folge arbeitete sie als Prostituierte, in einem Gewerbe, das ihr, so empfand sie es, die Gelegenheit verschaffte, wegen ihres weiblichen Körpers geschätzt zu werden, während sie sich zuvor um seinetwillen erniedrigt gefühlt hatte. Nach ihrer Aussage vermittelte es ihr ein Hochgefühl, daß ihr Körper von den Männern nicht nur begehrt wurde, sondern daß sie auch bereit waren, für diesen Körper zu bezahlen. Durch ihre Intelligenz, ihre außerordentliche sprachliche Gewandtheit und durch ihre kommunikativen Fähigkeiten – was sehr lange unbeachtet geblieben war – war sie darüber hinaus imstande, ihrer Arbeit eine zusätzliche Dimension zu verleihen. Sie entwickelte eine derartige Fertigkeit als Geschichtenerzählerin, daß sie manchmal das Geld ihrer Freier einstecken konnte, ohne daß diese je auf den Gedanken gekommen wären, ihren Körper zu berühren, so sehr waren sie von ihren erotischen Erzählungen gefesselt. Auch sie selbst gewann etwas Trost aus ihren Geschichten, da sie sie vorübergehend von ihren starken Depressionen und ihrem geringen Selbstwertgefühl entlasteten. Es stellte sich jedoch heraus, daß das nicht genug war. Ihre verborgene und verdrängte Verzweiflung und Mutlosigkeit traten plötzlich so nachdrücklich zutage, daß sie sich nicht in der Lage fühlte, damit zurechtzukommen. In ihr tobte ein trauriges kleines Mädchen, das wuterfüllt verlangte, daß man sich um sie kümmerte.

Damit sich ihre eigenen Erwartungen aus der Kindheit erfüllen würden, beschloß sie schließlich, ein Kind zu bekommen. Der dazu auserwählte Mann brauchte sie lediglich zu schwängern. Sie hatte sogar vergessen, wer er war; aber vielleicht war

sie glücklicher, wenn sie seine Identität vor sich selbst ver-
schwieg. Denn sie hatte Angst, daß der Vater ihres Kindes so
sein könnte wie ihr eigener Vater, der sie nach ihrer Geburt nicht
nur vollkommen ignoriert, sondern sie später in ihrer Entwicklung gestört und ihr die akademischen Erfolge verwehrt hatte, zu
denen sie ohne jede Frage fähig war. Für ihre Mutter empfand
sie nichts als Verachtung, vor allem deswegen, weil sie sich
zutiefst von ihr abgelehnt gefühlt hatte, nur weil sie ein Mädchen
war. Wie sollte sie damit zurechtkommen, daß sie genauso einen
Körper hatte wie ihre Mutter und daß sie genauso ein Leben
führte wie ihre Mutter? Unter diesen Umständen zu heiraten und
Kinder zu bekommen, würde doch bedeuten, in die Fußstapfen
ihrer Mutter zu treten. Wie sollte sie diese Selbstverachtung, die
ihr seit so langer Zeit vertraut war, überwinden? Ihre Mutter
hatte sie als ein Objekt der Verachtung ihres Vaters erlebt, weil
sie nur Mädchen zur Welt brachte: ein Geschlecht, das von
beiden so sehr verachtet wurde.

Meine Patientin war eine überaus intelligente und empfindsame Frau, die als Mensch nie je Unterstützung erfahren hatte,
geschweige denn als Mädchen. Sie hatte niemals einem Menschen vertraut und sich stets distanziert gehalten. Ihre Freier
waren „ihre einzigen Freunde" geworden; alles Männer, aber in
Wirklichkeit keine Freunde. Und das wußte sie. Nun befand sie
sich auf der Suche nach einem Menschen, dem sie vertrauen
konnte und der vollkommen in ihrer Abhängigkeit stünde. Wer
weiß, was geschehen wäre, hätte sie einen Jungen zur Welt
gebracht und kein Mädchen. Doch sie hatte ein Mädchen zur
Welt gebracht. In ihrer Tochter sah sie ein Spiegelbild ihrer
selbst und ihrer eigenen Bedürfnisse. Zunächst hielt sie sich für
eine ausgezeichnete Mutter. Da ihre Arbeitszeit nie mit ihren
mütterlichen Funktionen kollidierte, verbrachte sie ihre ganze
Zeit mit ihrer Tochter: Sie arbeitete nur nachts, wenn ihr Kind
schlief. Daher fing die Mutter erst zu der Zeit an, sich ausführlich und ernsthaft nach ihren eigenen Motiven zu befragen, als
die Tochter erste emotionale Probleme hatte. So sehr sie sich
gewünscht hatte, ihrer Tochter all das zu geben, was sie selbst
entbehrt hatte, und deshalb fest entschlossen war, genug Geld zu

verdienen, so sehr wurde sie von den unerwarteten Konflikten, denen sie sich jetzt gegenüber sah, überwältigt. Zu dem Zeitpunkt begann die Behandlung.

Die Institution – wenn man hier von einer solchen sprechen kann – der ersatzweisen Mütterlichkeit wirft ein Licht auf die Frage, warum wir den Gefahren des väterlichen Inzests gegenüber so wachsam sind, diejenigen des mütterlichen Inzests hingegen überhaupt nicht wahrnehmen. In der Vergangenheit war „Inzest" mit einer Ersatzmutter eine recht häufige Erscheinung: Eine Frau, die häusliche Arbeiten verrichtet (ein Dienstmädchen etwa oder eine Köchin), führt den jungen Mann des Hauses in das Sexualleben ein, wenn er die Pubertät erreicht. Der Junge reagiert mit Dankbarkeit und ist später in der Lage, seine neu erworbenen Fähigkeiten voller Vertrauen mit Gleichaltrigen zu praktizieren. Diese „wohlwollende" Handlung unterscheidet sich in hohem Maße von der, wenn ein Ersatzvater ein kleines Mädchen in den Sex einweist. Im Falle der Frau drückt die Gesellschaft ein Auge zu, im Falle des Ersatzvaters macht sie ihrer Empörung Luft. Ist der Grund hierfür vielleicht in dem Mythos zu sehen, daß die Mutter eine Madonna ist und daher von der Sexualität außer zum Zwecke der Fortpflanzung unberührt bleibt? Die Beteiligung des Dienstmädchens (sie macht sauber) beziehungsweise der Köchin (sie sorgt für die weltliche Speise) ist in konkretem wie in symbolischem Sinn angemessen. Sie ist diejenige, die aufgrund ihrer „niederen" Stellung solchen sexuellen Handlungen frönen kann, die von der Gesellschaft als schmutzig und schändlich betrachtet und deshalb stillschweigend geduldet werden. Sie führt den jungen Mann nicht nur in die Sexualität ein; man sieht in ihr auch diejenige, die die Mutter in ihrer „heiligen" Position schützt.

Das inzestuöse Verhalten der wirklichen Mutter führt jedoch dazu, wie wir immer wieder beobachten können, daß ihr Sohn eine polymorph-perverse sexuelle Psychopathologie entwickelt. D.B. Rinsley schildert die Behandlung eines seiner Patienten, der zu Prostituierten ging und der nur dann sexuell potent war, wenn er für die Frau „nichts" empfand. Sowie Gefühle der Liebe ins Spiel kamen, wurde er impotent. Nach Rinsley *diente die*

Impotenz den miteinander verknüpften Funktionen, zum einen, die symbiotische Verbindung zur Borderline-Mutter zu erhalten, und zum anderen, ihre „wirklichen" Rivalen abzuwehren (1978, S. 52). Der Patient war von seinem sechsten Lebensjahr an, kurz bevor er eingeschult wurde, von seiner Mutter beim Baden genital masturbiert worden. Offensichtlich sollte auf die Weise die Situation der Verführung durch die Mutter fortgesetzt und seine Abhängigkeit von ihr beziehungsweise seine Symbiose mit ihr verlängert werden. Ich glaube, daß diese Mutter keine Borderline-Persönlichkeit war, sondern pervers. In Kapitel 6 werden wir ähnliche Probleme kennenlernen, bei denen die von J.F. Masterson und D.B. Rinsley so bezeichnete „gespaltene Objektbeziehungs-Einheit" auf beiden Seiten am Werk ist, oder besser gesagt, im Selbst und im Objekt.

C.W. Whal (1960) berichtet von zwei Fällen von Mutter-Sohn-Inzest, die bei beiden Söhnen zur Schizophrenie führten. Nach Whals Worten besteht im Ödipuskomplex *nicht nur die Angst vor dem mächtigen, auf Vergeltung sinnenden, kastrieren-den Vater, sondern ebenso vor der alles umschließenden Mutter, die nicht nur die Brust gibt, sondern auch nimmt, genau wie das Spinnenweibchen nimmt – und die leere Hülle des Männchens als Erinnerung an ihre Ekstase zurückläßt* (S. 192). Ich halte diese Aussage für nützlich, wenngleich sie eher eine Erniedrigung der Frau darstellt als einen Versuch, ihre Nöte zu verstehen. Whal fügt hinzu: *Inzestuöse Probleme spielen bei schizophrenen Patienten eine weitaus größere Rolle bei der Entwicklung der Schizophrenie, als bisher angenommen wurde* (S. 192).

Die unterschiedlichen Reaktionen der Gesellschaft auf mütterlichen und väterlichen Inzest stehen möglicherweise mit verborgenen Prozessen im Zusammenhang, die sowohl im Unbewußten des Mannes als auch der Frau ablaufen und bereits in der Frühphase des Lebens einsetzen. Vom Augenblick der Befruchtung an macht die Frau ganz offensichtliche körperliche Veränderungen durch. Der Mann wie auch die Frau erleben eine eigenartige Welt der bewußten und unbewußten Phantasien über die Befruchtung, die Schwangerschaft und die Geburt. Durch die Schwangerschaft verändert sich nicht nur der Körper der

Frau; es kommt auch zu Erwartungen in bezug auf sie selbst, ihr Kind, ihre Objektbeziehungen und ihre persönlichen Umstände. All dies, die körperlichen Veränderungen ausgenommen, spielt sich auch im Innern des Mannes ab. Somit könnten wir sagen, daß das Baby bereits existiert, noch bevor es geboren wird.

Bislang hat man sich vorrangig für die Phantasien des Säuglings interessiert: für die Form, in der er die Welt wahrnimmt, und für seine Fähigkeit, eigene Bilder zu entwerfen. Der Frage, wie die Eltern ihr Kind wahrnehmen und in wie vielfältiger Weise sich die Geburt auf ihre Welt auswirkt, wird zum gegenwärtigen Zeitpunkt neue Aufmerksamkeit geschenkt, insbesondere im Hinblick auf Eltern, die Inzest begehen und selbst Inzestopfer gewesen sind. Im Grunde ist es ihre eigene Kindheit, genauer gesagt, die Art, wie sie von ihren eigenen Eltern behandelt wurden, die sie in ihrer Haltung gegenüber dem Neugeborenen festlegt. Wenn wir uns diese Eltern eingehender betrachten, können wir mehr über die psychogenen Faktoren von Perversionen erfahren und einen gewissen Einblick in die deutlichen Unterschiede bei der Reaktion auf den väterlichen beziehungsweise mütterlichen Inzest gewinnen.

Die Nähe der Mutter zum Baby ist so selbstverständlich, biologisch wie emotional, daß man Ambivalenzen oder Feindseligkeiten dem Kind gegenüber nicht erwartet. Weil der Vater als wesentlich distanzierter zum Kind betrachtet wird, meint man von ihm, er mißbrauche nur seine Macht, wenn er das Kind körperlich und seelisch ausnutzt. Zwar erkennt die Gesellschaft väterlichen Inzest als eine Art mancher Männer an, mit ihren Unsicherheiten umzugehen, doch neigt sie dazu, deren tiefere Motive zu übersehen. Diese Unsicherheiten haben ihren Ursprung häufig in der Kindheit. Sie rühren aus den Gefühlen des Mannes zur Mutter her. Diese Gefühle, die mit der Mütterlichkeit verknüpft sind, werden später durch die Schwangerschaft der Partnerin reaktiviert.

Warum ist es dann so schwierig, an die Existenz mütterlichen Inzests zu glauben beziehungsweise ihn für genauso bedenklich zu halten wie männlichen Inzest? Selbst in der Gruppentherapie, die einen Mikrokosmos der Gesellschaft darstellt, spiegelt sich dieses Phänomen wider: Männer wie Frauen neigen dazu, nicht nur Betroffenheit, sondern auch Schockiertheit zum Ausdruck zu bringen, wenn sie mit männlichen Inzesttätern konfrontiert werden. Sie scheinen sich mit dem kleinen Mädchen zu identifizieren und das Verhalten des Vaters als abscheulich und widerwärtig zu betrachten. Diese Reaktionen können sich sogar als therapeutisch nützlich erweisen, da sie an das Schamgefühl des männlichen Inzesttäters appellieren, wie es auch die Gesellschaft tun würde (wenn diese Reaktionen auch weniger strafenden Charakter haben, weil es sich hier um akzeptierte Gruppenmitglieder handelt). Nach einer Phase der Intoleranz zeigen die Gruppenmitglieder häufig ihre Anteilnahme.

Im Gegensatz dazu erlebt die Frau als „Inzesttäterin", daß andere Patienten ihre Probleme herunterspielen. Niemand will von ihren Leiden etwas hören, und niemand nimmt sie sehr ernst. Diese Reaktion erweist sich als sehr antitherapeutisch. Ist der Therapeut nicht bereit, diese uneingeschränkte Verleugnung für diese Frauen zu interpretieren, werden sie niemals in der Lage sein, einen Einblick in ihre Probleme zu gewinnen, geschweige denn, sich zu ändern.

Die Ätiologie der Perversion ist meiner Meinung nach eng mit machtpolitischen Gesichtspunkten verknüpft, wobei der eine Aspekt psychobiologischer und der andere sozialer Natur ist. Möglicherweise haben diese unterschiedlichen Reaktionen ihren Ursprung in der Unfähigkeit der Gesellschaft, die Frau als einen vollständigen Menschen zu sehen. Die Schwierigkeiten, sich einzugestehen, daß die Mutter ihre Macht mißbrauchen kann, könnten daher rühren, daß diese Möglichkeit vollends geleugnet wird, um so mit dieser unangenehmen Wahrheit umgehen zu können. Die Frau wird als Partialobjekt betrachtet, als bloße Zielscheibe für die perversen Absichten des Mannes. Die augenscheinliche Idealisierung, hinter der die Gesellschaft weibliche perverse Haltungen verbirgt („Frauen tun so etwas Schreckliches nicht") enthält in Wirklichkeit einen gegensätzlichen Aspekt der Erniedrigung. Die vollkommene Verleugnung der weiblichen Perversion durch die Gesellschaft spiegelt sich in der Tatsache wider, daß es bis vor kurzem keine einschlägigen Gesetze gab.

Die Untersuchung machtpolitischer Strukturen könnte den Prozeß des Verstehens der mütterlichen Funktionen neu beleben. Hätten Frauen eine traditionell gesicherte Stellung im Machtgefüge, wäre ihre Haltung Männern und Kindern gegenüber, wie gegenwärtig zu beobachten, vielleicht nicht von Schwäche beherrscht, und sie müßten diese Schwäche auch nicht in Besitzstreben und Macht umwandeln.

6 Die Hure als symbolische Mutter

Die Prostitution der Frau betrifft beide Geschlechter, und sowohl der Mann als auch die Frau haben dabei Probleme, die nicht immer klar zutage liegen. In mehr als nur einer Hinsicht gelten hier zwei verschiedene Maßstäbe. Das ist auch nicht weiter verwunderlich, da zum einen ein auf die Zahlung eines Geldbetrages lautender Vertrag abgeschlossen wird, zum anderen, weil die beiden Beteiligten in mancher Hinsicht Komplizen, in anderer aber Gegner sind. Beide stellen unterschiedliche Erwartungen an das, was scheinbar nichts als ein körperlicher Akt ist, in Wirklichkeit jedoch eine Vielzahl symbolischer Assoziationen in sich birgt. Kulturelle, soziologische und ökonomische Faktoren sind mit tief verwurzelten emotionalen Motiven verknüpft.

Es ist unmöglich, das Phänomen der Prostitution zu verstehen, wenn man das Augenmerk nur auf die Prostituierte selbst richtet oder nur auf den Mann, der zu ihr geht. Hier handelt es sich um einen dynamischen Prozeß, um eine Interaktion zwischen zwei Menschen, die beide ihre eigene Vergangenheit haben, ihre eigene gegenwärtige Situation und ihr jeweils eigenes Bedürfnis, ein gewisses Gleichgewicht herzustellen, das sie durch diesen Vertrag zu erreichen hoffen. Außenstehende und Kritiker mögen die Prostitution als prekär, schlecht oder unmoralisch betrachten; offensichtlich jedoch sehen die Prostituierte wie der Freier in ihr eine Möglichkeit, ein Bedürfnis zu befriedigen, und beide hoffen auf einen erfolgreichen und förderlichen Ausgang.

Nach meinen klinischen Erkenntnissen scheint der wichtigste Aspekt der Prostitution der zu sein, daß die Prostituierte und ihr Kunde anonym bleiben, Fremde ohne gegenseitige emotionale Verpflichtung. Diese Fremdheit kann beiden Partnern sowohl Quelle für ein unerschöpfliches Phantasiematerial sein (so etwa, dem anderen Geschlecht anzugehören), als auch ein Gefühl der „Sicherheit" vermitteln, da es weder in emotionaler noch in anderer Hinsicht zu einer engen Beziehung kommt. Ohne derartige Implikationen ist die Differenzierung der Geschlechter und die Bildung einer wirklichen Objektbeziehung unmöglich. Wir sollten indes nicht vergessen, daß hier eine finanzielle Transaktion vonstatten geht und daß dadurch beider Phantasie beeinflußt wird.

Die zwei verschiedenen Maßstäbe, die das Gesetz hier anzulegen scheint, sind uns vertraut. Für jedes der beiden Geschlechter können sie sich in beide Richtungen auswirken, wodurch der Mann und die Frau sich in einer ungleichen Position befinden. Obwohl sich Berufskollegen in hohem Maße mit den intrapsychischen Funktionen des Mannes, der zu Prostituierten geht, befaßt haben, ist diese Tatsache vom Gesetzgeber bisher jedoch kaum zur Kenntnis genommen worden. Aus Kriminalstatistiken ist ein beträchtlicher Unterschied ersichtlich zwischen der Anzahl von Frauen, die wegen Prostitution angeklagt werden, und der Zahl ihrer männlichen Pendants, den „Autostrich-Kunden", die fast nie vor Gericht gestellt werden. Trotz des Lippenbekenntnisses, das für die intrapsychische Dysfunktion der Männer abgelegt wird, die nicht nur bereit sind, für die Dienste der Prostituierten zu bezahlen, sondern darüber hinaus durch die Straßen ziehen und nach ihnen Ausschau halten, wird eben diesen Männern „rechtliche Hilfe" (Ermittlung) nicht zur Verfügung gestellt. Mit anderen Worten: Es wird zwar zugelassen, daß der Mann ungeschoren davonkommt, doch wird er vom Gesetzgeber überhaupt nicht verstanden. Wenn man davon ausgeht, daß die Gesetze sowohl für die Sicherheit des Bürgers als auch für das Wohl des Straftäters sorgen sollen, dann befindet sich der Mann nicht in der gleichen Situation wie die Frau. Anders als die Frau kann der Mann keine sozio-ökonomische Ausrede vorbringen: Er kann sich offensichtlich die Dienste einer Prostituierten leisten, während manche Frauen, die der Prostitution nachgehen, dies beispielsweise aus finanziellen Gründen tun.

Einige Forscher haben behauptet, daß Frauen, die als Prostituierte arbeiten, dies aus rein sozio-ökonomischen Gründen täten, und übersehen dabei deren emotionale Probleme; andere haben das Gegenteil behauptet – daß die einzigen Probleme, die diese

Frauen haben, emotionaler Natur seien. Mein Interesse gilt hier jedoch in erster Linie den zwei verschiedenen Maßstäben, aufgrund derer sich bei uns die Meinung bilden konnte, daß Frauen in die Prostitution gehen, um emotionale Probleme zu bewältigen, dies für Männer aber nicht zutrifft. Meine klinischen Erfahrungen deuten sogar darauf hin, daß die Frauen wie ihre Kunden in mancherlei Hinsicht auf ihre frühen Erlebnisse mit ihrer Mutter reagieren, wenn auch in unterschiedlicher Weise. Bevor ich die Belege für diese Behauptung eingehend darstelle, möchte ich einen Blick auf einige Erklärungen zur Prostitution werfen, die von Autoren verschiedener Schulen vorgelegt wurden.

Wie kommt es, daß die Prostitution bei Frauen sehr viel häufiger vorkommt als bei Männern? B. Grunberger weist auf folgendes hin: *Freud beharrte darauf, daß die narzißtische Frau „geliebt" werden möchte. Geliebt zu werden bedeutet zuvorderst, ausgewählt zu werden, und in allererster Linie, um ihrer selbst willen geliebt zu werden. Zweifellos gibt es dafür zahlreiche Gründe, so etwa das Bedürfnis, sich von Konflikte verursachender Schuld zu befreien, zu der sich J. Chasseguet-Smirgel geäußert hat . . . das ist jedoch nur ein Aspekt des weiblichen Narzißmus.* B. Grunberger sagt weiter: *Wir müssen versuchen zu verstehen, warum die Frau – selbst zum Schaden ihres starken sexuellen Verlangens – vor allem anderen narzißtische Befriedigung sucht, und warum sie sich in sexueller Weise anbietet, um geliebt zu werden, während der Mann in erster Linie dazu neigt, sexuelle Befriedigung zu suchen (der Mann liebt, um befriedigt zu werden)* (1985, S. 70).

A.C. Kinsey et al. legen die simple Erklärung vor, daß *Männer zu Prostituierten gehen, weil sie für die sexuellen Beziehungen bezahlen und andere Verpflichtungen dabei vergessen können, während der Koitus mit anderen Mädchen sie sozial und gesetzlich in einem solchen Maße verstricken könnte, das weit über das hinausgehen würde, worauf sie gewillt sind, sich einzulassen* (1948, S. 607).

Johanna Tabin geht noch einen Schritt weiter: *Wir können jedoch sehen, daß die sexuelle Verantwortung auch mit der Bindung an das Liebesobjekt gleichgesetzt werden kann und daß für einen Mann, dessen Ich-Kern nicht gefestigt ist, eine solche Nähe die Gefahr in sich birgt, verschlungen zu werden* (1985, S. 92). Ganz eindeutig beschreibt die Autorin hier das männliche Muster und die unbewußten Motive von Männern, die Prostituierte aufsuchen; die Frauen, die als Prostituierte arbeiten, läßt sie dabei jedoch außer acht.

C. Coria hat darauf hingewiesen, *daß das Geld in unserer Kultur eindeutig sexualisiert und mit Männlichkeit und Potenz in Verbindung gebracht wird.* Der Autorin zufolge *ist Prostitution gleichbedeutend mit einer Frau, die ihre Sexualität verkauft, wobei der Mann, der sie kauft, eigenartigerweise unerwähnt bleibt* (1986, S. 23).

Simone de Beauvoir sagt: *In der Prostitution kann die männliche Begierde, da sie nicht auf das Einzelne, sondern auf die Art ausgeht, sich an jedem beliebigen Körper befriedigen.* (1984, S. 534). Sie beschreibt hier offensichtlich eine Partialobjekt-Beziehung, wie sie für perverse Beziehungen charakteristisch ist, äußert sich aber in diesem Zusammenhang in keiner Weise über die Frau.

Nach T.C. Gibbens (1957) hegen Frauen, die der Prostitution nachgehen, den Wunsch, die Männer in Schweine zu verwandeln, um sich so für eine traumatische Kindheit zu rächen. Dieses Phänomen bezeichnet der Autor als den „Circe-Komplex" (S. 7).

E. Glover (1943) ist der Auffassung, daß es unmöglich ist, das Problem der Prostitution isoliert zu untersuchen, da sie, wie jedes sexuelle Problem, zwei Seiten hat und lediglich einen Teil der umfassenderen Rolle ausmacht, die die Sexualität bei den zwischenmenschlichen Beziehungen spielt. Er sagt weiter, daß das Sexualleben der Prostituierten wie auch das des Freiers einen deutlichen Anteil von Sadismus aufweist – entweder manifest oder latent –, dessen schädigende Konsequenzen auf eine unbewußte masochistische Komponente hinweisen, bei der die gegenseitige Herabwürdigung die Regel ist.

C.H. Rolph (1955) entwickelt Glovers umfassende Analyse der weiblichen Prostitution noch weiter, wenn er sagt, daß das Verlangen, den Sexualpartner zu erniedrigen, nicht nur der Frau eigen ist. Er behauptet, daß der männliche Freier ein Bedürfnis hat, die Frau beziehungsweise Mutterfigur herabzuwürdigen, und daß er zu eben diesem Zweck die Prostituierte benutzt. Folglich wird eine symbiotische Beziehung hergestellt, bei der sowohl die pathologischen Bedürfnisse der Prostituierten als auch die des Freiers befriedigt werden.

Ich bin der Auffassung, daß Männer wie Frauen in der Prostitution zuweilen unbewußt eine frühe Mutter-Sohn-Beziehung neu beleben, in der es beiden um die Symbolik körperlicher Fürsorge geht, genauer gesagt, um die Reinlichkeitserziehung des Jungen. Es wird allgemein angenommen, daß die von der Prostituierten zur Verfügung gestellten Dienste ausschließlich sexueller Natur seien, was jedoch nicht der Fall ist, wie aus den Schilderungen zahlreicher Frauen, die der Prostitution nachgehen, wie auch der Männer, die für diese Dienste bezahlen, hervorgeht. Nicht selten hat ein solches Zusammentreffen „fördernden" oder „bestärkenden" Charakter, wobei es nur in geringem Maße oder auch überhaupt nicht zum körperlichen Kontakt kommt. Geld spielt indes immer eine Rolle. Ein eindeutiger Vertrag wird abgeschlossen: Die Frau nennt den Preis, den der Mann für die zu produzierenden „Waren" zu zahlen hat. Sie ist es, die bei diesen Transaktionen, die symbolisch mit der Analität, der Beherrschung des Schließmuskels und daher mit dem Fluß der Emotionalität des Mannes assoziiert werden, die Oberhand behält.

Johanna Tabin macht einige aufschlußreiche Anmerkungen zum Hure/Madonna-Komplex, wenn sie einen zweijährigen Jungen beschreibt, der sich aufgrund seines sexuellen Verlangens nach seiner Mutter bedroht fühlt und dieses Verlangen daher verdrängt und die Mutter dabei in zwei Teile spaltet. Der eine Teil bietet ihm Unterstützung, aber keine Sexualität, während er dem anderen Teil gegenüber sexuelle Reaktionen zeigen kann, ohne fortgestoßen zu werden. Beide Teile zusammen vermitteln ihm die Illusion, ihr nah zu sein, doch nicht zu nah. Diese Spaltung kann sich beim Erwachsenen in Form von sexueller Impotenz äußern, wobei der Penis als „Partialobjekt" verwendet wird. Wie die Autorin bemerkt, *scheint der Penis des Mannes von dessen Willen unabhängig zu sein* (1985, S. 92).

Es mag für viele verwunderlich klingen, wie verwirrt und verzweifelt manche Männer sind, die Prostituierte aufsuchen. Dieser Zustand kann ein solches Ausmaß annehmen, daß sie sich um psychiatrische Hilfe bemühen. An dieser Stelle möchte ich einige der Probleme dieser Männer genauer betrachten.

Herr R., ein 38jähriger attraktiver, intelligenter verheirateter Mann und erfolgreicher Künstler, suchte mich auf, weil er ein zwanghaftes Bedürfnis verspürte, Prostituierte aufzusuchen. Je besser seine Ehe funktionierte, um so schlimmer war dieser Zwang geworden, was ihn sehr traurig und unzufrieden machte, da er, wie er sagte, seine Frau sehr liebte und sich beide in sexueller Hinsicht ausgesprochen gut verstanden. Daher konnte er sich diese „bizarre Besessenheit" nicht erklären. Es verwirrte ihn und löste tiefe Scham in ihm aus, insbesondere weil er nicht in der Lage war, mit Prostituierten den Geschlechtsakt zu vollziehen. Auch wenn es „widersinnig klingen mag", er hatte den Eindruck, daß dieser Umstand damit zu tun hatte, daß er mit seiner Frau „guten Sex" machen konnte. In dieser Tatsache sah er eine direkte Verbindung zu seinem Zwang, Prostituierte aufzusuchen.

Im Laufe der Psychotherapie wurde deutlich, daß er sehr unsicher war, auch unfähig, irgendeinem Menschen zu vertrauen, und daß er eine unsagbare Angst hatte, allein gelassen zu werden. Lange Zeit war er davon überzeugt, daß ich die Behandlung unvermittelt abbrechen würde, weil er ihrer nicht würdig sei. Gleichzeitig fürchtete und hoffte er, in jeder nur erdenklichen Weise von mir herabgewürdigt zu werden. Er war bemüht, sich wie das perfekte Kind zu benehmen, sträubte sich jedoch dagegen, über seine Probleme zu sprechen. In bezug auf die Interpretationen der Übertragung versuchte er hartnäckig, sich gegen die Einsicht zu sträuben, daß sein Motiv für die Behandlung – oberflächlich betrachtet – mit dem Ersetzen des Agierens „nach innen" durch das Agieren „nach außen" zu tun hatte. Er hatte mit anderen Worten die stille Hoffnung gehegt, daß er, indem er mein Patient wird und mich für meine fachlichen Dienste bezahlt, eine magische „Heilung" seines Bedürfnisses, Prostituierte für deren Dienste zu bezahlen, erfahren würde. Seine Psychotherapie würde somit an die Stelle seiner Perversion treten.

Während ich zuerst annahm, daß seine Ängste – analytisch gesehen – einer frühen oralen Phase angehörten, während der er sich unter Umständen vernachlässigt oder von der Trennung von seiner Mutter bedroht fühlte, wurde mir sehr bald bewußt, daß seine Ängste der späteren analen Stufe und seiner Beziehung zur Mutter während seiner Reinlichkeitserziehung zuzuordnen waren. Belege dafür zeigten sich in aller Deutlichkeit. So sprach er von seinem „Herumstreunen", dessentwegen ich ihn seiner Meinung nach heftig kritisieren würde; denn er „wußte", daß die „Waren", die er eigentlich mir liefern sollte, in Wirklichkeit an eine andere Adresse gingen. All die „schmutzigen und stinkenden Dinge" waren Sache der Prostituierten. Ich war jetzt seine tyrannische Mutter, die von ihm erwartete, daß er stets sauber war und „meine Befehle befolgte". Es war nicht ungewöhnlich, daß er während dieser Phase seiner Therapie, entweder auf dem Weg zur Sitzung oder auf dem Rückweg, zu einer Prostituierten ging. Stets erschien er dann schamerfüllt, um bei mir ein „Geständnis" abzulegen, wiederum in der Hoffnung wie in der Angst, abgewiesen zu werden, so daß er sein schmerzliches, aber ihm vertrautes Muster würde beibehalten können. Bei anderen Gelegenheiten, wenn er sich über die Unfähigkeit seiner Frau beklagte, es ihm hinsichtlich seiner sexuellen Phantasien recht zu machen, sah er in mir seinen sadistischen Vater, der ihm sagte, wie klein und hilflos er gegenüber den „Launen" seiner Mutter war.

In der Folge wurde ihm jedoch sein tiefsitzender Haß gegen seine Mutter schmerzlich bewußt. Seit seiner frühesten Kindheit hatte er sich kontinuierlich von seiner Mutter in seinen Gefühlen verletzt und sich darüber hinaus von ihr bei ihren ständigen Streitereien mit seinem Vater benutzt gefühlt, und zwar in einem solchen Maße, daß er nicht wußte, wer er eigentlich war. So stark waren seine Ängste, er könne wie sein eigener Vater werden und das zukünftige Kind wie er selbst, daß er sich sich selbst nicht als Vater vorstellen konnte. Weil er in hohem Maße von seiner Mutter abhängig und sehr leicht von ihr zu verletzen war und weil er sich so sehr davor fürchtete, sie könnte ihn in ihrer Macht mißbrauchen, ging er in seinem Haß zu Prostituierten. Für ihn gab es zwei Kategorien von Frauen: Madonnen und Huren. Seine im ersten Gespräch erwähnten „widersinnigen Gründe" sind im Grunde völlig einleuchtend. Auf die Weise schützte er nämlich seine Ehe und letzten Endes seine Frau vor seinen phantasierten sadistischen Attacken gegen seine Mutter und jetzt gegen mich. Dieses Verhalten war für ihn annehmbarer als das beängstigende Risiko, nur einem einzigen Menschen zu vertrauen und dann den Erwartungen dieses Menschen nicht gerecht werden zu können. Zu Prostituierten zu gehen, war für ihn die einzige Möglichkeit, sich vor all diesen inneren Forderungen und den sich aus ihnen ergebenden seelischen Verletzungen zu schützen. Er selbst drückte das so aus: „Um die Freuden der Liebe erleben zu können, muß man verletzbar sein und vertrauen können, ich bin dazu zu kindisch und zu selbstsüchtig."

Ein weiterer Patient, ein 28jähriger alleinstehender Mann, kam zu mir in die Behandlung, weil er nicht imstande war, eine befriedigende Beziehung zu einer Frau aufzubauen. Er suchte das Perfekte. Niemand „ist gut genug für mich", so seine Worte. Er war ein erfolgreicher Geschäftsmann, der nicht an sein „Glück" glauben konnte; dennoch fühlte er sich nicht in der Lage, sich mit seinem Vater zu messen, der sich aus dem Nichts nach oben gearbeitet hatte. Deswegen empfand er sich ständig als unzulänglich und nutzlos. Er war ein Einzelkind und sprach nur zögernd über seine Mutter, die er als eine überaus schöne Frau beschrieb. Nachdem er einige Zeit in Behandlung war, konnte er – wenn auch nur widerwillig – über seinen Drang reden, Prostituierte aufzusuchen.

Dieser Patient sah gut aus, war beredt und verfügte über einen gewissen oberflächlichen Charme; unter all dem aber steckte eine Persönlichkeit von extremer Dominanz und Unnachgiebigkeit. Obwohl er vorgab, eine mitfühlende und rücksichtsvolle Natur zu sein, konnte er auf seiner Suche nach Perfektion und Reinlichkeit bisweilen sadistische Züge annehmen. In der Therapie trat dies bei seinen Bemerkungen über jedwede Veränderung in meinem Behandlungszimmer oder auch an mir selbst zutage. Ohne offensichtlichen Anlaß schaltete er plötzlich von vollkommener Idealisierung um auf maßlose Erniedrigung. Immer wenn er mir emotional nah war, sah er mich als eine attraktive Frau und entwickelte sexuelle Phantasien über mich. Von einem Moment auf den anderen schlug seine Haltung jedoch in gröbste Diffamierung um, wobei er rücksichtslos und hartnäckig und mit aller Entschlossenheit vorging. Zu Anfang, so sagte er, hatte er mich häßlich und abstoßend gefunden. All dies Material wurde in der Übertragung behandelt, was dazu führte, daß er sich immer mehr gegen mich stellte.

Ganz offensichtlich versuchte der Patient, während einer ausgeprägten Phase negativer therapeutischer Reaktionen durch seine überaus provozierenden Bemerkungen meine therapeutischen Fähigkeiten zu zerstören. Es gelang ihm schließlich auch, indem er feindselige Bemerkungen über mein Maß an Hygiene machte, die deutlich analen Charakter hatten und meistens auf Gerüche bezogen waren. So meinte er, ich würde „stinken", hätte Mundgeruch und auch einen fürchterlichen Körpergeruch. Er weitete seine Bemerkungen auch auf den Zustand meines Behandlungszimmers aus: „es ist tuntig", „die Heizung ist undicht", oder vielleicht „hat es etwas damit zu tun, daß Sie hier rumfurzen". Seine Widerspenstigkeit war ohnegleichen. Mittlerweile war er auf dem besten Weg, seine Schlacht zu gewinnen; denn ich spürte eine maßlose und doch ohnmächtige Wut. Jedem meiner Versuche, seine projektive Identifizierung und seine schlechten inneren Objekte, die er auf mich schleuderte, zu interpretieren, begegnete er mit Spott und Gelächter. Mir wurde bewußt, daß diese Episoden eine Neuinszenierung seiner Reinlichkeitserziehung und den bitteren Kampf in diesem Lebensabschnitt mit seiner Mutter darstellten. Außerdem sah ich, daß er es erreicht hatte, daß ich mich genauso fühlte, wie er sich als kleines Kind gefühlt haben mußte, wenn seine Mutter ihm seine mangelhafte Sauberkeit vorhielt. (Ich hatte, um O.F. Kernbergs Terminologie zu gebrauchen, mit „komplementärer Identifizierung" reagiert (1980, S. 212). Die Arbeit dieses Autoren über die analytische Technik empfand ich als sehr aufschlußreich und überaus hilfreich für das Durcharbeiten meiner Gegenübertragung bei solchen Patienten).

150

Als mein Patient diese Interpretation vernahm, schlug sein Spott in tiefe Verzweiflung um. Er erzählte, seine Mutter habe vierzehn Fehlgeburten gehabt, ehe er selbst zur Welt kam. Er entwickelte Phantasien, die mit seiner Überzeugung, seine Mutter habe als Prostituierte gearbeitet, bevor sie seinen Vater heiratete, in Verbindung standen. Seine Assoziationen über mein Behandlungszimmer und meine eigene Person waren mit äußerst primitiven Phantasien über die Fortpflanzungsorgane seiner Mutter verknüpft: wie unzulänglich und schmutzig sie waren, daß sie so viele tote Kinder produziert hätten, bevor er selbst geboren wurde. Mittlerweile empfand er sich als hochgradig verunreinigt; daher strömte all dieses Gift von seinem eigenen Körper aus, da er spürte, daß er es nicht zurückhalten konnte. Bei seiner anfänglichen Bemerkung, „Nichts und niemand ist gut genug für mich", handelte es sich um eine Projektion seiner eigenen Wertlosigkeit. In seinem Drang, zu Prostituierten zu gehen, spiegelte sich der geheime unbewußte Wunsch nach der Verschmelzung mit seiner Mutter wider, die er gleichzeitig haßte und liebte. Die einzige Lösung für sich sah er darin, noch einmal geboren zu werden.

Johanna Tabin beschreibt das Verhalten eines zweijährigen Jungen, der das „schlechte" Selbst von sich aus definiert, weil er andernfalls von der „guten" Mutter verschlungen würde. Die Autorin weiter: *Der Wert des Negativismus für den Beweis des Getrenntseins bringt auch die in seinem ambivalenten Wunsch nach Nähe zu seiner Mutter enthaltene Frustration und Wut zum Ausdruck. Somit wird Sexualität mit Angst und Wut und, bei extremem Negativismus, dem Zufügen von Schmerzen und der uneingeschränkten Inbesitznahme des anderen verwechselt. Die Inbesitznahme scheint das Gegenteil des Verschlungenwerdens zu sein* (1985, S. 92). Meiner Ansicht nach läßt sich diese Beschreibung mit der bei der Prostitution gegebenen Situation vergleichen; und zwar nicht nur mit dem, was in dem Mann, der eine Prostituierte aufsucht, vor sich geht, sondern ebenso mit der Symbolik der Transaktion selbst. Mein weiter oben erwähnter Patient verhielt sich wie ein kleines Kind: In seiner trotzigen Haltung ließ er es nicht zu, daß ich eine Machtposition einnahm, und hoffte gleichzeitig, mich ohnmächtig und wütend machen zu können, so daß ich hinsichtlich meiner therapeutischen Zielsetzung vollkommen wertlos wäre. Doch konnte ich seine Situation schließlich verstehen und gewann so meine therapeutischen Fähigkeiten wieder zurück.

Ich habe mir oft die Frage gestellt, ob manche Frauen sich, wenn ihre Kinder das entsprechende Alter erreicht haben, bei der Reinlichkeitserziehung ihrer Söhne fordernder beziehungsweise aufdringlicher verhalten als bei der ihrer Töchter. Einige der Charakterzüge nämlich, die häufig mit dieser Entwicklungsphase in Verbindung gebracht werden, wie etwa Sturheit, Trotz und Konkurrenzdenken, sind bei Männern häufiger anzutreffen als bei Frauen. Ist es möglich, daß die Machtstellung gegenüber den Ausscheidungsorganen und deren Produkten kleiner Kinder des anderen Geschlechts die Neugier und die Erregung erzeugen, die für diese anders geartete Haltung und deren späteren Folgen verantwortlich sind? Oder könnte es sein, daß der Grund, warum Mädchen ihre Reinlichkeitserziehung schneller zum Abschluß bringen können, in deren anders verlaufender Libidoentwicklung zu sehen ist?

Bei der Prostitution suchen beide Seiten die Machtstellung einzunehmen. Wem kommt diese Position aber tatsächlich zu? Zunächst einmal wird von der irrigen Annahme ausgegangen, daß das Zusammentreffen notwendigerweise sexuell-genitaler Natur ist. Ich glaube, daß beide Seiten in gewisser Hinsicht einen Kompromiß schließen, wobei die sexuelle Mutter von der strengen Mutter, die den Körper des Kindes versorgt, abgelöst wird. Was den einleitenden Vertragsabschluß und – in einigen Fällen – auch, was den Ausgang betrifft, so hat die Frau eindeutig das Sagen. Der Mann geht jedoch von den gleichen Erwartungen aus. Nach seiner Ansicht ist er es, der das Sagen hat, weil er der Zahlende ist; und über den Ausgang ist er sich vollkommen im klaren. Er bezahlt für die Illusion, daß er nicht von einer alles durchdringenden Mutter vereinnahmt wird, und fühlt sich daher sicher.

Jetzt ist der Mann auf den Status eines „kleinen Jungen" reduziert, der die „Waren" – das Geld (Exkremente) – bei einer

„analen" Mutter abgeliefert hat, um so ihre ausgefallenen Bedürfnisse zu befriedigen. Er möchte sich dem Glauben hingeben, daß er jetzt für die sexuelle Befriedigung bereit ist, verhält sich aber in Wirklichkeit so, als widersetze er sich seiner Mutter bei der Reinlichkeitserziehung. E. Glover (1943) spricht von der Prostitution als einer degradierten Form der Liebe und erinnert uns daran, daß Geld unbewußt mit den Exkretionsprodukten des Körpers, die von Kindern als wertvoller Besitz angesehen werden, gleichgesetzt wird. Glover erkennt es ebenfalls an, daß *der Mann, der ein zwanghaftes Interesse an Prostituierten hat, nach wie vor auf seine alte profane Liebe fixiert ist und, ohne es zu wissen, jetzt als Erwachsener die tabuisierten Wünsche seiner Kindheit zu befriedigen sucht. Die Prostituierte ihrerseits verfolgt ähnliche unbewußte Ziele, die jedoch ehrgeizigerer Art sind. Der Freier – der fremde Mann, der für ihre Gunst bezahlt – stellt das entwertete Bild ihres Vaters dar; gleichzeitig bringt sie ihre auf heftiger Eifersucht basierende Mißbilligung der Ehe ihrer Mutter zum Ausdruck, indem sie gewissermaßen ihre eigene weibliche Währung abwertet* (S. 5).

Daß die Frau ihren Körper hergibt für *schnöden Mammon, ist sogar ein weiterer Beleg dafür, daß in der Prostitution eine primitive und regressive Manifestation zu sehen ist* (S. 7). Mir scheint, daß Glover hier der Aussage nahekommt, daß der Mann in den Prostituierten, zu denen er geht, eine Mutter sucht, die er einst als verbotenes Sexualobjekt begehrte. Weil aber diese sexuelle Befriedigung unerreichbar für ihn ist, muß er sich mit einer erniedrigten ersatzweisen Mutterfigur begnügen, die einer regredierten anallibidinösen Phase angehört.

Als Versuch, diese primitive Spaltung aufzulösen, läuft darüber hinaus beim Mann wie bei der Frau ein Prozeß der projektiven Identifizierung ab. In der Phantasie schlüpft die Prostituierte jetzt in die Rolle einer Mutter mit einem kleinen Kind – ihrem Freier –, das sich ihrer Macht unterwirft; gleichzeitig ist sie eine Hure, die diesem „Kleinen" sexuelle Befriedigung verschaffen soll. Ermöglicht wird dies durch einen Prozeß der Depersonalisation und durch gegenseitige Spaltung sowie durch die daraus resultierende Verwehrung von Emotionen. Ferner kommt es bei diesem Prozeß zu einer Unklarheit hinsichtlich der Generationen, die J. Chasseguet-Smirgel (1986) vor Augen hat, wenn sie vom analen Universum der Perversion spricht, in dem alle Unterschiede beseitigt sind, Unterschiede in den Geschlechtern und in den Generationen. In der Prostitution verwandelt sich die Frau bisweilen in eine Mutter und der Mann sich in ein Kind. Bei anderen Gelegenheiten wird aus dem Freier „der alte Drecks-kerl", mit Konnotationen von Dreck als Symbol für Geld, den einer präödipalen Phase entsprechenden Exkrementen. Bei wiederum anderen Gelegenheiten ist er der „sugar daddy", der leicht mit Oralität, Zucker und Milch in Verbindung gebracht wird; mit anderen Worten, eine Mutter, die die Frau/das Baby ernähren und so jedes ihrer/seiner ausgefallenen Bedürfnisse, die sie/es verspüren könnte, befriedigen kann. Janet Sayers (1986) hat dazu folgendes bemerkt: *Unabhängig vom Geschlecht sucht das Kind nicht nur die aktiven, sondern auch die passiven Aspekte der analen wie der oralen Lust zu wiederholen, die es aus den Interaktionen mit denjenigen, die sich zuerst um die mit diesen Lustgefühlen verknüpften physischen Bedürfnisse kümmern, gewinnt bzw. die durch diese Interaktionen im Kind „produziert" werden.* Die Autorin sagt weiter, *obwohl die Schaulust in unserer Kultur mit Männlichkeit assoziiert wird . . . sucht auch das Mädchen die voyeuristische Lust – so wie es selbst sie erlebt – desjenigen Menschen, der ihre Reinlichkeit beaufsichtigt, zu wiederholen. Wie der Junge sinnt auch das Mädchen darauf, andere bei der Verrichtung ihres Geschäftes zu beobachten* (S. 105f.).

In jedem Fall ist stets ein präödipaler perverser dyadischer Prozeß (Mutter, Kind) am Werk, doch verlangt das Ausmaß des damit verknüpften Risikos nach einem triangulären Prozeß, der durch ein strenges und strafendes Über-Ich zustande kommt: das Gesetz – ein symbolischer Vater, von dem gefordert wird, daß er seine Pflichten erfüllt. Es wird von ihm erwartet, daß er beide Seiten aus einer perversen, schädlichen Verbindung befreit und eine gewisse Ordnung herstellt. Mit anderen Worten, die Prostituierte und der Freier beleben eine „ideale", illusorische und auf geheimem Einverständnis gegründete Situation von neuem, in der die symbolische Mutter-Kind-Einheit versucht, ohne den

Ehemann/Vater auszukommen, gleichzeitig jedoch wenden sich beide bewußt gegen das Gesetz/den Ehemann/Vater und riskieren dabei, angeklagt zu werden. Der Vater indes trifft bei der Handhabung des Rechts mit seinem eigenen Geschlecht eine geheime, betrügerische Verabredung: Die Frau wird verklagt, aber der Mann in seiner emotionalen Notlage wird freigesprochen.

Bei dem Versuch, die psychischen und physischen Vorgänge zu analysieren, die in der Frau ablaufen, während sie mit ihrem Freier zusammen ist, wird sehr schnell deutlich, daß bei jeder Erklärung mehr als nur ein Muster berücksichtigt werden muß. Tatsächlich ist der bewußte wie auch der unbewußte Prozeß außerordentlich kompliziert. Ich behaupte, daß die Prostituierte und der Freier in einer von Rache und Erniedrigung bestimmten Handlung gegen die Mutter psychisch wie physisch zu Partnern werden. Diese intime und anonyme Mittäterschaft vermittelt beiden ein gewisses Maß an Befriedigung und Beruhigung. Beiden Partnern gemein ist die Spaltung in ihrer Betrachtung der Frau im Hure/Madonna-Komplex. Die Frau läßt sämtliche Emotionen aus dem Spiel, wenn sie als Prostituierte arbeitet, und ist meistens imstande, geschickt vorzugehen und vollkommene Distanz zu wahren. Dieselbe Frau kann jedoch in ihren Beziehungen außerhalb ihrer Arbeit mit viel Gefühl, Zärtlichkeit und Verbundenheit reagieren. Leider gerät sie dabei jedoch leicht in sadomasochistische Beziehungen, in denen sie ausgebeutet und häufig von ihrem Partner verprügelt wird. Sicherlich tritt diese Neigung zum Masochismus auch in den Beziehungen des Mannes zu den ihm wichtigen Menschen in Erscheinung, wenn er den Geschlechtsakt nicht vollziehen kann. Seine Impotenz wirkt sich zweifach aus: Zum einen ist sie Ausdruck seiner sadistischen Bedürfnisse, die sich auf geliebte Personen richten; zum anderen bringt sie ihn aber in eine Situation, in der er leicht gedemütigt und herabgewürdigt werden kann.

Bisweilen existiert die Prostitution nur in der Phantasie; oft ist sie Wirklichkeit, doch selbst dann muß es nicht unbedingt zum Geschlechtsverkehr kommen. Für einige Männer besteht das vorrangigste, unbewußte Motiv für ihren Besuch bei der Prostituierten in ihrer Hoffnung, auf magische Weise in einen Zustand der Glückseligkeit versetzt zu werden, in dem sie sich sicher fühlen können.

Daher behaupte ich, daß die Probleme der Prostitution nicht nur bei der Frau zu finden sind, wenngleich sie sich auf ihre innere und äußere Welt häufiger auswirken. Vielleicht wäre es zutreffender, wenn man in der Mehrzahl sprechen würde, von „Prostitutionen", zumal hier ein vielschichtiger Prozeß abläuft: Manche Frauen geben sich Phantasien und Tagträumen in bezug auf zahlreiche Aspekte des Prostituiertendaseins hin, andere verwirklichen ihre Phantasien und verdienen sich ihren Lebensunterhalt damit.

Als die primären Eigenschaften von Frauen, die als Prostituierte arbeiten, könnten, oberflächlich betrachtet, Feindseligkeit gegen die Männer und deren Verachtung gesehen werden; doch sind auch die Selbstvernachlässigung dieser Frauen und die Risiken, denen sie ihren Körper aussetzen, nicht außer acht zu lassen. Diese Risiken sind nicht ausschließlich physischer Natur; sie betreffen auch Phantasien über die psychischen Repräsentanzen ihres Körpers.

Derartige Phantasien haben sowohl konkreten als auch symbolischen Bezug, und sie weisen Merkmale auf, in denen sich die starken Depressionen und die immense Selbsterniedrigung dieser Frauen widerspiegeln. Ihr Selbstwertgefühl ist sehr gering; um es wieder anzuheben, gehen sie auf Kundensuche. Taucht ein Mann auf, und ist er bereit, für ihre Dienste zu bezahlen, erlebt sie ein unsagbares Hochgefühl. Jetzt fühlen sich diese Frauen unmittelbar erwünscht. Zwar empfinden sie diese Situation als abscheulich, aber sie sind gleichzeitig der Meinung, daß ihr Körper die einzig wertvolle Ware ist, die sie besitzen. Es ist bedauernswert, daß sie nicht die einzigen sind, die so denken.

Das Anwerben von Kunden dient somit als „Regler des Selbstwertgefühls", wie I. Rosen es für Perversionen im allgemeinen beschreibt, wenn er sagt: *Bei perversen Menschen kann die Beschaffenheit des Selbstempfindens beträchtlichen Schwankungen unterlegen sein, wobei es zu widersprüchlichen Konstellationen kommen kann, etwa in der Weise, daß ein Minder-*

wertigkeitsgefühl (verursacht von einem geschwächten Selbst) neben Vorstellungen von Omnipotenz existiert (1979b, S. 67).

Äußerungen wie die folgende, die von einer Frau stammt, die wenig später wegen Aufforderung zur Unzucht vor Gericht erscheinen sollte, sind mir nicht unbekannt:

Ich komme mir ganz mies vor, aber was blieb mir anderes übrig? Ich kam aus dem Norden, wo mich nie jemand haben wollte, man hatte auf einen Jungen gehofft. Also bin ich nach London gekommen und habe angefangen, Männer auf der Straße anzusprechen. Ich habe schon einige Male vor Gericht gestanden, immer wegen derselben Sache. Die Männer sind immer so nett, sie behandeln mich wie einen normalen Menschen. Immer wenn ich niedergeschlagen bin, gehe ich los; und ich fühle mich viel besser, wenn ein Mann mich haben will. Ich nehme nur sehr wenig, aber ich fühle mich sehr viel mehr als Frau.

Eine Frau suchte mich auf, weil sie Depressionen hatte, Selbstmordgedanken hegte und weil sie ganz allgemein das Gefühl hatte, „auf dieser Welt verloren" zu sein. Sie war eine 43jährige attraktive Frau, die vielleicht einmal schön gewesen war, aber schwere Zeiten durchgemacht hatte. Seit vielen Jahren arbeitete sie als Prostituierte und hatte mehrere Male wegen Gewalttätigkeiten und Anwerbens von Kunden in der Öffentlichkeit vor Gericht gestanden. Im Alter von siebzehn Jahren war sie vergewaltigt worden, wurde schwanger und heiratete den dafür verantwortlichen Mann – einen Dieb, der die meiste Zeit seines Lebens im Gefängnis verbracht hatte. Auch als ihre Tochter geboren wurde, war er im Gefängnis und konnte daher nicht für sie sorgen. Sie fühlte sich von ihrem Kind distanziert und war so wenig an seinem Wohl interessiert, daß sie es vernachlässigte. Ihre Mutter bot sich an, sich für eine Weile um das Kleine zu kümmern. Obwohl meine Patientin später versuchte, ihre Tochter zu sehen, ließ ihre Mutter das Kind erst gehen, als es siebzehn und mittlerweile vom Heroin abhängig war.

Als ein „ausgemachtes Schwein" beschrieb meine Patientin ihre Mutter, von der sie immer zutiefst verachtet wurde und die gleichzeitig passiv und lieblos gewesen war. Sie sagte selbst:

„Meine früheste unangenehme Erinnerung an meine Mutter ist, daß sie mich an sich drückte und sich zwischen uns ein Kissen befand. Ich war noch ein Baby, aber ich erinnere mich an den starken Druck und wie meine Lunge zusammengepreßt wurde." Sie war immer unglücklich gewesen, hatte sich zu Hause wie auch in der Schule stets ausgestoßen gefühlt. Nach ihrer ersten Ehe war sie viele Male schwanger gewesen, von verschiedenen Männern, was auch nicht verwunderlich war, da sie keinerlei Verhütungsmittel verwendete. Immer wieder besorgte sie die Abtreibung selbst, wobei sie eine Spritze benutzte, insgesamt wenigstens vierzehn Mal. Sie sagte weiter, daß ihr zwanghaftes Verlangen nach Sex dazu führte, daß sie sich dabei einem Risiko aussetzte. Ihr Mann trieb sie schließlich in die Prostitution. Sie empfand tiefen Haß für ihn, fügte sich ihm jedoch, in der Hoffnung, daß sich die Prostitution positiv auf ihre Stimmung auswirken würde. Für kurze Zeit war das auch der Fall, hinterher war ihr jedoch elender zumute als je zuvor. Ohne Erfolg versuchte sie, eine Beziehung zu ihrer ihr fremd gewordenen Tochter herzustellen, die sich gegen sie gewendet hatte, genau wie sie selbst es mit ihrer eigenen Mutter getan hatte. Doch grollte die Tochter ihr zu sehr und war zu sehr von ihren eigenen Problemen eingenommen, als daß sie eine Beziehung, in welcher Form auch immer, zulassen konnte. (Ihr mitfühlender Freund kritisierte die Tochter übrigens deswegen.) In der Hoffnung, eine gute Beziehung zu einer liebevollen Mutter herstellen zu können, die gleichzeitig mit ihren Rachegefühlen umgehen konnte, bemühte sich diese Patientin erneut um eine Therapie bei einer Frau.

Ihre lange währende Therapie gestaltete sich alles andere als einfach. Zunächst stellte sie mich auf die Probe, indem sie versuchte, mich zu verführen. Als sie damit scheiterte, wurde sie wütend und war verwirrt. Ein langer Kampf um Ablösung und Individuation trat zutage, der sich während meiner Pausen ganz besonders schmerzlich zeigte. Wie konnte ich mir etwas aus ihr machen, wenn ich fortgehen und sie sich selbst überlassen konnte, wo sie doch allein so gut wie hilflos war? So viel Schmerz und Verzweiflung diese wiederholten Situationen im Laufe der Therapie auch verursachten, so erwiesen sie sich letztendlich doch in gewissem Maße als therapeutisch wirksam. Denn schließlich erkannte sie, daß ich mein eigenes Leben führte und meine eigenen Bedürfnisse hatte und daß ich nicht dazu da war, um von ihr verführt zu werden, und auch nicht, um sie mit meinen eigenen emotionalen Forderungen auszubeuten. Weil sie sich darüber bewußt war, daß ich es ihr zutrauen konnte, allein zu sein, und daß ich mein eigenes und unabhängiges Leben hatte, konnte sie sich frei genug fühlen, ihre Wünsche und Bedürfnisse selbst zu erkunden.

Eine andere, 28jährige Frau suchte mich auf, weil sie seit der Geburt ihres mittlerweile neun Monate alten Kindes den Geschlechtsverkehr mit ihrem Mann nicht mehr genießen konnte, worüber sie überaus besorgt war, da sie den Vater ihres Kindes sehr gern hatte und befürchtete, er könne es leid werden und von zu Hause fortgehen.

Später erzählte sie mir, daß sie und ihr Mann seit vielen Jahren immer wieder mit dem Gesetz in Konflikt geraten wären. Er war berufsmäßiger Bankräuber, sie arbeitete als Prostituierte. Es war ihnen möglich gewesen, beide Tätigkeiten miteinander zu verbinden und das Beste daraus zu machen, solange sie zusammen waren. Diese Kombination war durchaus passend, da beide durch ihre jeweilige Beschäftigung in symbolischer Weise ihre Wut auf die Mutter und ihren Angriff gegen den Vater zum Ausdruck brachten. Ihr Mann, der Bankräuber, drang in einen mütterlichen Körper ein und raubte etwas, was nicht ihm, sondern dem Vater bzw. der Bank gehörte – ein Symbol väterlicher Autorität, voll von Geld, Manneskraft und Macht.

Die Patientin bezeichnete ihre Beziehung als die erste erfreuliche in ihrem Leben. Eine so starke Bindung entwickelte sich zwischen ihnen, daß sie sich ein gemeinsames Kind wünschten. Keiner von beiden konnte es jedoch vorhersehen, daß ihre Arbeit dadurch ein Ende finden würde. Und so stellte sich zu beider Verdruß heraus, daß meine Patientin durch die Geburt ihres Sohnes jede Lust am Sex verloren hatte. Entgegen ihrer Natur ekelte sie sich nicht nur, mit ihrem Mann, sondern auch mit irgendeinem Freier zu schlafen. So sehr war sie davon angewidert, daß sie ihren Lebensunterhalt nicht länger auf diese Weise bestreiten konnte, während ihre sexuelle Beziehung zu ihrem Mann so prekär geworden war, daß sie fürchtete, es könnte zur Trennung kommen. Die Frau war von ihrem Kind emotional so sehr in Anspruch genommen – was sie selbst wie auch ihren Mann beunruhigte –, daß beide sich einem größeren Einkommensverlust sowie einer Verschlechterung ihrer Beziehung gegenübersahen. Aus diesem Grund war sie zu mir gekommen.

In ihrer frühen Kindheit hatte die Patientin emotionale Entbehrungen hinnehmen müssen, was zum Teil ihre Arbeit als Prostituierte erklärte. Ihre gesamte Besetzung war jetzt durch das Stillen auf ihr Kind gerichtet. Daher fürchtete sie, daß sie, wenn ihr Körper zu irgendeinem anderen Zweck benutzt würde, nicht mehr in der Lage wäre, sich in angemessener Weise um ihr Kind zu kümmern, und so seine normale Entwicklung beeinträchtigen würde. Offensichtlich hatte ihr die Mutterschaft, indem sie sich stark mit ihrem Kind und seinen emotionalen und physischen Bedürfnissen identifizierte, eine Möglichkeit zur Auflösung ihrer früheren Spaltung an die Hand gegeben.

In diesem speziellen Fall schien es mir am aussichtsreichsten, der Frau und ihrem Mann gemeinsame Sitzungen anzubieten. Manchmal brachten sie auch ihr Kind mit, das hin und wieder von der Mutter gestillt wurde. Weil beide im Laufe der Therapie zu einem besseren Verstehen der Familiendynamik gelangten, war es möglich, daß sie doch zusammenblieben. Er konnte sich eine normale Arbeit mit einem geregelten Einkommen beschaffen, sie nahm eine Teilzeitstelle an. So konnte sie sich um das Kind kümmern und schließlich auch auf die intimen Bedürfnisse ihres Mannes reagieren. Auch sah sie keinen so großen Widerspruch mehr zwischen seinen Bedürfnissen und der emotional-biologischen Einheit zwischen ihr und ihrem Kind, die mittlerweile auch von ihrem Mann als befriedigend erlebt wurde.

Meiner Ansicht nach ist die Art der Spaltung, wie diese Patientin sie erlebt hatte, mit dem Tabu des mütterlichen Inzests verknüpft. Wenn wir uns an einige der im zweiten Kapitel beschriebenen Phantasien während des Orgasmus erinnern, dann ist es als bedeutsame Wirklichkeit anzusehen, daß manche Frauen das Baby, das bereits vorher in ihrem Körper geborgen war, wieder in sich aufnehmen. Gibt es einen Moment der Rückkehr zum Beginn des Lebens? Es ist grad so, als würde sich ein Kreis schließen – Geburt und Tod –, und die Folge in der Phantasie ist der Tod des Sohnes. Daher lassen diese Frauen es in ihrer „Distanz" zu, daß ein Fremder – ihr Freier – das Innere ihres Körpers in sadistischer Weise angreift, da Liebe ja nicht im Spiel ist, sondern auf beiden Seiten nur Gefühle des Hasses lebendig sind. Diese Haltung entspricht ihrer Auffassung, daß sie es nicht verdiene, für ihren von ihr gehaßten Körper etwas Positives zu empfinden. Folglich greift sie im Prozeß der projektiven Identifizierung mit ihrem Freier den Körper ihrer eigenen Mutter an. Bisweilen jedoch, wie im Falle dieser Patientin, kommt es zu einem Prozeß der Identifizierung mit einer „idealen" Mutter, indem sie selbst Mutter wird. In diesem Fall hinderte sie das Bild der „idealen" Mutter daran, daß sie bei Freiern irgendein Risiko einging. Immerhin stand ihr Selbstwertgefühl auf dem Spiel. Die Geburt dieses Kindes hatte ihr von innen heraus das Gefühl gegeben, gebraucht zu werden, da das Baby echte Forderungen an sie stellte, wodurch es zu zahlreichen unerwarteten Situationen emotionaler und physischer Befriedigung kam, die sie nicht aufgeben wollte.

In meiner therapeutischen Arbeit mit Frauen, die als Prostituierte arbeiten, bin ich diesem Phänomen häufig begegnet. Trotz ihrer emotionalen Entbehrungen und ihrer Unfähigkeit, ein weibliches Ich-Ideal zu bilden, ist es manchen dieser Frauen gelungen, sich ein mütterliches Ich-Ideal zu schaffen. So unbeständig und schwankend es auch ist, für sie bedeutet es ihre Rettung in ihrer Funktion als Mutter.

Dinora Pines schildert eine ähnliche Erkenntnis aus ihrer Behandlung „normaler neurotischer" Frauen: *Bei einigen Frauen kann die Geburt des ersten Kindes, insbesondere wenn es sich um einen Jungen handelt, zu Komplikationen in ihren sexuellen Beziehungen als* Erwachsene *führen, da die Mutter Probleme haben könnte, ihren Körper sowohl für ihr Lustempfinden mit ihrem Sexualpartner als auch zur Ernährung des Kindes zu gebrauchen. Viele Frauen reagieren auf das Stillen eines Kindes mit sexueller Erregung, weswegen sie sich schämen und Schuld-*

*gefühle entwickeln. Daher kann eine Frau nach der Entbindung
frigide werden, wenn es ihr Schwierigkeiten bereitet, ihre sexuelle Reaktion als erwachsene Frau mit ihrer körperlichen Reaktion als Mutter in Einklang zu bringen, was zu Problemen in der
Ehe führen kann* (1986, S. 5). In meiner eigenen klinischen
Arbeit habe ich Frauen erlebt, die mit ihren Kindern alles andere
als Scham und Schuld empfinden: nämlich eine grenzenlose
Glückseligkeit, die sie durch nichts, was sonst noch um ihren
Körper konkurrieren könnte, zerstören lassen wollen.

Viele Frauen aber, die in eine ähnliche Notlage geraten, daß
sie schwanger werden, während sie als Prostituierte arbeiten,
haben dieses Erlebnis nicht. Ihre Depressionen und ihr Gefühl
der Unwürdigkeit sind so stark, daß sie meinen, sie seien es nicht
wert, Befriedigung zu erfahren, weder in der Schwangerschaft
noch in ihrer Beziehung zu ihrem Kind. In eben dieser Situation
tritt das Gefühl der Unwürdigkeit deutlich zutage, und zwar als
Folge einer Identifizierung mit einer „schlechten" und lästigen
Mutter, wie in der folgenden klinischen Fallgeschichte.

Eine Patientin bemühte sich wegen ihrer schweren Depressionen von sich aus um eine Psychotherapie. Sie hatte bereits viele
Selbstmordversuche hinter sich: „Es gab nichts, wofür es sich zu
leben lohnte." Sie arbeitete nach wie vor als Prostituierte, ihr
Ersuchen um Hilfe hatte nach ihrer eigenen Aussage jedoch
„nichts damit zu tun". Sie war 46 Jahre alt und hatte emotional
wie auch sozial einen überaus entbehrungsreichen Hintergrund,
da sie sich bereits seit ihrem achten Lebensjahr, als ihr Vater
plötzlich gestorben war, um ihre Mutter kümmern mußte. In der
Zeit davor hatte sie zahlreiche gewalttätige Auseinandersetzungen miterlebt, wenn ihr Vater völlig betrunken nach Hause kam
und ihre Mutter verprügelte. Ihre Mutter sagte immer wieder:
„Hätte ich doch nur einen Jungen zur Welt gebracht, der könnte
sich um mich kümmern."

Meine Patientin war das einzige Kind und wurde als „Dreck"
betrachtet. Sie hatte sich nicht nur unerwünscht gefühlt, sondern
sah sich auch selbst als große Belastung für ihre Eltern. Als sie
dreizehn war, wurde sie zur Arbeit geschickt, weil sie für ihre
Mutter und sich selbst den Lebensunterhalt verdienen mußte.

162

Sie begann ein Verhältnis mit einem verheirateten Mann, der ihr den Rat gab, als Prostituierte zu arbeiten. Sehr bald schon lernte sie einen ihrer Freier kennen. Damit er ihr legitimer Zuhälter werden konnte, wollte er sie heiraten. In der Ehe sah sie die Möglichkeit, als „eine richtige Frau" anerkannt zu werden, was sie um ihrer Mutter willen wollte. Sie hatte sich bereits dazu verpflichtet gefühlt, die Rolle der Mutter ihrer eigenen Mutter zu übernehmen, daher bedeutete die Sorge für ihren Mann nichts anderes, als daß sie sich um eine weitere Mutter kümmerte. Diese Funktion erfüllte sie mit viel Zärtlichkeit und Liebe. Ihrer Mutter zuliebe erfand sie für sich selbst ein zweites Leben: Obwohl sie als Prostituierte für ihren Mann arbeitete, gab sie ihrer Mutter gegenüber vor, jede Nacht als Kassiererin in einem Restaurant zu arbeiten. Sie konstruierte sogar Figuren und beschrieb sie ihrer Mutter in allen Einzelheiten: einen Küchenchef, viele Kellner und alle Stammgäste des Restaurants. Jeden Morgen nach einer „aber wirklich" durchgearbeiteten Nacht mit vielen verrückten Freiern, die von ihr erwarteten, daß sie bei allen nur erdenklichen sadomasochistischen Spielen mitmachte, kam sie nach Haus zu ihrem Mann, dem sie ihre Einnahmen übergab, und zu ihrer Mutter, die sie mit lustigen Geschichten über ihre nicht existierende Arbeit im Restaurant „unterhielt". In Wirklichkeit „bediente" sie Kunden und „fütterte" sie, somit war die Metapher nicht sehr weit von der Wahrheit entfernt.

Diese Patientin näherte sich ihrer Mutterschaft mit allen nur vorstellbaren Bedenken und zwiespältigen Erwartungen. Sie brachte einen Jungen zur Welt, den sie von Anfang an mit tiefster Verachtung behandelte, da sie sich für unfähig hielt, mit ihm fertig zu werden, und verspürte ein heftiges Schuldgefühl, weil sie jetzt das hatte, was ihre Mutter so sehr für sich selbst haben wollte. Sie konnte es nicht zulassen, daß sie ihre Freude an diesem Kind hatte, sondern mußte ihn statt dessen – weil er eine Verlängerung der enttäuschten Erwartungen ihrer Mutter darstellte – schlecht behandeln. Er war der einzige ihr nahestehende Mensch, demgegenüber sie das sadistische Verhalten ausagieren konnte, das sie selbst zu erdulden hatte: von ihrer Mutter, die immer gegen sie gewesen war, von ihrem Vater, der sie nie anerkannt hatte, und später von einem parasitären Ehemann, der von ihrem „unmoralischen Einkommen" lebte. Der hohe Preis, den sie für die schlechte Behandlung ihres Sohnes zu zahlen hatte, bestand darin, daß er schließlich nicht nur Drogenhändler und Zuhälter wurde, sondern auch begann, seine Mutter zu erpressen.

Dieser Patientin fiel es ungemein schwer, der Therapie irgendeinen Sinn abzugewinnen. Sie war entschlossen, an ihrer unterwürfigen Rolle festzuhalten und sich selbst als Opfer zu betrachten; wieviele Deutungen in diesem Zusammenhang auch gegeben wurden, an ihrer Fähigkeit zur Einsicht änderte sich nichts. Sie fühlte sich des besseren inneren Lebens, das eine Psychotherapie ihr bieten könnte, nicht würdig und brach die Behandlung in der Überzeugung ab, daß diese nur bei Frauen der „Mittelschicht" funktioniere.

Es gibt auch andere Umstände, unter denen Frauen angeblich nach einer Belohnung suchen, die in Wirklichkeit aber nur eine Bestrafung verhüllt oder zu einer solchen führt. So ist es etwa bei Frauen, die bei ihrer Arbeit als Prostituierte soviel Leichtsinn an den Tag legen, daß sie sehr schnell aufgegriffen werden.

Wenn diese Frauen wegen Aufforderung zur Unzucht vor Gericht erscheinen, sind sie der Meinung, daß bereits durch die Anklage selbst alle gegen sie eingenommen sind und daß es niemand interessieren wird, etwas über sie selbst, ihre Erziehung, ihre emotionalen Bedürfnisse und über ihre persönlichen Umstände zu erfahren. Diese Frauen sind von einer solchen Mutlosigkeit, daß sie, weil sie kein wirkliches Verständnis erwarten, das Gericht für gewöhnlich dazu bringen, gemeinsame Sache mit ihren qualvollen inneren Bedürfnissen zu machen, indem sie sich einem unverhältnismäßig harten Urteil fügen. Die Gesellschaft begegnet auch tatsächlich nicht nur ihrem Verhalten, sondern auch ihrer Unfähigkeit, sich selbst zu verteidigen, mit soviel Feindseligkeit, daß sie nicht imstande ist, zwischen ihrem Verhalten und ihrer Persönlichkeit zu unterscheiden. Folglich haftet ihrer Verurteilung eine unbewußte Anerkennung ihres Verhaltens wie auch ihres Bedürfnisses nach Strafe an, was für notorische Prostituierte nicht zutrifft.

Wer eine Straftat begangen hat, hört sein ganzes Leben lang von anderen, was bei ihm nicht in Ordnung ist. Stets haben sie eine Moralpredigt zur Hand, denn, wie D.W. Winnicott gesagt hat: *Die Neigung zu antisozialem Verhalten wird durch ein ihr innewohnendes Element gekennzeichnet, durch das die Umwelt dazu veranlaßt wird, eine wichtige Position einzunehmen.* Er sagt weiter, daß *die Neigung zu antisozialem Verhalten Hoffnung impliziert* (1956, S. 309). Obwohl wir erkennen können, daß das „illegale" Verhalten dieser Frauen häufig, zumindest zum Teil, ein Produkt ihrer emotionalen Entbehrungen ist und daß diese Frauen ihrer Arbeit zuweilen in der Hoffnung auf einen magischen Ausgang nachgehen, scheinen andere nicht damit aufhören zu können, ihnen zu sagen, wie schlecht sie sind.

In dieser Situation befand sich eine 27jährige Frau, die, als ich sie vor vielen Jahren zum ersten Mal sah, wie sechzig aussah. Sie war aufgrund mehrerer Fälle von öffentlichem Anwerben von Kunden angeklagt, weshalb sie zwecks Erstellung eines psychiatrischen Gutachtens an mich überwiesen worden war. In ihrer Art der Prostitution kam eine Haltung äußerster Mutlosigkeit und Selbsterniedrigung zum Ausdruck: Für sehr wenig Geld vollzog sie im Park in der Nähe ihrer Wohnung die Fellatio. Aus der Befragung zu ihrer sozialen Situation erfuhr ich, daß diese Frau mehrere Male aufgrund Anklagen wegen Prostitution vor Gericht gestanden hatte und daß sie, immer wenn sie niedergeschlagen war, entweder zurück in die Prostitution ging oder aber davonlief. Ihre Lebensumstände wurden als „furchtbar" beschrieben. Sie hatte einen 29 Jahre älteren Mann geheiratet, der sie irgendwann von der Straße aufgelesen und ihr versprochen hatte, sich ihrer anzunehmen; in Wirklichkeit war er ein Landstreicher, der in ihr eine Gelegenheit sah, zu Geld zu kommen und eine Begleiterin in seinem eigenen Elend zu haben. Die Mutter meiner Patientin brachte sie zur Welt, als sie siebzehn war. Nach der Geburt wurde sie zu ihrer Großmutter mütterlicherseits gegeben, an der sie sehr hing. Der Vater war unbekannt. Ihr Fortlaufen von zu Hause und ihre Zuneigung zu ihrer Großmutter traten an mehreren Stellen der Befragung zu ihrer sozialen Situation zutage.

Diese Frau hatte zwölf Fehlgeburten gehabt und fühlte sich unwürdig, Mutter zu werden. Sie meinte sogar, daß ihr überhaupt nichts zustehe, nicht einmal ein psychiatrisches Gespräch. Als sie zu ihrer ersten Sitzung in mein Zimmer kam, wirkte sie sehr zurückhaltend, mißtrauisch und unsicher. Sie saß auf der Kante des Sessels, war sehr rot im Gesicht, schwitzte stark, und ihre Hände und Beine zitterten leicht. Ihre ersten Worte waren: „Hören Sie, Frau Doktor, ich mache es bestimmt nicht wieder. Ich möchte nicht, daß Sie wegen mir Ihre Zeit verschwenden. Ich bin sicher, daß es sehr viele Menschen gibt, die wirkliche Probleme haben." Als sie dies sagte, sah ich, daß sie keine Zähne mehr hatte, und ihr körperliches Erscheinungsbild glich dem einer älteren Frau. (Die Selbsterniedrigung, die wir anschließend durcharbeiteten, zeigte sich bereits in ihrer äußeren Erscheinung.) Und wieder murmelte sie so etwas wie: „Ich schäme mich so. Ich mache es bestimmt nicht noch einmal." Offensichtlich sagte sie dies, um ihr Gegenüber zufriedenzustellen: Bereits jetzt fügte sie sich dem „Gesetz" und erwartete, verdammt zu werden. Es ging ihr nicht darum, wirklich verstanden zu werden, sondern nur darum, daß ihr „gesetzwidriges" Verhalten zumindest ein wenig akzeptiert wurde.

An dieser Stelle würde ich dieses allgemeine Merkmal, das sich bei Frauen zeigt, die mit dem Gesetz in Konflikt geraten, gern etwas näher beleuchten und besonderes Augenmerk auf die innere Welt von Frauen richten, die irgendwann in ihrem Leben der Prostitution nachgegangen sind. Als Prostituierte ist die Frau nicht fähig, sich als unabhängiges, geschweige denn als sexuelles Wesen zu sehen. Ihr Selbstwertgefühl ist sehr gering, sie ist depressiv und setzt als Abwehrmechanismen die Projektion und die Spaltung ein. Die tiefe Verachtung, die sie der Gesellschaft entgegenbringt („Die sind mir alle scheißegal"), verdeckt eine massive Projektion ihrer eigenen Selbstvernachlässigung. Ist sie es doch, die geächtet, isoliert, verachtet und schließlich dingfest gemacht wird. Weil sie ein sehr großes Bedürfnis nach einer starken Reaktion von außen hat, neigt sie dazu, die Außenwelt als etwas ihr Aufgezwungenes zu betrachten. Ganz gleich, wie negativ oder wie hart diese Reaktion auch sein mag, sie vermittelt ihr in ihrem tagtäglichen Dasein die narzißtische Unterstützung, die sie aus sich selbst heraus nicht erfahren kann.

Die meisten Berufe, wie sehr sie unsere Zeit, unsere emotionale Beteiligung und unsere körperlichen Kräfte auch in Anspruch nehmen mögen, lassen uns dennoch die Möglichkeit, unser öffentliches von unserem privaten Leben zu trennen. In der Vertrautheit unseres Privatlebens füllen wir unsere psychischen und physischen Ressourcen wieder auf. Einer Frau, die als Prostituierte arbeitet, ist das nicht möglich; sogar das genaue Gegenteil ist der Fall. Dieser Aspekt ihrer Leidenssituation tritt in dem Moment zutage, wenn sie vor Gericht erscheint, wo ihr Privatleben vor der Öffentlichkeit ausgebreitet wird. Da ihr Beruf es mit sich bringt, daß sie ihren Freiern eine Befriedigung sehr intimer Natur anbietet und sie ihm gibt, müssen ihre eigenen privaten Bedürfnisse ignoriert werden. Alles Private wird öffentlich, hierin besteht das Wesen des Konflikts. Manche Frauen hoffen unbewußt, daß sie, nachdem ihre Probleme erst einmal anerkannt und öffentlich bekannt sind, Hilfe zur Verfügung gestellt bekommen, wenngleich dies für gewöhnlich nicht geschieht.

B. Grunberger porträtiert den Narzißmus als einen autonomen Trieb, der zwei Komponenten aufweist, eine „hedonistische" Selbstliebe und eine „letale" Komponente, *die sich in psychischen oder psychosomatischen Veränderungen herausbilden kann und in schweren Fällen mit dem Tod enden könnte.* Der Autor weigert sich, diese „letale" Komponente mit dem Masochismus gleichzusetzen, da er im Masochismus eine relativ fortgeschrittene Form der Objektbeziehungen und diesen daher als im Kontrast zum Narzißmus stehend sieht. Seiner Ansicht nach weist diese „letale" Komponente Merkmale der *Objektkontrolle, der Aggressivität, der Allmacht* (1982, S. 88, Anm.) auf. Ich glaube, daß Frauen, die der Prostitution nachgehen, nicht die „hedonistische", sondern die „letale" Komponente des Narzißmus suchen. Ganz sicher versuchen sie nicht, Objektbeziehungen herzustellen, da es sie in der Welt ihres Berufes überhaupt nicht gibt. P. Aulagnier (1966) hat uns daran erinnert, daß es bei der Perversion zu einer Abwertung der narzißtischen Lust kommt:

Je deutlicher die Perversion mit Dreck, Dekadenz, Schmerzen und Demütigung verknüpft ist, desto deutlicher wird sie wie eine Märtyrerkrone getragen, der Umkehrung des Narzißmus. Der Autorin zufolge *sagt die perverse Frau, die im erotischen Spiel „zu weit gegangen" ist, wahrscheinlich, daß sie es tat, „um Lust zu bereiten"; wenn sie Lust schenkt, kommt dies einem Holocaust gleich, einem dem Gott der Lust geweihten Opfer* (S. 75).

Besitzer von Bordellen oder ähnlichen Einrichtungen scheinen das komplizierte Wesen dieser narzißtischen Entwertung sehr gut zu „kennen": Immer wieder erzählen sie den „Mädchen", daß sie etwas ganz Besonderes und Einmaliges sind. Sie bringen sie sogar dazu, daß sie miteinander konkurrieren, um zu sehen, wieviele „Macker" sie in einer Nacht für sich verbuchen können. Diese Falle empfinden diese Frauen als einen unwiderstehlichen Reiz. In eben dieser Situation fühlen sie sich „lebendig", erregt und voller Energie. Daher blüht das Geschäft des Bordellbesitzers. Die Frauen aber fühlen sich hinterher genarrt, was sie dann auch zugeben. Und alles ist wieder so, wie es vorher war, wenn nicht schlimmer; selbst das Geld hat seinen finanziellen Wert verloren und wird, manchmal im wahrsten Sinne des Wortes, zum Fenster hinausgeworfen.

Während meiner gesamten klinischen Arbeit habe ich Frauen aller Bevölkerungsschichten Phantasien über die Prostitution erzählen gehört. Ich habe Frauen untersucht, die gegen ihren Willen zwecks Erstellung eines psychiatrischen Gutachtens zu mir kamen, nachdem sie wegen Aufforderung zur Unzucht angeklagt worden waren. Ich habe Frauen behandelt, die aus eigenem Entschluß eine Psychotherapie anfingen und die irgendwann in ihrem Leben als Prostituierte gearbeitet haben. Andere kamen, als sie noch immer „dabei" waren. Sie alle hatten jedoch eines gemeinsam: Sie konnten ihr Privatleben nicht mit ihren Freiern teilen. Beispielsweise konnten sie nicht offen darüber reden, wie sehr sie der Gedanke, alt zu werden, bedrückte. Das Wesen ihres Berufes verlangt nämlich von ihnen, daß sie Fröhlichkeit und Jugendhaftigkeit zur Schau tragen.

Oft habe ich von Frauen mittleren Alters, die der Prostitution nachgehen, gehört, daß sie sich gezwungen sehen, Anzeichen des Alterns zu verbergen, weil ansonsten ihre Einnahmequelle automatisch versiegen würde. (Schwieriger ist es, sich andere Ursachen des Schmerzes einzugestehen.) Eine 42jährige Patientin von mir sagte: „Ich werde den Strich aufgeben müssen, oder ich müßte irgendwelche abartigen Sachen bringen, weil ich nämlich als alte Schrulle betrachtet werde." Das also bleibt den Frauen, die diesem Beruf nachgehen, wenn sie in die Jahre kommen, obgleich sie doch gerade in dieser Zeit mehr Bestärkung ihrer selbst benötigen als je zuvor. Und wieder läuft die biologische Uhr mit Höchstgeschwindigkeit.

Psychoanalytiker stellen sich oft die Frage, ob es bei der Frau sexuelle Perversionen gibt. Warum ist dann die Prostitution unter den Frauen eine wesentlich häufigere Erscheinung als unter den Männern? Meiner Ansicht nach ist die Antwort die, daß die weibliche Prostitution als weibliche Perversion betrachtet werden kann. Ich würde sagen, daß die meisten Patientinnen, mit denen ich gearbeitet habe und die als Prostituierte tätig gewesen sind, eine unsagbare Leere in sich fühlen. Wenn diese Leere unerträglich wird und diese Frauen in Depressionen verfallen, wenden sie sich der Prostitution zu, aus der sie dann ein Hochgefühl gewinnen, wodurch wiederum ihr Selbstwertgefühl ansteigt – wenn dieses Gefühl auch nur von kurzer Dauer ist, da es ein „falsches Selbst" speist und direkt von einem Gefühl der Sinnlosigkeit und des Verlassenseins ersetzt wird.

Manche Frauen, die als Prostituierte arbeiten, beschreiten dabei den Weg der Selektion und der Perversion, wie es auch einige Männer tun. Dieser Weg weist ähnliche Merkmale auf wie die traditionelle Definition der Perversion, bei der es zu einer Karikatur intimer Beziehungen kommt. Dabei hat die Frau eine Reihe perverser Vorstellungen, die sich auf diverse symbolische Vorgänge beziehen. Sie ist verbittert, zuversichtlich und bereit, Rache zu üben. Diese Rache, die oberflächlich betrachtet gegen sozio-ökonomische Unterwerfung und gegen eine Männerwelt gerichtet zu sein scheint, zielt in Wirklichkeit auf ihre Mutter ab. Ihr Verlangen nach Rache ist gleichzeitig ein Verlangen danach, das Sagen zu haben und über bewußte Macht zu verfügen sowie eine unbewußte Erniedrigung ihrer selbst und ihres Geschlechts. Genau wie ein männlicher Perverser erlebt sie ein Hochgefühl, wenn sie mit ihrem Freier zusammen ist; Niedergeschlagenheit und Verzweiflung lassen jedoch nicht lange auf sich warten. Es handelt sich hier um einen unbewußten Prozeß, bei dem sie – um keine seelischen Schmerzen leiden zu müssen – die Mittel der Verleugnung, Spaltung, Depersonalisation und Derealisation einsetzt. Die Frau fühlt sich herabgewürdigt und zu niedergeschlagen, als daß sie Phantasien der Rache gegen die Männer hegen könnte, wie im allgemeinen behauptet wird. Was sie in Wirklichkeit empfindet, ist Verachtung für sich selbst und für ihr Geschlecht; und in eben dieser Situation identifiziert sie sich mit ihrem männlichen Freier.

7 Die Hure als Ersatzmutter: Überlebende des Inzests

Es ist nichts Ungewöhnliches, in der frühen Lebensphase von Frauen, die als Jugendliche und Erwachsene als Prostituierte gearbeitet haben, auf eine Inzestsituation zu stoßen. Das soll selbstverständlich nicht bedeuten, daß alle Inzestopfer Prostituierte werden, oder umgekehrt. Prostitution ist jedoch wie viele Autoren gezeigt haben, eine häufige Folge des Vater-Tochter-Inzests.

Der Ciba Foundation (1984) zufolge geht aus den meisten klinischen Studien hervor, daß es sich bei den Langzeitfolgen, unter denen Inzestopfer zu leiden haben, in erster Linie um Promiskuität und sexuelle Kälte handelt, gepaart mit einer Unfähigkeit, dauerhafte emotionale und sexuelle Beziehungen herzustellen. Ich möchte die Gruppe „ohne Folgeschäden", zu der ich aufgrund des Wesens meiner Arbeit kaum Zugang habe, an dieser Stelle unberücksichtigt lassen. Jedoch hat es den Anschein, daß Mädchen, die einst Inzestopfer waren und nicht unter ernsthaften Folgen zu leiden haben, nie irgendwelche Vorhaltungen gemacht und während ihrer Kindheit von Freunden und Familienmitgliedern vorbehaltlos unterstützt wurden: ein wichtiger Faktor, der nicht außer acht gelassen werden darf und der in sehr engem Zusammenhang mit sozialen und kulturellen Bedingungen steht.

Ich bin der Auffassung, daß Mädchen, die einmal Inzestopfer waren, nur sehr wenige Alternativen zur Prostitution sehen, wenn sie das Erwachsenenalter erreichen. In jedem Fall wird ihr Körper aber sehr heftig reagieren, und zwar entweder mit einer Übersteigerung der Libido oder mit der vollständigen Unterdrückung der Sexualität. Ihre ernsten Probleme reichen von der Prostitution bis hin zu chronischen psychosomatischen Symptomen. In meiner zwanzigjährigen Arbeit konnte ich akute psychopathologische Fälle beobachten. Positiveren Folgen jedoch als etwa dem Fehlen sexueller und emotionaler Konflikte bin ich bei Erwachsenen, die eine Inzestsituation überlebt haben, nie begegnet.

Man könnte meinen, bei den beiden Folgeschäden, Promiskuität und sexuelle Kälte, handele es sich um zwei einander vollkommen entgegengesetzte Erscheinungen, doch sind sie sehr eng miteinander verknüpft: Ich habe viele Frauen getroffen, die selbst promiskuitiv oder in promiskuitive Situationen verwickelt sind und deren Probleme mit sexueller Kälte zu tun haben. Meistens nämlich geht Promiskuität mit Frigidität einher und Prostitution mit sexueller Kälte, die wiederum zu promiskuitivem Verhalten und perversen sexuellen Phantasien führt.

Werfen wir zunächst einen Blick auf die „Lösung" Prostitution. Die unterschiedlichen statistischen Angaben zeigen ein verworrenes Bild, das dem Wesen des Problems jedoch durchaus entspricht – der Verschwiegenheit nämlich, die den Inzest umgibt. Sloane und Karpinski (1942) stellten fest, daß jedes dritte der von ihnen untersuchten weiblichen Inzestopfer später der Prostitution nachging. Gagnon (1965) kam zu dem Ergebnis, daß 80 Prozent der Frauen, die er untersuchte, ernsthafte sexuelle Probleme hatten, einschließlich der Prostitution. 15 Prozent der von Lukianowicz (1972) untersuchten Inzestopfer wurden später Prostituierte. Goodwin zitiert: Studien über Prostituierte haben ergeben, daß es sich bei 59 Prozent dieser Frauen um Inzestopfer handelt (1982, S. 4); auch Peters (1976), der hier ebenfalls Forschungsarbeit geleistet hat, spricht von der Prostitution als einer Folgeerscheinung des Inzests. Für Justice und Justice ist die Prostitution eine der möglichen Folgen, die ein Inzestopfer als Erwachsener zu erwarten hat. Die Autoren weiter: Das Wesen der Prostituierten stimmt mit dem Bild überein, das diese Frauen von sich selbst haben: verrufen und schlecht, gut genug nur für das Bett (1979, S. 188). Sie erwähnen eine in Seattle, USA, durchgeführte Untersuchung von zweihundert Prostituierten, von denen 20 Prozent als Kinder in inzestuöser Weise attackiert worden waren. Ferner erwähnen sie den Bericht der Chicago Vice Commission, die zu ähnlichen Erkenntnissen gelangte – 51 der 103 befragten Frauen gaben an, ihr erstes sexuelles Erlebnis mit ihrem eigenen Vater gehabt zu haben. Silbert und Pines (1981) stellten bei ihrer Untersuchung von zweihundert jugendlichen und erwachsenen Straßen-Prostituierten fest, daß viele von

172

ihnen als Kind sexuell mißhandelt worden waren: 70 Prozent der von ihnen untersuchten Frauen gaben die frühe sexuelle Mißhandlung als ein starkes Motiv für ihren Einstieg in die Prostitution an. Renshaw (1982) kam zu dem Ergebnis, daß einige der als Prostituierte arbeitenden Frauen in ihrer frühen Lebensphase sexuellen Kontakt mit einem Familienmitglied hatten. Diese Zahlen unterscheiden sich so sehr voneinander (20, 50, 70 Prozent), daß sie entweder fragwürdig sind oder aber zeigen, wie schwierig es ist, genaue Angaben zu erhalten.

Im dynamischen Inzest-Prozeß haben Mädchen gelernt, wie sie wichtige intime Geheimnisse für sich behalten können. Dieses Wissen wird dabei in primitive Abwehrmechanismen wie Spaltung und Verleugnung umgewandelt. Dazu Okell Jones und Bentovim (1984): *Kinder, die sexuell mißbraucht worden sind, verhalten sich häufig in verführerischer oder sexuell provokativer Weise; eine andere Möglichkeit, die Aufmerksamkeit auf sich zu ziehen, kennen sie nicht. Zweifellos handelt es sich hier um die sekundäre Folge der Tatsache, daß ihnen beigebracht wurde, sexuelles Verhalten sei genau das, was von ihnen erwartet wird* (S. 6). Ihre „Routine" und ihre Neigung zu Selbstopferung, Extravaganz und Selbstzerstörung könnte, wenn sie erwachsen sind, zum Zwecke der „hervorragenden Leistung" in diesem „neuen Gewerbe" in grausamer Weise ausgebeutet werden. Es ist eine bekannte Tatsache, daß die meisten Überlebenden einer Inzestbeziehung *in ihrem späteren Leben sexuell aggressive und fordernde Partner anziehen können* (Ciba Foundation, 1984, S. 16). Bestimmen diese früh erworbenen „Fähigkeiten" vielleicht das Schicksal dieser Mädchen?

A. Bentovim (1977) hat eine umfangreiche Studie von unschätzbarem Wert vorgelegt. Diese Studie betont die Bedeutung, die der Dysfunktion der Familiensituation im Rahmen des Verstehens, der Behandlung und der Führung von Familien zukommt, in denen es inzestuöse Beziehungen gegeben hat. Der Inzest ist in engem Zusammenhang mit der Familiendynamik zu sehen.

Die Macht des Inzests, eine übersteigerte emotionale Reaktion hervorzurufen, ist von einem solchen Ausmaß, daß wir

Psychotherapeuten unsere therapeutische Einstellung leicht aus den Augen verlieren und Partei ergreifen. Auch die Gegenübertragung kann beeinflußt werden, da wir bei Fällen von Inzest auf das Opfer für gewöhnlich mit uneingeschränkter Empathie reagieren und auf den Inzesttäter mit Empörung. Vom Inzest geht eine ungeheure Wirkung aus: Die Opfer lösen in uns den Wunsch aus, von ihnen Besitz zu ergreifen, und vermitteln uns gleichzeitig das Gefühl, etwas ganz Besonderes zu sein. Ja, in den Augen von Inzestopfern sind wir sogar mit all jenen „guten" Qualitäten ausgestattet, die es uns ermöglichen, sie besser als irgend jemand anders zu verstehen. Wenn wir das selbst glauben, wiederholen wir bereits die emotionalen Merkmale der Inzestsituation. Dieser „Glaube" könnte dazu führen, daß wir entweder mit dem Inzesttäter oder mit dem Inzestopfer gemeinsame Sache machen. Weil wir dazu neigen, dem Opfer sehr viel mehr Verständnis entgegenzubringen als dem Täter, können wir leicht vergessen oder es ignorieren, daß vielleicht auch der Täter in einem früheren Abschnitt seines Lebens ein Opfer war. Diese Voreingenommenheit macht uns derart befangen, daß wir das Phänomen nicht in seinem vollen Umfang verstehen können. So kann das Opfer zwar unser Mitgefühl haben, doch wird seine Situation dabei nicht genau beurteilt, da nämlich das, was in der Wirklichkeit mit ihm geschehen war, zum Teil seinen eigenen unbewußten Phantasien entsprach. Wir sollten daher das ärztliche Modell anwenden und die ganze Familie als den Patienten betrachten, weil wir andernfalls leicht zu stillen Verschwörern in einem System werden können, in dem lediglich den Opfern Gehör geschenkt wird. Eine solche Situation kann unerwünschte Folgen für alle Betroffenen haben, auch für das mißbrauchte Kind.

Die Bedeutung, die der Familiendynamik beim Inzest zukommt, kann nicht genug betont werden. Dennoch wird sie nicht immer erkannt. Häufig haben sich Experten, besonders in der Vergangenheit, zweifelnd oder skeptisch geäußert, wenn eine Mutter es leugnete, von einer väterlichen Inzestsituation etwas zu wissen. Eine derartige Einstellung ist einer genauen Diagnose der Familiendynamik natürlich nicht dienlich. Die

Mutter kann sich den Inzest in solchen Fällen deswegen nicht eingestehen, weil sie vorübergehend emotional und/oder physisch nicht in der Lage ist, auf die Forderungen, die an sie als Mutter, Haushälterin, Ehefrau und Partnerin gestellt werden, zu reagieren. Sie ist zu deprimiert, distanziert oder erschöpft, als daß sie ihre „Pflichten" akzeptieren und erfüllen könnte: Sie ist vollkommen überfordert. Über Mütter, die Bescheid wußten und gleichzeitig doch nichts wußten, werden bittere Bemerkungen gemacht. Manche glauben ihren Töchtern einfach nicht; andere mißhandeln sie, wenn sie mit der Wirklichkeit konfrontiert werden. Befindet sich die Mutter jedoch an der Schwelle zwischen Nicht-Wissen und Wissen (etwa der Dämmerung vergleichbar), dann kann sie die Situation wahrnehmen und als wirklich begreifen. In diesem Moment bemüht sie sich möglicherweise um Hilfe von außen: bei einem Arzt, bei sozialen Einrichtungen, beim Gericht oder bei der Polizei. Doch gibt es ganz sicher eine Vielzahl solcher Fälle, die im dunkeln bleiben.

Manchmal wird das „Geheimnis" des Inzests viele Jahre verborgen gehalten. Wenn sich Patienten, die eine Inzestsituation erlebt haben, nur sehr zögernd kritisch über ihre Eltern oder ihre frühe Lebensphase äußern („Alles war ganz normal, vollkommen in Ordnung"), sollten ihre Angaben nicht unbedingt als wahr angesehen werden. Wenn man sorgfältig darauf achtet, was sie aus ihrer Vergangenheit weglassen, zeigen sich für gewöhnlich Begebenheiten, die auf ein frühes traumatisches Ereignis oder auch auf mehrere Ereignisse ihrer Kindheit hinweisen. In anderen Fällen, wenn Menschen, die ein sexuelles Vergehen begangen haben oder darin verstrickt gewesen sind, auffallende Lücken in ihrer Erinnerung an die frühe Kindheit zeigen, kann es von Nutzen sein, weiter in sie einzudringen, um zu sehen, ob sie vielleicht Vorfälle aus ihrer frühen Kindheit verdrängen, weil sie ihnen zu große Schmerzen bereiten. Von besonderer Relevanz könnte das für die Mutter des Inzestopfers sein, die – wie sich nicht selten herausstellt – selbst ein Inzestopfer gewesen ist.

Bisweilen willigt die Tochter unbewußt in die Inzestsituation ein, und zwar nicht nur wegen der Forderungen ihres Vaters. Sie reagiert auch auf die Unfähigkeit ihrer Mutter, mit der Situation fertig zu werden. Aus diesem Grund sprechen die meisten Mädchen erst dann über die sexuellen Angriffe ihres Vaters gegen sie, wenn der Vater für diese „Pflicht" eine andere Tochter heranzieht. Das erste Mädchen fühlt sich dann erniedrigt und betrogen; nicht so sehr, weil sie aus ihrer Position als Vaters Liebling verdrängt wurde, sondern weil sie nun nicht mehr dazu ausersehen ist, diese „Pflicht" für ihre Mutter zu erfüllen. Bevor es zum Inzest kam, hatte das Mädchen das Gefühl, von ihrer Mutter nicht verstanden zu werden, weswegen es sich nach mehr Nähe zu ihr sehnte. Manchmal nimmt dieses Mädchen gar die Stellung der Mutter ihrer eigenen Mutter ein, um so zumindest eine gewisse Intimität herzustellen. In einer solchen Situation scheint der Inzest unumgänglich.

Ich möchte noch einmal betonen, daß die Verschwiegenheit, zumal bei väterlichem Inzest, im Mittelpunkt der Situation steht: Jedes Familienmitglied ist darin verwickelt – sei es „wissentlich" oder „unwissentlich" –, aber niemand spricht darüber. In Wirklichkeit ist es irrelevant, ob sich die Mutter, wenn es zu väterlichem Inzest gekommen ist, die Möglichkeit des Inzests eingesteht oder nicht: Wäre sie in der Lage gewesen, die Inzestsituation von Anfang an zu erkennen, dann wäre es nie dazu gekommen. Im Inzest ist das Bemühen zu sehen, „die Familie zusammenzuhalten." Dabei stellt die Verschwiegenheit das neue aus dem Zusammenbruch des eigentlichen Inzesttabus entstandene Tabu dar (Ciba Foundation, 1984, S. 13). Niemand „weiß" davon, oder besser, niemand gibt es zu.

Ich konnte zu Beginn von analytischen Gruppentherapien beobachten, wie manche Patientinnen, die in ihrer Kindheit eine Inzestsituation erlebt haben, sich von Anfang an wie „ideale Assistentinnen" des Therapeuten verhalten. Selbst diejenigen, denen die unbewußten Prozesse vorher vollkommen unbekannt waren, scheinen sofort geeignete Möglichkeiten zu entdecken, dem Therapeuten/Vater/der Mutter dabei zu „helfen", die Gruppe/Familie zusammenzuhalten. Die Mitpatienten sind angesichts dieser Situation häufig überrascht und verwirrt und reagieren in der Folge mit Konkurrenzverhalten. Wird diese Situation dann so interpretiert, daß die Neue ein in ihrer frühen Lebensphase erlerntes pathologisches Muster wiederholt, scheinen die Mit-patienten durch dieses Verstehen erleichtert zu sein, die Neue dagegen empfindet angesichts dieser Interpretation nichts als Wut. Immerhin „tut sie doch ihr Bestes"; warum wird sie dann so „scharf kritisiert"?

Handelt es sich vielleicht auch bei der Prostitution um einen symbolischen Akt, die Familie zusammenzuhalten? Schützt die Prostitution die Familie durch eine äußere „Sexquelle", wenn zu Hause nichts zu funktionieren scheint oder wenn Spannungen vorhanden sind, die von außen abgebaut werden müssen? Sind Inzestopfer besser gerüstet, im späteren Leben mit den Gefahren der Prostitution fertig zu werden als andere Menschen? Aus dieser Sicht könnte man den Inzest beinahe als eine Art Lehrzeit betrachten. So einfach hat es Judith Herman dargestellt: . . . *in Wirklichkeit zwingt der Vater die Tochter, für Zuneigung und Fürsorge, die er ihr im Grunde von sich aus geben sollte, mit ihrem Körper zu bezahlen. Dadurch zerstört er die Schutz ge-währende Bindung zwischen ihm und dem Kind und führt seine Tochter in die Prostitution ein* (1981, S.4). Die Autorin äußert sich auch über das Gefühl der Macht über andere, das diese Frauen als „Hüterinnen des Inzest-Geheimnisses" erleben. Häu-fig werden die Phantasien des Mädchens vom Vater bestätigt, der ihm drohend sagt, daß es seine Familie entweder zerstören oder sie zusammenhalten kann. Judith Herman weist darauf hin, daß diese Frauen im Laufe ihrer Arbeit als Prostituierte erkannt haben, manche durch puren Zufall, daß unter den Männern, die zu einer Prostituierten gehen, auch solche sind, die leicht „scharf" werden, wenn man ihnen Inzestsituationen schildert (S. 98).

Eine Inzestsituation durchläuft in ihrer Entwicklung zahlrei-che Phasen. Typischerweise beginnt sie mit einem verhüllten Zusammenbruch der Familienstruktur, der möglicherweise von den Familienmitgliedern selbst überhaupt nicht bewußt erkannt wird. Es kann zu einer Reihe (scheinbar) spezifischer Ereignisse kommen, die, wenn sie später zutage treten, als „Ursachen" des Inzests identifiziert werden. Beispielsweise beginnt dieser Pro-zeß damit, daß die Ehefrau sich weigert, mit ihrem Mann zu schlafen. Der Mann fühlt sich dadurch unsicher und unzulänglich, und es kommt zu der für den Inzesttäter typischen Verzweiflung und der deutlichen Regression. Wenn er den Eindruck hat, bei seiner Frau unerwünscht zu sein, dann sucht er bei seinen Töchtern oder Söhnen nicht nur einfach sexuelle Befriedigung, sondern auch Wärme und Geborgenheit. Diese Männer reagieren deshalb in einer derart übertriebenen Weise, weil diese neue Situation häufig alptraumhafte Erinnerungen an ihre Kindheit auslöst, in der sich ähnliche kumulative Traumata ereignet hatten. Auch hier müssen wir den drei Generationen übergreifenden Ansatz, seine Dynamik und seine Verbindung zu sozio-ökonomischen und kulturellen Faktoren anwenden, wenn wir das Verhalten eines jeden Familienmitglieds verstehen wollen.

Viele männliche Patienten, die Inzest begangen haben, schilderten mir, wie sie sich von ihrer Frau zurückgewiesen und gedemütigt fühlten und sich als klein und unzulänglich empfanden, genau wie sie sich als Kind mit einer in hohem Maße besitzergreifenden, dominanten oder vernachlässigenden Mutter fühlten. Eine Phase der Impotenz ihrer Frau gegenüber kann ein klinischer Hinweis dafür sein, daß der Inzest unmittelbar bevorsteht. In nicht wenigen Fällen steht dies im Zusammenhang mit der erneuten Schwangerschaft und den Wehen der Frau oder mit ihren Depressionen. Für gewöhnlich spricht der Patient von der Kühle seiner Frau, ihrer Distanziertheit und Frigidität und sagt, daß sie nicht mit ihm schlafen wolle. Er fühlt sich nicht imstande, eine außereheliche Beziehung einzugehen; er behauptet sogar, niemals auch nur im Traum daran gedacht zu haben, seiner Frau untreu zu werden. Auch spricht er vom Inzest als einer Möglichkeit, „den Sex in der Familie zu halten" (seiner Meinung nach betrügt er seine Frau so weniger, als würde er sich an jemand außerhalb der Familie wenden), wobei dieser Äußerung keinerlei Zynismus anhaftet. Die „Lösung" scheint in solchen Fällen, besonders bei einem Paar, bei dem es zu emotionalen Entbehrungen kommt und bei dem eine nur ungenügende Kommunikation besteht, die Verführung eines Kindes zu sein.

Ich erinnere mich an einen Patienten, der fünf Jahre lang eine sexuelle Beziehung zu seiner Stieftochter unterhalten hatte. Diese Beziehung begann, als das Mädchen sechs Jahre alt war. Zum ersten Mal fühlte er sich zu ihr hingezogen, als seine Frau schwanger wurde und sich weigerte, mit ihm zu schlafen. Er fühlte sich in der Lage, sein sexuelles Verlangen zu unterdrükken und zu warten, bis das Kind geboren und die Familiensituation wiederhergestellt war. Einige Monate später, als das Kind auf unerklärliche Weise starb, verfiel seine Frau in eine schwere Depression und war nicht mehr imstande, seine sexuellen Bedürfnisse zu befriedigen. Das kurze Leben des Kindes war von starken Turbulenzen geprägt, da es zwischen den Eltern jeden Tag zum Streit kam. Nach dem Tod des Kindes zog sich der Ehemann zurück, doch war er nicht in der Lage, seinen Kummer zum Ausdruck zu bringen. Statt dessen verspürte er einen inneren Drang, sich seiner Stieftochter sexuell zu nähern. Er wußte nicht, warum er es tat, außer daß er ein starkes Verlangen nach Wärme, Zuneigung und menschlichem Kontakt hatte. Wie er selbst es ausdrückte: „Ich dachte mir, daß es angebrachter wäre, wenn ich mein Mädchen dafür wähle, da sie doch ein Teil der Familie ist und auch ganz klar ein Teil von mir." Im Laufe der Behandlung wurde er sich seiner heftigen Wut bewußt, seines sehr geringen Selbstwertgefühls und seines Wunsches, sich an seiner Frau, repräsentiert durch ihre Tochter, zu rächen. Die Situation war noch komplizierter geworden, weil er im stillen seiner Frau die Schuld am Tod des Kindes gegeben hatte. Das Kind war gestorben, als er nach einem Streit nachts das Haus verlassen hatte. Er projizierte also seine eigene Schuld auf seine Frau, da das Kind seiner Meinung nach nicht hätte sterben müssen, wenn er zu Hause gewesen wäre. Auch wurde er sich darüber bewußt, daß er unfähig war, um sein Kind zu trauern, wie auch seiner manischen Abwehrmaßnahme, die sich im Mißbrauch des noch lebenden Kindes äußerte.

Der Inzest wirkt auf mehreren verschiedenen Ebenen gleichzeitig bei verschiedenen Familienmitgliedern: (1) Eine Abfuhr der Spannungen zwischen Mann und Frau. (2) Zufriedenstellung und sexuelle Befriedigung, wenn das Objekt, eigentlich das Partialobjekt, leicht verfügbar ist und verführt werden kann, und zwar stets unter Wahrung strenger Verschwiegenheit. (3) Dabei muß betont werden, daß es sich bei dieser Verschwiegenheit um den Schlüssel zum Verstehen des Inzests handelt, weil sie eine besondere Anerkennung und Vorzugsstellung dieses einen Kindes in der Familiensituation beinhaltet . . . (Diese drei Merkmale treten in der Übertragung sehr deutlich zutage, und zwar nicht nur im Laufe der Behandlung, sondern auch während des Vorgesprächs, der ersten Begegnung oder bei der diagnostischen Sitzung.) (4) Eine Abfuhr intensiver Feindseligkeit: auf die Ehefrau in Person „ihres Kindes" gerichtete Rache. (5) Wiederherstellung einer gewissen Familiendynamik bzw. eines Gleichgewichts. (6) Enthüllung des Geheimnisses zu einem bestimmten Zeitpunkt, nämlich wenn der Inzest für die Familiendynamik nicht mehr erforderlich ist.

Es ist außerordentlich wichtig, darauf zu achten, wie die Situation in der Familie zu dem Zeitpunkt ist, wenn die Fakten schließlich enthüllt werden. Hat die Frau ihre Depression beziehungsweise ihre Trauer überwunden? Ist sie jetzt in der Lage, „gegenwärtig" zu sein? Schläft sie wieder mit ihrem Mann? Hat vielleicht eine andere Tochter gemerkt, daß ihre Schwester der „Liebling" ist, und fühlt sie sich deswegen vernachlässigt? Oder kommt es zu diesem Zeitpunkt dazu, daß ein anderes Geschwister, das in hohem Maße auf das Inzestopfer eifersüchtig ist, Vater und Schwester denunziert?

An dieser Stelle möchte ich einige Notsituationen schildern, mit denen sich meine Patientinnen mir anvertraut haben, und die wenigen Wege beschreiben, die sie finden, um zu überleben. Die Schwere des Traumas und das Alter, in dem sie mißhandelt wurden, bestimmen dabei ihr späteres Selbstwertgefühl und dementsprechend die Lebensqualität, die ihnen ihrer Ansicht nach zusteht.

Eine intelligente, geschiedene Frau von 35 Jahren wurde zum Zwecke einer psychiatrischen Diagnose von ihrem Hausarzt überwiesen, weil sie sich leicht in Beziehungen zu brutalen Männern verwickeln ließ. Sie hatte ein festes Muster entwickelt, demgemäß sie sich stets gewalttätige Männer als Freunde auswählte, deren Gewalttätigkeit sie noch förderte, indem sie sie dazu herausforderte. Das Resultat war immer das gleiche: Am Schluß war sie mit blauen Flecken übersät und mußte häufig ihren Hausarzt aufsuchen. Ebenso unterstützte sie ihre Partner darin, sie physisch und psychisch zu manipulieren, wenn es dazu auch nur in solchen Fällen kam, wenn sie sich ihnen emotional nahe fühlte. Sie hatte drei Kinder zur Welt gebracht, jedes von einem anderen Mann gezeugt. Die Beziehungen zu diesen Männern hatten stets auf schwankenden Beinen gestanden, bis sie schließlich abrupt abgebrochen wurden, jeweils vom Mann und jeweils, nachdem sie schwanger geworden war.

Als ich diese Patientin zum ersten Mal traf, hatte sie ein starkes Verlangen danach, eine Einzeltherapie bei einer Frau zu beginnen. In diesem Verlangen äußerte sich meiner Meinung nach eine tiefe Sehnsucht nach einer Verbindung mit einer aufmerksamen und fürsorglichen Mutter, die sie in ihrer Weiblichkeit achtete und die darüber hinaus dazu fähig war, ihren Haß und ihre Rachegefühle gegen ihre eigene Mutter zu ertragen. Sie befürchtete, daß ein Mann leicht von ihr manipuliert und verführt werden könnte, zumal sie in gewisser Weise „wußte", daß es für sie in ihrer Phantasie genau darauf hinaus lief: eine große verführerische Macht zu entwickeln, gleichzeitig jedoch, was „wirkliche" Hilfe betrifft, leer auszugehen. Erst nach sehr langer Zeit und vielen schmerzlichen Erlebnissen war sie zu dem Schluß gekommen, daß sie es „riskieren" mußte, einer Frau zu vertrauen.

Eher beiläufig erwähnte sie, daß „mein Beruf" die Prostitution war und daß sie sich auf diesem Gebiet stets vor emotionalen oder physischen Problemen sicher gefühlt hatte. So war sie beispielsweise während ihrer Arbeit nie gewalttätig angegriffen worden, auch hatte sie sich niemals emotional auf ihre Kunden eingelassen. Ihre Spezialität waren sadomasochistische Praktiken: Ihre Kunden baten sie, masochistische Spiele mit ihnen zu spielen, bei denen sie ihren körperlichen Züchtigungen und Erniedrigungen ausgesetzt waren.

Sie sah in ihrer Arbeit nicht nur eine gute Einnahmequelle, sondern auch die Möglichkeit, ihr Geld „während der Schulzeit" zu verdienen, so daß ihr noch genügend freie Zeit blieb, um sich mit ihren drei Kindern zu beschäftigen, mit denen sie sehr gern zusammen war. Das älteste Kind, ein Junge, sagte seiner Mutter zufolge, als er von ihrer Prostitution erfuhr: „Es ist besser, niemandem davon zu erzählen. Wenn es Geld bringt, wen stört's?"

Die extreme „Spaltung", von der ihr tägliches Leben gekennzeichnet war, war nur zu offensichtlich. Ihre Beziehungen spielten sich auf zwei voneinander völlig unabhängigen Ebenen ab, und auch ihre jeweiligen Bedürfnisse waren vollkommen unterschiedlicher Natur. Was die erfolgreiche Ausübung ihres Berufes betrifft, bot ihr diese Spaltung einen Vorteil. Bei ihrer Arbeit war sie selbstsicher und bestimmt, aber auch sadistisch; hier war ihr Bedürfnis nach Rache lebendig. Doch war sie von all ihren anderen Bedürfnissen und Ängsten abgeschnitten, sie selbst war in Wirklichkeit nie richtig dabei. In ihren emotionalen Beziehungen dagegen war sie ängstlich und empfand sich als unzulänglich, und sie war sehr selbstkritisch. Sie war so sehr mit sich selbst beschäftigt, daß es schon an Besessenheit grenzte; beschäftigt auch mit den Bedürfnissen, die sich aus ihrer extremen Abhängigkeit und aus ihrer Angst, allein gelassen zu werden, ergaben. Diese Frau zeigte starke masochistische Züge.

Die Frage, wie es denn in ihrer Kindheit ausgesehen hatte, drängt sich hier förmlich auf. Ihre Mutter war von zu Hause fortgegangen, als das Kind gerade elf Monate alt war. Ihre frühesten Erinnerungen betrafen ihren Vater, der ihr die Schuld am Weggehen ihrer Mutter gegeben hatte. Stets hatte sie sich wegen ihres Geschlechts gedemütigt, erniedrigt und allein gelassen gefühlt. Wer weiß, was mit ihrer Mutter zum Zeitpunkt der Geburt meiner Patientin geschehen war, durch die sie sich vielleicht veranlaßt sah, die Familie zu verlassen, bald nachdem eine Tochter geboren war. Als meine Patientin vier Jahre alt war, verging sich ein männlicher Verwandter an ihr. Sie empfand dabei sehr große Schmerzen und war völlig verstört, und sie konnte überhaupt nicht begreifen, was mit ihr geschah. Obwohl sie einen Zusammenbruch erlitt, gelang es ihr, unter Tränen, ihrem Vater davon zu erzählen. Er reagierte mit Wut und – was nach seinem eigenen Maßstab „gerechtfertigt" war – mit der Aufnahme einer inzestuösen Beziehung zu ihr, die viele Jahre andauerte. Wenn sie schon für Mutters Fortgehen verantwortlich gemacht worden war, warum sollte sie dann nicht auch Mutters

Rolle übernehmen? Das sollte der Anfang einer ganzen Reihe weiterer inzestuöser Beziehungen sein; denn, welches männliche Familienmitglied sie auch wegen ihrer mißlichen Situation ansprach, alle reihten sich in die Liste derer ein, von denen sie sexuell mißbraucht wurde.

Trotz dieser Erfahrungen hatte sie sich, wenn sie Hilfe benötigte, bis zu dem Zeitpunkt nur an Männer gewandt. Daß sie absolut kein Vertrauen zu Frauen hatte, rührte von der Art her, wie sie das Fortgehen ihrer Mutter erlebt hatte. Ihr Vater dagegen war nicht nur bei ihr geblieben, sondern hatte sich darüber hinaus ihrer angenommen. Sogar im Inzest sah sie eine gewisse Qualität des Beteiligtseins: Er hatte ihr das Gefühl vermittelt, etwas ganz Besonderes für ihn darzustellen, wenngleich sie in keiner Weise imstande war, die Situation zu beherrschen. Warum sollte sie dann nicht Männer anstatt Frauen wegen ihrer Probleme ansprechen? Sie „wußte", daß sie zumindest eine physische, wenn nicht gar eine emotionale Reaktion erhalten konnte. Von ihrer Mutter hatte sie weder das eine noch das andere je bekommen. Vielmehr hatte sie für ihr Überleben einen hohen Preis zahlen müssen: die vollkommene Abtrennung ihrer emotionalen und physischen Bedürfnisse und deren Befriedigung vom normalen Leben. Daß die Prostitution eine geeignete Lösung darzustellen schien, entsprach dem Verlauf ihres Lebens nur zu sehr: Hatte doch niemand übermäßiges Interesse an ihren Gefühlen gezeigt, als sie klein war. Nur mit Hilfe ihres Körpers war es ihr gelungen, Gefühle und Empfindungen zu zeigen und auszulösen.

Diese Frau sah die Lösung für sich in der Prostitution, und zwar nicht nur weil sie sie von ihrem unsagbaren Schmerz, ihren Depressionen, von ihrer Hoffnungslosigkeit und Ohnmacht befreite, die sie so früh in ihrem Leben durchgemacht hatte. Die Prostitution bot ihr ferner die Möglichkeit, sich für ihre traumatischen und verletzenden Erlebnisse zu rächen. Im Gegensatz zu früher lag die Macht jetzt allein in ihren Händen; und jetzt war sie es, die anderen Demütigungen zufügte. Ihre Arbeit betrachtete sie vom Standpunkt der Nützlichkeit aus: „Nur zwei Tage in der Woche, und ich habe mir deswegen nie Gedanken gemacht." Meine Patientin weiter: „Erst vor fünf Jahren wurde mir klar, daß ich nicht für die Lust der Männer lebe, sondern für mich selbst."

Paradoxerweise empfand diese Frau die Prostitution als ihre einzige Möglichkeit, etwas für sich selbst zu tun, und nicht für die Männer. Ihr Selbstbetrug offenbarte sich jedoch in ihren emotionalen Beziehungen, in denen sie für das, was ihre „andere Hälfte" tat, grausam bestraft wurde.

Psychoanalytisch betrachtet ließe sich sagen, daß ihr Über-Ich, so unbeständig es auch gewesen sein mag, wie bei vielen Formen der Perversion, nach wie vor in unerbittlicher Weise funktionierte. Es bestrafte sie immer wieder mit extremen Schuldgefühlen. Woher kam diese Schuld? Möglicherweise stand sie mit ihren eigenen inzestuösen Phantasien über ihren Vater in Zusammenhang. Vielleicht war sie auch mit einer über-mäßigen Abneigung sich selbst und ihrem Körper gegenüber verknüpft, die sie empfunden hatte, seit sie zur Welt gekommen war, in der sie alles andere als freudig empfangen wurde; denn sie war ein Mädchen und somit für ihren Vater als Inzestopfer leichter verfügbar.

Können wir hier überhaupt von einer allgemeinen sozialen Schuld sprechen, einer Schuld, die ein derart mächtiges Über-Ich hervorbringen kann? Diese Patientin hatte sehr lange dazu gebraucht, jemand um Hilfe zu bitten, wenn auch nicht in direktem Zusammenhang mit ihrer Prostitution, die sie aufgrund ihrer frühen Erlebnisse tatsächlich als ich-synton empfand, d.h. als vereinbar mit der Integrität ihres Ich. Meiner Meinung nach spielt das Alter eine bedeutende Rolle. Diese Frau war 35, sie hatte ganz einfach genug. Die „Als ob"-Persönlichkeit mit ihren sekundären Gewinnen schwand dahin: Jetzt war sie bereit, sich auf Erkundungsreise zu begeben, auf der sie vielleicht ihr wahres Selbst verwirklichen würde.

Eine andere Patientin wurde wegen „ihrer Depressionen, ihrer höchst unbefriedigenden Beziehungen und ihrer Arbeit als Pro-stituierte" von ihrem Bewährungshelfer überwiesen. Daß sie zu ihrem Termin eine halbe Stunde zu spät kam, wies bereits darauf hin, mit welchen widerstreitenden Gefühlen sie der Konsultation eines Psychiaters entgegensah. Sie konnte dies jedoch zugeben, ebenso ihre Unsicherheit, was ihre Motivation in bezug auf ihre Überweisung betraf. Seit sechs Jahren war sie wegen Aufforderung zur Unzucht immer wieder mit dem Gesetz in Konflikt geraten. Sie hatte Bewährungsstrafen erhalten und war zu Freiheitsstrafen von achtzehn, sechs und drei Monaten verurteilt worden. Meine Patientin sagte, daß ihre gegenwärtige dreijährige Bewährungszeit bald abgelaufen sei und daß sie erneut vor Gericht zu erscheinen hätte, weil sie, nachdem sie lange Zeit „sauber" gewesen war, wieder beim Anwerben von Kunden aufgefaßt worden sei. Wird die durch die Bewährung bewirkte Einschränkung aufgehoben, kommt es häufig zu einem Rückfall und somit zu neuen Zusammenstößen mit dem Gesetz. Bei diesem neuen Agieren handelt es sich um einen unbewußten Ersatz für größere Kontrolle von außen.

Meine Patientin hatte einen überaus traumatischen und entbehrungsreichen Hintergrund. Ihre Mutter starb, als sie zwei Monate alt war. Ihr Vater versuchte, Pflegeeltern für sie zu finden, was ihm jedoch erst gelang, als sie fünf Jahre alt war. Bis dahin lebte sie mit ihrem Vater, seiner zweiten Frau und später mit zwei Halbbrüdern zusammen. Sie erinnerte sich daran, daß sie von ihrer Stiefmutter schlecht behandelt worden war; nicht anders erging es ihr mit ihren neuen Adoptiveltern: Auch von ihnen wurde sie körperlich gezüchtigt. Zur Schule ging sie recht gern, da sie so von zu Hause weg kam; und sie machte die mittlere Reife mit guten Noten. Oft lief sie von zu Hause fort. Bei einer dieser Eskapaden – damals war sie dreizehn – nahm sie Kontakt mit ihrem leiblichen Vater auf, in der Hoffnung auf Unterstützung und Sicherheit. Sie hatte jedoch vergeblich gehofft. Ihr Vater fuhr mit ihr in seinem Wagen in einen nahegelegenen Park und versuchte, mit ihr zu schlafen. Sie sträubte sich heftig und sagte, um ihm zu entgehen, daß sie ihre Periode habe. Daraufhin zwang er sie, die Fellatio an ihm zu vollziehen, und zwar unter der Androhung, sie zu verprügeln und ihren Adoptiveltern zu erzählen, wie sehr sie sich über sie beklagte. Sie konnte sich noch lebhaft daran erinnern, wie es sie angewidert und welch furchtbare Angst sie dabei ausgestanden hatte. Völlig niedergeschlagen ging sie zurück zu ihren Pflegeeltern. Als sie siebzehn war, traf sie einen gleichaltrigen Jungen und wurde schwanger. Zunächst sträubte er sich heftig dagegen, die Verantwortung zu übernehmen, und verlangte von ihr, das Kind abtreiben zu lassen. Sie bestand jedoch darauf, es auszutragen. Nach der Geburt ihrer Tochter heiratete er sie schließlich. In ihrer nur kurze Zeit währenden Ehe war sie ständig seinen Demütigungen und körperlichen Züchtigungen ausgesetzt, und es kam zur Trennung. Später traf sie einen Mann, der ihr vorschlug, als Prostituierte zu arbeiten. Von nun an stellte sie sich jede Nacht zusammen mit anderen Mädchen, die ebenfalls „auf den Strich gingen", an die Straße. Sie verdiente dabei sehr viel Geld, das jedoch ausnahmslos in die Tasche des Mannes floß, mit dem sie zusammenlebte. Mal ging sie mit zu ihren Freiern und mal in ihre eigene Wohnung, wo ihr Partner im Nebenzimmer sie dazu zwang, ihren Kunden immer mehr Geld zu entlocken.

Es bereitete meiner Patientin großen Schmerz, als ihr früherer Ehemann das Sorgerecht über ihre Tochter erhielt, doch war sie nicht in der Lage, dagegen anzugehen. Als das Mädchen etwa vier Jahre alt war, ging meine Patientin in den Kindergarten und nahm ihre Tochter mit. Fast ein Jahr lang behielt sie ihre Tochter bei sich. Ihr Partner brachte sie dann jedoch dazu, ihre Tochter aufzugeben, weil sie durch sie zu sehr daran gehindert war, Geld zu verdienen. Von dem Zeitpunkt an versuchte sie immer wieder, sich das Leben zu nehmen. Sie kam deshalb mehrere Male ins Krankenhaus, bis ihr Partner beschloß, sie zu verlassen. Drei Monate vor meinem ersten Gespräch mit ihr mußte sie für zwei Tage ins Gefängnis, wurde dann aber auf Bemühen ihres Bewährungshelfers, mit dem sie sehr gut auskam, gegen Kaution entlassen. Dann entschloß sie sich, eine Stelle zu suchen, um so die Erlaubnis zu bekommen, ihre Tochter zu besuchen. Schließlich wurde es ihr auch zugesprochen, ihre Tochter, unter strenger Aufsicht, alle vierzehn Tage einmal zu sehen. Diese Regelung erwies sich jedoch als problematisch, da die Mutter nach jedem Besuch voller Ressentiment und ihre Tochter immer wieder verwirrt war. Schließlich entschied sich die Mutter doch anders und sah ihre Tochter nie wieder, in dem Glauben, daß es „so für uns beide besser wäre".

Frau G., eine Frau von 35 Jahren, schrieb mir, daß sie sich zu einer Behandlung entschlossen habe, weil sie „wegen eines psychosexuellen Problems völlig verzweifelt" sei. Als sie zum ersten Mal zu mir kam, sah ich eine charmante und intelligente Frau vor mir, die offen über ihre Probleme sprach, zu Einsichten fähig und für eine Behandlung motiviert war.

Sie war eine fähige und sehr erfolgreiche Akademikerin. Der Außenwelt präsentierte sie ein derart makelloses Bild von sich selbst als einer unabhängigen und zufriedenen Frau, daß niemand in ihrem beruflichen Umfeld, der sie kannte, auch nur, wie sie sagte, im Traum darauf käme, daß sie psychiatrische Hilfe benötigte. Wie es aber in ihr aussah, das stand auf einem anderen Blatt. Sie sagte, sie „habe die Nase voll davon, mit immer anderen Kerlen ins Bett zu gehen" und gestand sich ihre Verzweiflung und Hoffnungslosigkeit ein und daß sie sich ganz allgemein erbärmlich fühle.

Einige Jahre zuvor, nach ihrer Scheidung, hatte sie begonnen, zeitweise als Prostituierte zu arbeiten. So wollte sie versuchen, ihre inneren Konflikte auf „intellektuelle" Weise zu lösen, ohne um fachliche Hilfe bitten zu müssen oder „die Zeit ihrer Freunde oder Bekannten in Anspruch zu nehmen oder sie in Verlegenheit zu bringen" mit ihren „lächerlichen Problemen". Nachdem sie einige einschlägige Publikationen durchgesehen hatte, baute sie Kontakte auf, durch die es ihr möglich war, ihre Probleme in „Fertigkeiten" und „Vorteile" umzuwandeln, die sie bei ihrer neuen Teilzeitbeschäftigung einsetzen konnte. In dieser Phase ihres Lebens dominierte sie in all ihren „neu geknüpften Beziehungen" in dem Maße, daß sie sehr bald das Interesse verlor und sich zu langweilen begann, weil jeder, der für ihre Dienste bezahlte, genau das tat, was sie verlangte. R. Stoller äußert sich zu eben diesem Phänomen, wenn er eine Prostituierte beschreibt, die, nachdem sie ein Jahr in diesem Gewerbe tätig war, von dem Mysterium und der Langeweile sprach: *Die falsche Art der Erregung, nämlich die, die ihre Ursprünge zu enthüllen droht, macht die Erregung zunichte* (1975, S. 107). Meine Patientin versetzte ihre Kunden in Erregung, indem sie ihnen alles anbot, doch nur sehr wenig von sich selbst gab, wodurch sie, so sagte sie, regelrecht in Verzückung gerieten. Sie „quälte sie ohne jede Gnade", indem sie ihnen ein bißchen von ihrem Körper zu sehen gab und es ihnen schließlich gestattete, „sie ein wenig zu berühren". Während sie sich so zeigte, kommandierte sie ihre Kunden herum. Je intensiver sie dies tat, um so erregter wurden die Männer. Ganz offensichtlich hatte sie sich zu einer Expertin der sadomasochistischen Spielart der Prostitution entwickelt. Nach einer gewissen Zeit machte sie jedoch Schluß damit, obwohl sie dabei ihr „Mysterium" erlebte und auch eine unsagbare Befriedigung immer dann empfand, wenn sie sich fragte, was ihre Kollegen wohl zu ihrer „außerdienstlichen" Beschäftigung sagen würden.

Sie erzählte mir von einem Muster, das sich während der vergangenen achtzehn Jahre ihres Lebens herausgebildet hatte: Sie traf einen Mann, verliebte sich in ihn und fand ihn sexuell äußerst anziehend. Im sexuellen Bereich war sie es stets, die dem Mann etwas beibrachte. Diese Situation erregte sie. Etwa drei oder vier Monate später jedoch schien sich plötzlich etwas in ihr auszuschalten. Was sie anfangs in Hochstimmung versetzt und ihr Befriedigung vermittelt hatte, wurde jetzt zum Objekt ihrer Verachtung und Abscheu. Es bereitete ihr plötzlich entsetzliche Angst, wenn Männer in ihrer Nähe waren. Dies ging soweit, daß sie phobisch wurde und die Beziehung unvermittelt abbrach. Unmittelbar danach begann sie eine neue Beziehung, die sich nach demselben Schema entwickelte. Sie fühlte sich elend und sehnte sich danach, eine feste Beziehung aufrechterhalten zu können.

Dieses Muster bildete sich, nachdem sie ihren Vater gefunden hatte, den sie überhaupt nicht kannte. Ihr Zusammentreffen war nicht nur deswegen problematisch, weil sie ihrem Vater zum ersten Mal überhaupt begegnete, als sie siebzehn war, sondern weil der Vater sich ihr bei diesem ersten Treffen nur allzu deutlich in sexueller Weise näherte. So sehr hatte sie es sich gewünscht, ihm nahe sein zu können, sagte sie. Deswegen war es ein schockierendes Erlebnis für sie, als ihr Vater, während sie seine Zuneigung suchte, sexuell reagierte. Nach diesem ersten schweren Irrtum gab sie dann doch nach, zumal beide ein starkes Verlangen danach spürten, miteinander zu schlafen. Obwohl es in der Folge viele Male dazu kam, war ihr Vater bei ihr stets impotent, was sie sehr frustrierte. Als sie dann anfing, zwischen ihrem gegenwärtigen Leiden und den Erlebnissen mit ihrem Vater Zusammenhänge zu sehen, beschloß sie, den Kontakt zum Vater abzubrechen. Gleichzeitig wurde ihr bewußt, daß sie fachliche Hilfe benötigte.

Ihre Geburt war reiner Zufall gewesen: „Da haben zwei Menschen, die nicht miteinander verheiratet waren, mal eben auf der Wiese gefickt, und herausgekommen bin ich dabei." Ihre Mutter war damals zwanzig. Sie hatte nie Kinder gewollt und versuchte deshalb, ihre Tochter abzutreiben, allerdings ohne Erfolg. Als sie noch klein war, hatte man ihr erzählt, daß ihre Mutter versucht hatte, sie nach der Geburt zu erwürgen. Meiner Patientin zufolge war ihre Mutter vom Sex besessen und promiskuitiv veranlagt. An emotionalen Beziehungen habe sie keinerlei Interesse gehabt; nur die erotische Lust, die ihr Körper ihr bereiten konnte, sei wichtig für sie gewesen. Unmittelbar nach der Geburt meiner Patientin trennte sie sich von ihrem Mann und gab ihre Tochter zu ihrer eigenen Mutter, die sehr streng und puritanisch war: Sie ließ es nicht zu, daß Mutter und Tochter einander sahen, und schickte das Mädchen in ein katholisches Kloster.

An ihre frühe Kindheit konnte Frau G. sich nicht mehr erinnern. Ich nehme an, daß es für sie nur sehr wenige angenehme und erinnernswerte Erlebnisse der Zuwendung gegeben hatte. Sie erinnerte sich indes an den Tod ihrer Großmutter, als sie fünfzehn Jahre alt war; denn damals beschloß sie, sich emotional zu verschließen und keinen Kummer zu empfinden. In der Folge entwickelte sie eine enge Beziehung zu ihrer Mutter, die sich in obsessiver Weise mit dem Körper ihrer jugendlichen Tochter und deren Sexualerziehung beschäftigte, wobei sie in ziemlich perverser Art vorging. Sie drängte ihre Tochter förmlich dazu, sexuelle Beziehungen einzugehen, riet ihr dabei jedoch, nur sehr erfahrene Männer auszuwählen.

Rückblickend meinte Frau G., daß ihre Mutter nicht gerade klug gehandelt habe, da sie jetzt eine Reihe von Beziehungen zu „Machos" und deren Freunden anfing, die zwar erfahren waren, was die technische Seite betraf, jedoch keinerlei Zärtlichkeit zeigten. Ihre Mutter war so sehr mit der Sexualität ihrer Tochter beschäftigt, daß sie es nicht erwarten konnte, bis sie nach Hause kam, um dann von dem Mädchen zu verlangen, seine sexuellen Erlebnisse in allen Einzelheiten zu beschreiben. Schließlich wurde meine Patientin schwanger und ließ eine illegale Abtreibung vornehmen, was sich als ein sehr traumatisches Erlebnis für sie erwies.

Zu eben diesem Zeitpunkt, als sie aller Illusionen über ihre Mutter beraubt war, beschloß sie, sich ihrem ihr unbekannten Vater zuzuwenden, um bei ihm Anerkennung zu finden. Dort begann jedoch die bereits erwähnte Tortur. Allein aus ihren akademischen Leistungen konnte sie jetzt noch Befriedigung erfahren und ihr Selbstwertgefühl nähren. Doch selbst diese Quelle versiegte im Laufe der Jahre allmählich. Die Spaltung zwischen Affekt und Intellekt war schon zu weit fortgeschritten, als daß sie noch weiter aus dieser Quelle hätte schöpfen können. Sie fühlte, daß sie kurz davor war, die Kontrolle über sich zu verlieren, und spürte, daß der vollkommene Zusammenbruch ihrer nur unzulänglich errichteten Abwehrmechanismen unmittelbar bevorstand.

Eine weitere Patientin, die 25jährige Frau M., wurde von einem Krankenhaus zur Behandlung überwiesen, weil sie, nachdem sie vier Jahre als „Edel-"Prostituierte gearbeitet hatte, Schwierigkeiten in ihren Beziehungen hatte und frigide war. Als ich sie zum ersten Mal sah, fiel mir ihre äußere Erscheinung auf: Sie wirkte auf mich wie der Inbegriff der Unschuld und Reinheit. Auch ihre Entschlossenheit, sich wegen ihrer Probleme um Hilfe zu bemühen, beeindruckte mich. Allerdings hatte sie, nachdem sie dem „Strich" den Rücken gekehrt hatte, zwei Jahre verstreichen lassen, ehe sie sich berechtigt fühlte, ein wirkliches Bedürfnis für sich selbst beanspruchen zu können. Sie selbst sagte: *Ich entschloß mich, damit aufzuhören, weil der Preis, den ich für das Geld bezahlen mußte, zu hoch war. Durch dieses Leben wurde der Sex zu einer widerwärtigen Angelegenheit, die nichts mehr mit Liebe oder Intimität zu tun hatte . . . Die Männer sah ich allmählich nur noch von ihrer schlimmsten Seite, in meinen Augen waren sie nichts anderes als Tiere. Sehr schnell lernte ich aber, wie ich meine Gefühle abschalten konnte, und erlebte mich von da an so, als lebten zwei verschiedene Menschen in mir. Das Tageslicht habe ich nie zu Gesicht bekommen, weil sich mein Leben nur in der Nacht abspielte. Ich habe mich so sehr geschämt, daß ich nicht imstande war, mir Freunde zu suchen. Andererseits wurde ich aber so behandelt, daß ich meinte, auf mich würde besonderer Wert gelegt; denn in dem Nachtclub, wo ich als „Hosteß" arbeitete, wurde jeder als etwas überaus Besonderes betrachtet. Aber schon bald wurde mir klar, daß damit eine Wettbewerbssituation unter den Hostessen hergestellt werden sollte: wieviele Männer mit uns ins Bett gehen wollten, und wieviel wir dafür verlangten. Wir waren also nichts anderes als Gebrauchsgegenstände. Ich war plötzlich vollkommen niedergeschlagen und trank sehr viel. Am Geld war nur das Verdienen wichtig; sowie ich es aber in meinen Händen hatte, warf ich es weg, sogar auf dem Bahnsteig. Mir selbst konnte ich nie etwas Schönes kaufen. Das Geld war nichts als ein Symbol für den Wert, den ich für andere Menschen hatte. Deswegen sagte ich mir: „Mist, ich werde hier doch nur beschissen, ich will das nicht mehr".*

Anschließend erzählte sie mir, daß sie sorgfältig darüber nachgedacht hatte, welche Arbeit für sie in Frage kommen würde. Zuerst entschloß sie sich gegen jede nächtliche Beschäftigung, davon hatte sie genug. Wie aber sah es mit Menschen aus? Auch von ihnen hatte sie mehr als genug. Ebenso verwarf sie den Gedanken, mit irgend jemand eng zusammenzuarbeiten, gleich, ob mit Männern oder mit Frauen: mit Männern deswegen nicht, weil sie deren „animalische" Züge kennengelernt hatte; mit Frauen nicht, weil sie wegen deren Konkurrenzdenken und deren irriger Vorstellung, etwas ganz Besonderes zu sein – „nichts als Betrug" –, gelitten hatte. Was also blieb ihr? Sie war eine redegewandte und intelligente junge Frau, die das Gefühl hatte, ihr Leben anderen widmen zu müssen, und die für die

Menschen um sie her alles besser gestalten wollte. Ich muß gestehen, daß mich ihre Berufswahl beeindruckte. Weil sie alles liebte, was wuchs, wurde sie Floristin – „Blumen sind schön, und man fühlt sich gut, wenn man sie in ganz besonderer Weise arrangiert". Mittlerweile hatte sie es auf diesem Gebiet zu einigem Ansehen gebracht. In dieser Phase bemühte sie sich dann um eine Psychotherapie.

Frau M., das neunte von dreizehn Kindern, hatte eine gestörte Kindheit erlebt. Als sie acht Jahre alt war, wurde sie zusammen mit einem älteren Bruder zu einem Onkel mütterlicherseits und dessen Frau gegeben. Man hatte ihr gesagt, daß dieser Schritt deswegen notwendig gewesen sei, weil ihre Eltern arm waren und die Ansprüche all ihrer Kinder nicht befriedigen konnten. Jedoch konnte sie nicht verstehen, warum gerade sie und ihr Bruder dazu „auserwählt" waren, ihr Zuhause zu verlassen. Das neue Zuhause aber war bedeutend besser, und anfänglich konnte sie sich durchaus an diese veränderte Situation anpassen. Die Probleme ließen jedoch nicht lange auf sich warten. Ihr alter und kränklicher Onkel begann vorsichtig, sich ihr körperlich zu nähern. Zuerst fühlte sie sich nicht imstande, damit umzugehen, zumal ihre Mutter ihr gesagt hatte, sie solle sich ihrem Onkel und ihrer Tante gegenüber dankbar dafür erweisen, daß sie sie bei sich aufgenommen hatten. Bald war sie dann das Objekt der sexuellen Provokationen ihres Onkels, und es dauerte auch nicht lange, da erfüllte sie die Aufgaben einer Geliebten. Obwohl es sie anekelte, war sie noch immer unfähig, ihren Onkel zurückzuweisen, da sie es als „ihre Pflicht" empfand, seinen Wünschen zu entsprechen. Als sie sechzehn war, erkrankte ihr Onkel an chronischem Gelenkrheumatismus, weswegen sie die Schule verlassen und sich um ihn kümmern mußte. Ihre Tante sagte ihr, das sei der Preis, den sie dafür zu bezahlen habe, daß sie von ihnen großgezogen worden war. Sie versuchte, sich dagegen aufzulehnen, sah dann aber doch davon ab, als ihr Onkel wegen seiner Krankheit einen Selbstmordversuch unternahm. Als er starb, wurde sie von ihrer Tante hinausgeworfen. Anschließend arbeitete sie bei einem Ehepaar, deren kleines Kind sie betreute. Sehr bald schon hatte sie ein Verhältnis mit dem Mann, der, wie auch seine Frau, aus diesem Verhältnis eine Dreierbeziehung machen wollte. Da aus diesem Vorhaben nichts wurde, ging meine Patientin nach London. Hier geriet sie in die Welt der Nachtclubs und der Prostitution.

Der Fall dieser Frau ist sehr bemerkenswert. Von Anfang an war ich von ihr beeindruckt, und ich wußte, daß ihre Therapie gut verlaufen würde, weil sie aus eigenen Kräften sehr viel erreicht hatte, noch bevor sie sich überhaupt um Hilfe bemühte. So hatte sie sich aus den Bordellen befreit und die Zuhälter abgewiesen. Ohne jeden Zweifel war ihr Leben, zumindest bis sie acht war, sicher und stabil gewesen, wenn auch wirtschaftlich unsicher. Diese Tatsache vermittelte ihr in ihrem späteren Leben so viel Sicherheit, daß sie sich doch mit einigem Selbstbewußtsein ihren Nöten stellen und darin überleben konnte. In dem Augenblick jedoch, als sie das Zuhause, wo sie sich als das Opfer von Mißhandlungen erlebt hatte, verließ, begann sie Rache zu üben und sich selbst zu zerstören.

Die „Lösung" Prostitution stellt eine Wiederholung früherer Traumata dar. Dabei versucht die Überlebende, ihr Leben in den Griff zu bekommen, was ihr aber nicht gelingt, weil sie sich in dem alten, ihr aus der Familiensituation bekannten Muster gefangen fühlt und wieder nur ausgebeutet wird.

Eine weitere mögliche Folge des Inzests im Leben des Erwachsenen ist, wie bereits erwähnt, eine vollständige Unterdrückung der Sexualität in Verbindung mit schweren psychosomatischen Symptomen. Für gewöhnlich werden solche Fälle als „neurotische" Störungen diagnostiziert. Zuweilen fügen sich diese Menschen jedoch so große physische und psychische Schäden zu, daß ich mich frage, ob ihren „neurotischen" Problemen nicht vielleicht Aspekte der Perversion zugrunde liegen. Dies insbesondere im Hinblick auf die Konflikte, die mit der weiblichen Sexualität in Zusammenhang stehen wie auch mit der Art, in der diese Frauen ihren Körper mißhandeln. Besonders wäre dies dann der Fall, wenn Sadismus, der zunächst ein Ausdruck der Rache gegen Elternfiguren ist, in der Folge gegen jeden gerichtet wird, der es wagt, sich diesem Menschen zu nähern.

So war es bei einer Patientin, die ich vor einigen Jahren behandelte und die als dringender Fall von ihrem Hausarzt überwiesen wurde. Er rief mich voller Besorgnis an und schilderte mir die schweren psychosomatischen Beschwerden einer 42jährigen Frau, die er seit zwanzig Jahren in Behandlung hatte. Diese Beschwerden reichten von Asthma, Herzklopfen, Kopfschmerzen, Migräne und stechenden Schmerzen in der Brust bis zu Verdauungsstörungen. Als eine Lösung nicht gefunden werden konnte, bat sie darum, operiert zu werden, um von ihren entsetzlichen Schmerzen befreit zu werden. Diese Frau hatte nie ein Gefühl der Nähe zu irgendeinem Menschen entwickeln können.

Ihr Hausarzt, ein mitfühlender und auf dem Gebiet der psychosomatischen Störungen gut informierter Mediziner, befand sich in einer hoffnungslosen Situation: Zum einen konnte er nicht feststellen, was seiner Patientin fehlte, zum anderen lehnte er es ab, sein stilles Einverständnis zu ihrer beabsichtigten Selbstverstümmelung zu geben, und er war nicht in der Lage, ihr zu helfen. Er beschrieb sie als eine empfindsame, freundliche, intelligente und bescheidene Frau, die in keiner Weise „hysterisch" war. Sie war eine erfolgreiche Akademikerin, lebte völlig zurückgezogen, war weder mit einer Frau noch mit einem Mann je eine Beziehung eingegangen und machte einen selbständigen und gefestigten Eindruck, abgesehen von ihrer körperlichen Verfassung, die es ihr zuweilen unmöglich machte, ihren Pflichten nachzukommen. Einen sekundären Nutzen hatte sie durch ihre Symptome nie gehabt (es sei denn, man wollte ihre völlige Unfähigkeit, intime Beziehungen herzustellen, so bezeichnen).

Nach all den Jahren der Hoffnungslosigkeit und Hilflosigkeit, erschien sie eines Tages in vollkommener emotionaler Verwirrung bei ihrem Arzt. An diesem Tag konnte sie ihm zum ersten Mal überhaupt von einer inzestuösen Beziehung zu ihrem Vater erzählen. Diese hatte begonnen, als sie zehn war, und sie dauerte bis zu ihrem 22. Lebensjahr, als sie genügend Kraft aufbringen konnte, um sie abzubrechen und von zu Hause fortzugehen. Am Anfang hatte sie sich den Forderungen ihres Vaters gefügt, weil sie entsetzliche Angst hatte und nicht in der Lage war, sich ihm zu „widersetzen". Zu diesen Forderungen kam es zum ersten Mal, als ihre Mutter nach einer Totgeburt wieder schwanger wurde.

Zur Diskussion der Totgeburt, auf die eine „schnelle Ersatzschwangerschaft" folgt, die die Mutter daran hindert, um das verlorene Kind zu trauern, hat E. Lewis (1979) einen wichtigen Beitrag geleistet. Der Autor sieht in diesem Verhalten eine verborgene Prädisposition für die Kindesmißhandlung. Seinen klinischen Erfahrungen zufolge zeigen einige Mütter die Neigung, ihr Kind zu mißhandeln, und zwar wenn sie in dieser besonderen Situation sind, nicht trauern zu können, und sich zudem den Forderungen des Neugeborenen gegenübersehen. In einem der von E. Lewis erwähnten Fälle droht eine Mutter ihrem Kind Prügel an; eine andere Mutter bringt, nachdem ihr Mann während der Schwangerschaft plötzlich gestorben war, acht Monate nach der Geburt des Babys ihr ältestes Kind um. Der Autor sagt weiter, daß eine Totgeburt zu Schwierigkeiten innerhalb der Familie führen kann, die wiederum Akte der Gewalt nach sich ziehen (S. 327). Ich frage mich, ob eine Totgeburt nicht auch eine Prädisposition für den Vater- oder Mutter-Tochter-Inzest in der Familiendynamik darstellen könnte.

Noch einmal zurück zur Vergangenheit meiner 42jährigen Patientin: Sie war die älteste Tochter und hatte ein starkes Verlangen, ihre Mutter zu beschützen. Darin kam ihre Sehnsucht nach einer engen Beziehung mit ihr zum Ausdruck, zu der es nie kam. Nachdem sie die Inzestbeziehung zu ihrem Vater abgebrochen hatte und von zu Hause weggegangen war, schwor sie sich, nie wieder daran zu denken. 22 Jahre lang konnte sie sich an diesen inneren Auftrag halten. Diese schrecklichen Erinnerungen hatten sie nie wieder belästigt; statt dessen hatte ihr Körper sie mit psychosomatischen Beschwerden, die unbewußten und ihr unzugänglichen Motivationen entstammten, gnadenlos und bis zur Erschöpfung verfolgt. Von ihren Angriffen auf ihren Körper hatte sie nie einem Menschen erzählt. Geradezu mit Leidenschaft gab sie sich der Selbstverstümmelung hin, wobei es zu Ritualen kam, bei denen sie masturbatorische Praktiken von höchst sadomasochistischer Art anwandte.

Ich behaupte, daß Frauen, die ihren Körper unablässig in einer derart bedrohlichen, direkten und symbolischen Weise bekämpfen – wobei auch ein sadistisches Element der Rache gegen ihre Mutter vorhanden ist –, Manifestationen der Perversion offenbaren. Ich bin mir sehr wohl darüber im klaren, daß bei diesen speziellen Fällen Gründe dafür gegeben sind, von „neurotischem" anstelle von „perversem" Verhalten zu sprechen. Doch auch hier kann der Versuch, die Entwicklung des weiblichen Über-Ich zu verstehen, von großem Nutzen sein.

Wie Luce Irigaray gefragt hat: „Warum ist denn das Über-Ich der Frau, der Hysterikerin, so ‚kritisch', so grausam? Mehrere Gründe ließen sich hier anführen . . ." Es gibt „einen Grund, der mehrere andere überlagert: *Was auch immer bei einer Frau als Über-Ich wirkt, für die Frau empfindet es keine Liebe, insbesondere nicht für die Sexualität bzw. für die Geschlechtsorgane der Frau* (zitiert bei Sayers, 1986, S. 43 f., Hervorh. v. der Autorin).

Jeder Versuch, die Bildung von Ich-Ideal, Über-Ich und psychischen Repräsentanzen in der Entwicklung einer Frau zu untersuchen, die als kleines Mädchen eine Inzestsituation erlebt hat, erweist sich entweder als eine gewaltige Aufgabe oder als ein aussichtsloses Unterfangen. Zu einem typischen Hintergrund gehört eine zurückgezogene und depressive Mutter, die anwesend und gleichzeitig doch nicht anwesend war, und ein unsicherer, fordernder, gewalttätiger und sexuell bedürftiger Vater. Das Mädchen mußte nicht nur die mütterliche Fürsorge und beständige Liebe entbehren – darum zu trauern, gilt als unangebracht –, sondern darüber hinaus wurden in der Familiendynamik manische Abwehrmechanismen eingesetzt, um mit der „häufigen Abwesenheit" der Mutter fertig zu werden. Sie fühlte sich von diesen Elternfiguren „gezwungen", den Platz ihrer Mutter in der Familie einzunehmen, um deren Stabilität aufrechtzuerhalten. Die Menschen, die die Bildung ihres Ich und Über-Ich eigentlich fördern sollten, drängten sie somit in einen Rollentausch und vermittelten ihr ein Gefühl der Ohnmacht gegenüber diesem elterlichen Druck. So wurde sie zur Mutter ihrer eigenen Mutter und zur Ehefrau bzw. Geliebten ihres Vaters, und zwar mit allen damit verbundenen schädlichen

Auswirkungen. Folglich sind ihr Ich, Ich-Ideal, Über-Ich und Es vollkommen durcheinander geraten und ohne jeden inneren oder äußeren Bezugsrahmen.

Wenn wir uns die innere Welt eines solchen Mädchens und seine psychischen Repräsentanzen betrachten, offenbart sich uns ein Bild des Chaos. Ich möchte an dieser Stelle versuchen, ein wenig Licht in die Entstehung dieser psychischen Mechanismen, wie sie von zahlreichen Autoren beschrieben wurden, zu bringen. So unterscheidet beispielsweise H. Nunberg (1955) das Ich-Ideal vom Über-Ich, indem er sagt, daß sich das Ich dem Ich-Ideal aus Liebe unterwirft, dem Über-Ich dagegen aus Angst vor Bestrafung. Mit anderen Worten, das Ich-Ideal muß sich durch die Identifizierung mit Liebesobjekten (Mutter) bilden, während das Über-Ich später durch die Identifizierung mit dem Ich gefürchteter Personen gebildet wird (S. 146) – später dann durch Angst vor dem Vater. Mir scheint, daß bei einem Mädchen, das zum Inzestopfer geworden ist, die Bildung eines Ich-Ideals bei einer quasi abwesenden Mutter ernsthaft gestört wird und daß gleichzeitig der gefürchtete Vater, der theoretisch für die Bildung ihres Über-Ich zuständig ist, sich in ihr Leben drängt und von ihr fordert, sich mit der Rolle ihrer Mutter zu identifizieren. Daher kann es kaum wundernehmen, daß die Bildung eines Ich-Ideals und eines Über-Ich bei diesem Mädchen in hohem Maße verzerrt und durcheinander geraten ist beziehungsweise daß Fragmente von beiden Instanzen zwar vorhanden, aber von überaus unbeständiger Natur sind.

Wenn Lagache das Ich-Ideal so beschreibt, daß es auf die Art reagiert, wie sich das Subjekt verhalten soll, um die Erwartungen der Autorität zu erfüllen, und das Über-Ich als die der Autorität entsprechende Instanz (zitiert bei Laplanche und Pontalis, 1987, S. 205), dann gilt diese Beschreibung meiner Meinung nach in besonderem Maße für die Inzestsituation, in der das Mädchen der Macht der Autorität gegenüber so wehrlos ist.

Annie Reich (1986) zufolge steht das Ich-Ideal in direktem Zusammenhang mit der Regulierung des Selbstwertgefühls und entspricht einer tiefen Sehnsucht danach, daß das Kind wie der Elternteil werden muß; und *unter bestimmten Bedingungen kann eine* magische Identifizierung *mit dem verherrlichten Elternteil – Gefühle der Megalomanie – den Wunsch, wie er sein zu wollen, ersetzen* (S. 303, Hervorh. v. der Autorin). Sie sagt ferner, daß narzißtische Menschen (obgleich sie nur von Frauen spricht) eine Phantasie entwickeln, der ganze Körper sei ein Phallus – der väterliche Phallus –, deren Ursprung in tiefgreifenden Fixierungen und einer übersteigerten Sexualisierung liegt. All diese Erscheinungen gehören der phallischen Phase an.

Die Entwicklung dieser Frauen weist eine große Lücke auf, in der es zu einem Rollentausch (zumeist) zwischen den Generationen kommt. Oftmals, noch ehe sie die Pubertät erreicht hatten, mußten sie bereits als Geliebte, als Mutter und als Erwachsene fungieren. So konnten sie emotional nicht wachsen, wurden aber gezwungen, sexuell zu reifen. Dabei ist es von immenser Bedeutung, daß sich alles innerhalb der Familie abspielt und daß die elementaren Grenzen zwischen den normalerweise von den Generationen vorgegebenen Zuständigkeiten nicht respektiert werden. Die normale Eltern-Kind-Beziehung ist jetzt nicht mehr derart, daß die Eltern sich um eine Tochter kümmern und es ihr gestatten, sich in ihrem eigenen Tempo zu entwickeln. Das noch kleine Mädchen, das zum Inzestopfer wird, ist in die Rolle der Hausherrin geschlüpft und in die intimsten Geheimnisse der Familie eingeweiht.

Die klinische Geschichte meiner Patientinnen, die sich in einer solchen Situation befanden, weist verschiedene Merkmale auf: Verführungssituationen und emotionale Entbehrungen, als Partialobjekte betrachtet und auch so behandelt zu werden, daran gehindert zu werden, sich von den Elternfiguren abzulösen und frühzeitig von ihren Eltern sexualisiert zu werden. Diese Kennzeichen sind denen ähnlich, die nicht nur bei der Psychogenese, sondern auch bei den klinischen Manifestationen der Perversion anzutreffen sind.

Diese Frauen leiden unter einer larvierten Depression, die von einer zwanghaften, maskierten genital-sexuellen Aktivität verdeckt wird, deren Ursprung in einem starken Verlangen nach Rache liegt. Bei diesen „sexuellen" Interaktionen gibt es weder Intimität noch emotionale Fürsorge, noch Kontinuität, noch sexuelle Befriedigung. Statt dessen kommt es lediglich zu einer kurzen Phase des Hochgefühls, das jedoch schon bald von Isolation und Verzweiflung verdrängt wird. Das erfolgreiche Anwerben von Kunden führt bei diesen Frauen zu einer manischen Reaktion, nämlich zu „einem berauschenden Gefühl", das allerdings nur von kurzer Dauer ist. Dieses System der Regulierung des Selbstwertgefühls ist zum Scheitern verurteilt, weil dem Suchen nach solchen physischen Kontakten als Motiv nicht Liebe, sondern Haß zugrunde liegt, und weil es sich bei den Objekten dieser Kontakte – sei es ihr eigener Körper oder der ihrer Kunden – nur um einen symbolischen Ersatz für die wirklichen Objekte handelt, gegen die ihre Rache gerichtet ist.

Der Inzest gibt zunächst viel, nimmt dann aber alles weg, mit einem Mal. Das kleine Mädchen soll nun alles haben, was es sich in seinen kühnsten unbewußten Phantasien nur hätte erträumen können, selbst ihren Vater als ihren Liebespartner. Und was bringt ihr diese Situation? Sie und Vati haben ein Geheimnis, von dem sonst niemand etwas weiß. Ihre Träume sind in Erfüllung gegangen: Jetzt hat sie Vatis Liebe, seinen Penis, einfach alles. Doch ist sie gleichzeitig völlig verzweifelt, weil sie nun zu niemandem mehr Vertrauen haben kann. Die Menschen, die sich eigentlich um sie kümmern und zwischen ihrer Phantasie und ihrer Wirklichkeit eine feste Grenze ziehen sollten, haben sie im Stich gelassen – sie ist verwirrt und vollkommen allein. Solchen Mädchen fällt es schwer, sich ihre Wut und ihren Ärger einzugestehen, da diese Gefühle äußerst intensiv sind. Sie sind wütend auf ihre Mutter, weil sie sie nicht beschützt hat, und wütend auf ihren Vater, weil er sie mißbraucht hat. Eine Patientin von mir drückte es einmal so aus: „Ich hasse Frauen und mißtraue Männern." Die tiefen Wunden, die ihnen zugefügt worden sind, wirken sich nicht nur stark auf ihr emotionales Leben aus, sondern auch auf ihre intimen Beziehungen; denn häufig meinen sie, daß sie Liebe nur über den Weg der Sexualisierung bekommen können.

Dieses Phänomen läßt sich mit der von Janine Chasseguet-Smirgel beschriebenen Situation im Zusammenhang mit dem zukünftigen männlichen Perversen vergleichen: Seine Mutter redet ihm ein, er sei *mit seinem präpubertären Penis der perfekte Partner für sie und es gäbe folglich nichts, um das er seinen Vater beneiden müßte* (1986, S. 46). Ich bin der Meinung, daß auch das von seinem Vater verführte Mädchen glauben gemacht wird – von seinem Vater –, daß es sein perfekter Partner sei. Im Gegensatz zum Jungen mit seinem „vorpubertären Penis" reagiert das Mädchen mit seinem ganzen vorpubertären Körper auf die Verführung des Vaters. Es ist alles da, was sich entwickeln und eingestimmt werden muß. Jetzt kann das Mädchen lernen, mit seinem ganzen Körper, mit all seinen erogenen Zonen, auf die Verführung seines Vaters zu reagieren. Das Mädchen befindet sich in der gleichen Situation wie der von Janine Chasseguet-Smirgel beschriebene Junge, der seinen Vater um nichts mehr zu beneiden braucht, außer daß das vorpubertäre Mädchen seine Mutter noch um deren Fruchtbarkeit beneiden kann. Hier handelt es sich jedoch lediglich um eine Übergangsphase; denn nach ihrer Menarche kann auch sie fruchtbar werden. Während es im Falle des verführten Jungen zur offenen Verschwörung von Mutter-Junge und zur Erniedrigung des Vaters kommt, ist beim Vater-Tochter-Inzest die Verheimlichung die Regel. Die Grenzen zwischen den Generationen werden häufig in beiden Fällen verletzt; und genau wie beim Jungen kommt es auch beim Mädchen später zur Entwicklung von perversen Eigenschaften.

Janine Chasseguet-Smirgel vergleicht diese beiden Fälle nicht miteinander, da sie glaubt, daß beim kleinen Mädchen *die Rückkehr in ein primitives Stadium der Fusion, die nur durch die Vereinigung mit dem Primärobjekt möglich ist,* nicht gegeben ist (1986, S. 50). Ich meine, daß dies doch der Fall ist, und zwar durch die körperliche Beziehung des Mädchens zu seinem Vater. Die Autorin glaubt, daß der Junge den Unterschied zwischen den Generationen anerkennen muß, weil seine Mutter eine Vagina besitzt, die er nicht befriedigen kann; das Mädchen dagegen ist in der Lage, auch wenn es vom Vater vielleicht noch nicht geschwängert werden kann, dessen sexuelle Wünsche oder Forderungen zu befriedigen, indem es ihm seine Vagina anbietet.

Janine Chasseguet-Smirgel gibt zwar die Häufigkeit der Situation zu, daß ein Mädchen von seinem Vater, der es seiner Frau angeblich vorzieht, zu sehr geliebt wird. Sie vertritt aber nachdrücklich den Standpunkt, daß dieses Mädchen neurotisch wird und nicht pervers, und sie sagt weiter, daß *hier vielleicht der Grund liegt, weshalb Perversionen bei Frauen weniger häufig vorkommen als bei Männern* (1987, S. 14). Sie hält also beharrlich an Freuds revidierter „Verführungstheorie" fest, wonach die Berichte von Patientinnen, vom Vater sexuell mißhandelt worden zu sein, ihrer Phantasie entspringen. Ich bin jedoch der Ansicht, daß mittlerweile so viele Belege vorliegen, daß wir zu Freuds früher Theorie der tatsächlichen Verführung zurückkehren können, die uns eine rudimentäre Annäherung an die Objektbeziehung an die Hand gibt, da das sexuelle Problem seinen Ursprung in einer wirklichen Person hat (Klein, M.I., 1981).

In aller Deutlichkeit und mit Beherztheit erklärt B. McCarthy: *Weil die Psychoanalyse das Thema des Inzests in die Welt der unbewußten Phantasien verwiesen hat, ist die Aufmerksamkeit von der Wirklichkeit des Inzests abgelenkt und die Aufdeckung sexueller Mißhandlungen innerhalb der Familie verzögert worden. Dies ist nach meiner Meinung eine Kritik an dem Beitrag, den die Psychoanalyse zur Psychiatrie und verwandten Gebieten geleistet hat* (1982, S. 11). Er sagt, daß Patienten, die von inzestuösen Erlebnissen sprachen, sehr häufig als psychotisch oder extrem hysterisch abgestempelt wurden.

Immer wieder können wir sehen, zu welch katastrophalen Auswirkungen es kommt, wenn ein Vater in die emotionale und sexuelle Entwicklung seiner Tochter eingreift. Ähnlich sind die Folgen für einen Jungen, der von seiner Mutter verführt und in eine inzestuöse Beziehung gedrängt wird. Man kann daher nur hoffen, daß die Einsicht in diese Probleme zu deren richtiger Diagnose führt.

In diesem Kapitel habe ich einige mir bekannte Fälle väterlichen Inzests beschrieben. Manche der Frauen, die diese Situation überlebt haben, wurden dadurch in die Prostitution getrieben, andere dazu, intimen Beziehungen mit aller Macht aus dem Weg zu gehen. Sowohl Männer als auch Frauen, die eine inzestuöse Beziehung überlebt haben, haben sehr große Schwierigkeiten, überhaupt Beziehungen einzugehen. Diese Schwierigkeiten stehen mit der durch frühe traumatische und demütigende Erlebnisse verursachten Verwirrung im Einklang. Auf der einen Seite fühlen sie sich ausgenutzt, mißbraucht, wie Partialobjekte behandelt und völlig sexualisiert, auf der anderen Seite haben sie das Gefühl, überlegen, allmächtig, frühreif und von besonderem Wert zu sein.

Zu den in diesen Fällen eingesetzten Abwehrmechanismen gehören eine tiefgreifende Spaltung, Verleugnung und Depersonalisierung. Das Verhalten dieser Frauen ist die Folge einer starken Abscheu vor ihrem Körper, der sie auf verschiedene Weise beizukommen versuchen, nicht nur durch die Prostitution. Rücksichtslose sadistische Übergriffe auf ihren ganzen Körper sind indes häufig die Regel. Bisweilen gehen sie einher mit einer übersteigerten libidinösen Aktivität, manchmal mit ihrer Unterdrückung. Dieses typische Verhaltensmuster scheint perverse Züge aufzuweisen, die sich von männlichen Formen der Perversion unterscheiden.

EPILOG

Die vorstehenden Kapitel haben sich in gewisser Weise von selbst geschrieben. Sie ergaben sich mehr oder weniger spontan aus den Aussagen meiner Patienten. Jedoch sind dabei einige Fragen offen geblieben. Dieses Buch bekäme einen geordneten Abschluß, wenn an dieser Stelle eine Reihe von Schlußfolgerungen, sprich Antworten stünde – geordnet, aber voreilig.

Trotz der zahlreichen Fortschritte und der Flut von Veröffentlichungen in den letzten Jahren verstehen wir die weibliche Sexualität und die Familiendynamik nach wie vor nicht in ihrem vollen Umfang. Wir sind noch weit davon entfernt, dieses Thema abschließen zu können, auch ich habe es nicht versucht. Mir lag eher daran, über einige der Notsituationen, von denen ich zufällig Kenntnis erlangte, das zu sagen, was vielleicht bisher noch nicht gesagt worden ist. Da Neues aber eine Herausforderung sein kann, auch wenn es in einigen Fällen lediglich eine andere Version von bereits Gesagtem ist, könnte es von Nutzen sein, mit einigen Bemerkungen zu schließen und zu versuchen, meine Erkenntnisse konzentriert darzulegen.

Erstens ist es wichtig, sich daran zu erinnern, was in Kapitel 1 gesagt wurde: Das Wort „Perversion" ist in diesem Buch durchweg im Sinne einer anerkannten klinischen Existenzform verwendet worden, bei der die betroffene Person nicht die Freiheit besitzt, genital-sexuelle Befriedigung zu erlangen und sich statt dessen einem zwanghaften Verhalten unterworfen fühlt, bei dem unbewußte Feindseligkeit eine Rolle spielt. Bei diesem Gebrauch handelt es sich um einen psychoanalytischen Fachbegriff, dem keinerlei moralische Nebenbedeutung anhaftet. Ich selbst ziehe den Begriff der „Perversion" dem der „Abweichung" vor, da letztgenannter lediglich eine statistische Anormalität impliziert.

Zweitens: Es ist zwar offensichtlich, aber dennoch wichtig, sich wirklich klar zu machen, daß ich in erster Linie von Menschen berichtet habe, die zu mir gekommen oder an mich überwiesen worden sind, weil sie unter besonders schwierigen Problemen litten. Daß diese Probleme auf ganz bestimmte Ereignisse oder Verhaltensweisen zurückgeführt werden können, bedeutet nicht, daß all jene, die ähnliche Ereignisse erlebt haben oder vergleichbaren Verhaltensweisen ausgesetzt waren, unter den gleichen Folgen zu leiden haben. So wird beispielsweise nicht jedes Mädchen, das das Opfer einer Inzestbeziehung ist, zur Prostituierten, auch sind nicht alle Prostituierten Inzestopfer. Allgemeiner ausgedrückt, die Opfer perverser Handlungen oder Verhaltensweisen müssen sich nicht notwendigerweise selbst pervers verhalten. Niemand sollte jedoch daran zweifeln, daß es eine besondere Belastung und Schwierigkeit darstellt, seelisches Gleichgewicht zu erlangen, wenn jemand in der Kindheit unter dem perversen Verhalten der Eltern zu leiden hatte.

Zweifellos spielen auch Fragen der Moral in bezug auf das Agieren und Reagieren eines Menschen, und auch der Gesellschaft selbst, eine Rolle. Das vorliegende Buch beruht jedoch gänzlich auf klinischen Belegen und zudem auf Belegen von Menschen, die mit perversen Handlungen zu tun haben. Es ist an dieser Stelle nicht meine Absicht, moralische Werturteile auszusprechen.

Desgleichen geht die Behandlung der Perversion über den Rahmen dieses Buches hinaus. Es ist nur zu verständlich, daß der Leser den Ausgang der Geschichte erfahren möchte. Was ist aus meinen Patienten geworden? Das zu erzählen, bedürfte es jedoch mindestens eines weiteren Buches. An dieser Stelle ist jedoch so viel zu sagen, daß eine Voraussetzung für die genaue Diagnose das Verstehen ist und daß die Behandlung mit Hilfe des Verstehens wie auch der richtigen Diagnose der psychischen Dynamik erfolgreich sein kann, wie die Vergangenheit gezeigt hat.

Das gilt sowohl für Männer als auch für Frauen, die sich in einer verzweifelten Konfliktsituation befinden, aus der sie sich allein nicht befreien können. Während meiner 25jährigen Berufspraxis konnte ich immer wieder ein dynamisches Wechselspiel in der Psychotherapie beobachten. Ich bin zuversichtlich über die Möglichkeiten, die einer solchen Behandlung innewohnen. Das Vermögen einer Therapie ist selbstverständlich von der Genauigkeit der Diagnose abhängig, womit ich wieder bei meinen Patienten wäre.

Ich fühle mich durch meine klinische Arbeit geehrt und häufig tief bewegt. Insbesondere deshalb, weil die Patienten mir, einem ihnen völlig fremden Menschen, immer wieder großes Vertrauen entgegenbringen und eine sehr enge Beziehung zu mir herstellen. Sie tun dies in ihrem Kampf, sich selbst besser zu verstehen und sich gleichzeitig von Traumata zu befreien, die ihren Ursprung häufig in der vertrauten Atmosphäre der eigenen Familie haben.

Ferner möchte ich den Frauengruppen auf dem europäischen Festland, die mich in meinen Erfahrungen so bereichert haben, an dieser Stelle noch einmal meinen Dank aussprechen. Unsere Generation unterscheidet sich von der unserer Mütter. Viele von ihnen empfanden ihre Situation als einen offen oder auch verborgen geführten Konkurrenzkampf mit anderen Frauen. Keinen Mann zu haben, galt als ein Zeichen des Versagens, und alle anderen Frauen wurden als potentielle Rivalinnen betrachtet. Aufgrund dieser Erziehung konnten unsere Mütter weder ein ausreichendes Gefühl für die Solidarität unter den Frauen noch sehr viel Vertrauen in ihr eigenes Geschlecht entwickeln. Im Gegensatz dazu haben die Frauen in den Gruppen, mit denen ich gearbeitet habe, sich gegenseitig dazu ermutigt, ihre verborgenen Fähigkeiten zu entwickeln und im Erfolg anderer Frauen einen Ansporn für sich selbst zu sehen. Eine solche Haltung ist deshalb möglich, weil die Frauen in diesen Gruppen eine tiefe Verbundenheit untereinander erleben.

Dieses geheime Wissen hat sich in hohem Maße auf mich ausgewirkt. Bisweilen spüre ich die Kraft, die Cézannes Beobachtung innewohnt, wenn er Bilder betrachtet, die ihn tief berührten: „Manchmal erfordert der Prozeß, der sich in diesen Bildern offenbart, die persönliche Teilnahme und nicht nur bloßes Verstehen; ein Prozeß, der für die Distanz kühlen Beobachtens und Mitfühlens keinen Raum ließ." Ich bin stolz auf das Vertrauen, das andere Frauen mir entgegenbringen, und ich bin überzeugt, daß mir mein Geschlecht in meinem Beruf bisweilen von Nutzen ist.

Schließlich möchte ich noch einmal betonen, daß es hier nicht meine Absicht war, eine Theorie aufzustellen oder zu beweisen. Ebenso wenig wollte ich Paradoxa konstruieren. Doch wäre es naiv leugnen zu wollen, daß es – angesichts der normalen Einstellung unserer (westlichen) Gesellschaft – paradox erscheint, perverses Verhalten mit der Mütterlichkeit in Zusammenhang zu bringen. Natürlich handelt es sich bei der perversen Mutter um eine Ausnahme, jedoch ist sie nicht so selten anzutreffen, wie wir annehmen möchten.

Es mag den einen oder anderen Leser geben, der nicht dazu bereit ist zuzugeben, daß es sich hier nur deshalb um ein Paradoxon handelt, weil wir es als ein solches betrachten. Ihnen möchte ich abschließend zwei Dinge sagen: Einmal, daß Wissen der Anfang der Weisheit ist. Um Patienten behandeln zu können, muß man von Fakten ausgehen, nicht von Vermutungen. Zum anderen – und hier spreche ich noch einmal den Machtstatus der Mutter an –, daß die Mutterschaft durch meine Erkenntnisse nicht abgewertet wird, ganz im Gegenteil sogar. So offensichtlich es auch sein mag, es sollte doch betont werden, daß die klinischen Belege die Maxime untermauern: „Unterschätze nie die Macht einer Mutter."

Bibliographie

Abelin, E. (1978): The role of the father in the preoedipal years. *J. Amer. Psychoanal. Assn* 26: 143–161

Arnaiz, M., Puget, J. und Siquier, M. (1983): Paradigmas contrapuestos en las teorías psicoanalíticas sobre sexualidad feminina. In: *Choques y Armonías entre Teorías Psicoanalíticas.* Buenos Aires: Asociación Argentina de Epistemología del Psicoanálisis y de la Psicología Profunda, S. 29–40

Aulagnier, P. (1966): Observaciones sobre la femininidad y sus atavares. In: *El Deseo y la Perversión.* Buenos Aires: Sudamericana, S. 63–93

Barglow, P. und Schaefer, M. (1970): A new female psychology? In: H. Blum (ed.): *Female Psychology.* New York: International Universities Press (1977), S. 393–438

Barnett, M. (1966); Vaginal awareness in the infancy and childhood in girls. *J. Amer. Psychoanal. Assn* 14: 129–141

Bateson, G. (1956): Towards a theory of schizophrenia. *Behav. Sci.* 1: 251–264

Beauvoir, S. de (1942): Das andere Geschlecht: Sitte und Sexus der Frau. Reinbek b. Hamburg: Rowohlt (1984)

Benedek, T. (1959): Parenthood as a developmental phase. *J. Amer. Psychoanal. Assn* 7: 389–417

Bentovim, A. (1976): Shame and other anxieties associated with breast feeding: a systems theory and psychodynamic approach. In: *Breast Feeding and the Mother,* Ciba Symp. 45. Amsterdam: Elsevier, S. 159–178

– (1977): Therapeutic systems and settings in the treatment of child abuse. In: A.W. Franklin (ed.): *The Challenge of Child Abuse.* London: Academic Press, S. 249–259

Bibring, G., Dwyer, T., Huntington, D. und Valenstein, A. (1961): A study of the psychological process in pregnancy and of the earliest mother-child relationship. *Psychoanal. Study Child* 16: 9–44

Bleichmar, E.D. (1985): *El Feminismo Espontáneo de la Histeria.* Madrid: Adotraf

Blum, H.P. (1980): The maternal ego ideal and the regulation of maternal qualities. In: S.L. Greenspan und G.H. Pollock (eds.): *The Course of Life: Psychoanalytic Contributions Toward Understanding Personality Development,* Vol. 3, *Adulthood and the Ageing Process.* London: National Institute of Mental Health, S. 91–114

Bonaparte, M. (1935): Passivity, masochism and femininity. *Int. J. Psycho-Anal.* 16: 325–333

Bowlby, J. (1951): *Maternal Care and Mental Health.* WHO Monograph No. 2. Genf: World Health Organization

– (1958): The nature of the child's tie to his mother. *Int. J. Psych-Anal.* 39: 350–373

Bowlby, J., Ainsworth, M., Boston, M. und Rosenbluth, D. (1956): The effects of mother-child seperation: a follow-up study. *Br. J. Med. Psychol.* 29: 211–247

Brierley, M. (1932): Some problems of integration in women. *Int. J. Psycho-Anal.* 13: 433–448

– (1936): Specific determinants in feminine development. *Int. J. Psycho-Anal.* 17: 163–180

Brunswick, R.M. (1940): The pre-oedipal phase of the libido development. *Psychoanal. Q.* 9: 293–319

Burlingham, D. und Freud, A. (1971): *Heimatlose Kinder.* Frankfurt/Main: S. Fischer

Chasseguet-Smirgel, J. (1986): *Kreativität und Perversion.* Frankfurt/Main: Nexus

– (1987): *Das Ich-Ideal.* Frankfurt/Main: Suhrkamp

Chodorow, N. (1985): *Das Erbe der Mütter. Psychologie und Soziologie der Mütterlichkeit.* Wien: Frauenoffensive

Ciba Foundation (1984): *Sexual Abuse Within the Family.* London: Tavistock

Coria, C. (1986): *El Sexo Oculto del Dinero.* Buenos Aires: Grupo Editor Latinoamericano, Colección Controversia

Deutsch, H. (1925): The psychology of women in relation to the functions of reproduction. *Int. J. Psycho-Anal.* 6: 405–418

– (1930): The significance of masochism in the mental life of women. *Int. J. Psycho-Anal.* 11: 48–60

Erikson, E.H. (1980): *Jugend und Krise. Die Psychodynamik im sozialen Wandel.* Stuttgart: Klett-Cotta

Fairbairn, W.R.D. (1944): *Endopsychic structure considered in terms of object-relationships.* In: Sayers (1986), S. 64–78

Ferenczi, S. (1924): *Thalassa: A Theory of Genitality.* New York: Norton (1968)

Freud, S. (1905): Drei Abhandlungen zur Sexualtheorie. In: A. Freud et al. (eds.): *Gesammelte Werke in 17 Bänden.* Frankfurt/Main: S. Fischer (5. Aufl. 1972), Bd. V, S. 127–145

– (1931): Über die weibliche Sexualität. GW XIV, S. 515–537

– (1933): Die Weiblichkeit. GW XV, S. 119–145

Gagnon, J. (1965): Female child victims of sex offences. *Social Problems* 13: 176–192

Gallwey, P. (1985): The psychodynamics of borderline personality. In: D.P. Farrington und J.J. Gunn (eds.): *Aggression and Dangerousness*. Chichester: Wiley, S. 127–152

Ganzarain, R. und Buchele, B. (1986): Countertransference when incest is the problem. *Int. J. Group Psychother.* 36: 549–566

Gibbens, T.C.N. (1957): Juvenile Prostitution. *Br. J. Delinquency* 8: 3–12

Glasser, M. (1979): Some aspects of the role of aggression in the perversions. In: I. Rosen (ed.): *Sexual Deviation*. Oxford: University Press, S. 278–305

Glover, E. (1943): The Psychopathology of Prostitution. Edward Glover Lecture, Institute of Study and Treatment of Delinquency Publication, S. 1–16

Goodwin, J. (1982): *Sexual Abuse*. Boston, MA: John Wright

Granoff, W. und Perrier, F. (1980): *El Problema de la Perversión en la Mujer*. Barcelona: Editorial Crítica

Greenacre, P. (1950): Special problems of early female sexual development. *Psychoanal. Study Child* 5: 122–138

– (1953a): Certain relationships between fetishism and the faulty development of the body image. *Psychoanal. Study Child* 8: 79–98

– (1953b): *Trauma, Growth and Personality.* London: Hogarth

– (1960): Considerations regarding th parent-infant relationship. *Int. J. Psycho-Anal.* 41: 571–584

– (1968): Perversions: general considerations regarding their genetic and dynamic background. *Psychoanal. Study Child* 23: 47–62

Greenson, R. (1968): Dis-identifying from mother: its special importance for the boy. *Int. J. Psycho-Anal.* 49: 370–374

Grunberger, B. (1982): *Vom Narzißmus zum Objekt.* Frankfurt/ Main: Suhrkamp

– (1985): Outline for a study of narcissism in female sexuality. In: J. Chasseguet-Smirgel (ed.): *Female Sexuality.* London: H. Karnac, S. 68–83

Herman, J. (1981): *Father-Daughter Incest.* Cambridge: Harvard University Press

Hopper, E. (1986): The problem of context in group-analytic psychotherapy. In: M. Pines (ed.): *Bion and Group Psychotherapy.* London: Routledge & Kegan Paul, S. 330–353

Horney, K. (1923): Zur Genese des weiblichen Kastrationskomplexes. In: K. Horney: *Die Psychologie der Frau.* Frankfurt/ Main: Fischer TB (1987), S. 10–25

– (1926): The flight from womanhood. *Int. J. Psycho-Anal.* 7: 360–374

– (1932): The dread of women. *Int. J. Psycho-Anal.* 13: 348–360

– (1933): The denial of the vagina. *Int. J. Psycho-Anal.* 14: 57–70

– (1977): *Neue Wege in der Psychoanalyse.* Frankfurt/Main: Fischer TB

Irigaray, L. (1979): *Das Geschlecht das nicht eins ist.* Berlin: Merve

– (1980): *Speculum. Der weibliche Diskurs.* Frankfurt/Main: Suhrkamp

Jones, E. (1927): The early development of female sexuality. *Int. J. Psycho-Anal.* 8: 459–472

Justice, B. und Justice, R. (1979): *The Broken Taboo: Sex in the Family.* New York: Human Sciences

Kernberg, O.F. (1983): *Borderline-Störungen und pathologischer Narzißmus.* Frankfurt/Main: Suhrkamp

– (1980): Some implications of object relations theory for psychoanalytical technique. In: H. Blum (ed.): *Psychoanalytic Explorations of Technique.* New York: International Universities Press, S. 207–239

Kestenberg, J.S. (1956): On the development of maternal feelings in early childhood. *Psychoanal. Study Child* 11: 257–290

Khan, M.M.R. (1989): *Entfremdung bei Perversion.* Frankfurt/Main: Suhrkamp

Kinsey, A., Pomeroy, W. und Martin, C. (1948): *Sexual Behavior in the Human Male.* Philadelphia, PA: Saunders

Klein, M.I. (1981): Freud's seduction theory: its implications for fantasy and memory in psychoanalytic theory. *Bull. Menninger Clinic* 45: 185–208

212

Klein, M. (1928): Early stages of the Oedipus conflict. *Int. J. Psycho-Anal.* 9: 167–180

– (1933): The phallic phase. *Int. J. Psycho-Anal.* 14: 1–33

– (1935): Early female sexuality. *Int. J. Psycho-Anal.* 16: 263–273

– (1955): The psycho-analytic play technique. In: M. Klein: *Envy and Gratitude.* London: Hogarth (1975), S. 122–140

– (1987): Die Auswirkungen früher Angstsituationen auf die weibliche Sexualentwicklung. In: M. Klein: *Die Psychoanalyse des Kindes.* Frankfurt/Main: Fischer TB, S. 239–291

Kohon, G. (1984): Reflections on Dora: the case of hysteria. *Int. J. Psycho-Anal.* 65: 73–84

Kramer, S. (1980): Object-coercive doubting: a pathological defensice response to maternal incest. *J. Amer. Psychoanal. Assn* 31: 325–351

– (1981): Transactions of the Topeka Psychoanalytical Society. *Bull. Menninger Clinic* 45: 557–560

Kubie, L. (1974): The drive to become both sexes. *Psychanal. Q.* 43: 349–426

Laing, R.D. (1989): *Das Selbst und die Anderen.* München: dtv

Lampl de Groot, J. (1928): The evolution of the Oedipus complex in women. *Int. J. Psycho-Anal.* 9: 332–345

– (1933): Contribution to the problem of femininity. *Psychoanal. Q.* 2: 489–518

Laplanche, J. und Pontalis, J.-B. (1987): *Das Vokabular der Psychoanalyse.* Frankfurt/Main: Suhrkamp

Lasch, C. (1984): *The Minimal Self: Psychic Survival in Troubled Times*. London: Picador

Laufer, E. (1982): Female masturbation in adolescence and the development of the relationship to the body. *Int. J. Psycho-Anal.* 63: 295–302

Lax, R. (1982): The expectable depressive climacteric reaction. *Bull. Menninger Clinic* 46: 151–167

Lemoine-Luccioni, E. (1982): *La Partición de las Mujeres*. Buenos Aires: Amorrortu

Lester, E. und Notman, M. (1986): Pregnancy, developmental crisis and object relations: psychoanalytical considerations. *Int. J. Psycho-Anal.* 67: 357–366

Lewis, E. (1979): Two hidden predisposing factors in child abuse. *Child Abuse Neglect* 3: 327–330

Limentani, A. (1987): Perversions: treatable and untreatable. *Contemporary Psychoanal.* 23: 415–437

Loewald, H.W. (1951): Ego and reality. *Int. J. Psycho-Anal.* 32: 10-18

Lothstein, L.M. (1979): Psychodynamics and sociodynamics of gender-dysphoric states. *Am. J. Psychother.* 33: 214–238

Lukianowicz, H. (1972): Incest: 1. paternal incest. *Br. J. Psychiatry* 120: 301–313

McCarthy, B. (1982): Incest and Psychotherapy. *Irish J. Psychother.* 1: 11–16

McDougall, J. (1970): Über die weibliche Homosexualität. In: J. Chasseguet-Smirgel (Hrsg.): *Psychoanalyse der weiblichen Sexualität*. Frankfurt/Main: Suhrkamp (1976), S. 233–291

214

– (1988): *Theater der Seele.* Weinheim: Psychologie Verlags Union

Mahler, M.S. (1963): Thoughts about development and individuation. *Psychoanal. Study Child* 18: 307–324

– (1986): *Symbiose und Individuation. Psychosen im frühen Kindesalter.* Stuttgart: Klett-Cotta

Margolis, M. (1977): A preliminary report on a case of consummated mother-son incest. *The Annual of Psychoanalysis* 5: 267–294

Masterson, J.F. und Rinsley, D.B. (1975): The borderline syndrome: the role of the mother in the genesis and psychic structure of the borderline personality. *Int. J. Psycho-Anal.* 56: 163–177

Mitchell, J. (1980): On the differences between men and women. *New Society* 52 (917): 234 f.

– (1987): *Frauen: Die längste Revolution. Feminismus, Literatur, Psychoanalyse.* Frankfurt/Main: S. Fischer

Müller, J. (1932): The problem of the libidinal development of the genital phase in girls. *Int. J. Psycho-Anal.* 13: 361–368

Nunberg, H. (1955): *Principles of Psychoanalysis.* New York: International Universities Press

Okell Jones, C. und Bentovim, A. (1984): Sexual abuse of children: fleeting trauma or lasting disaster. *Tavistock Clinic Paper* 15: 1–17

Payne, S. (1935): A concept of femininity. *Br. J. Med. Psychol.* 15: 18–33

Peters, J.J. (1976): Children who are victims of sexual assault and the psychology of offenders. *Am J. Psychother.* 30: 398–421

Pines, D. (1972): Pregnancy and motherhood: interaction between fantasy and reality. *Br. J. Med. Psychol.* 45: 333–343

– (1982): The relevance of early psychic development to pregnancy and abortion. *Int. J. Psycho-Anal.* 63: 311–319

– (1986): A woman's unconscious use of her body: a psychoanalytic perspective. Carol Dilling Memorial Lecture, New York

Pines, M. (1969): Human sexuality revisited. *Bull. Br. Psycho-Anal. Society Inst. Psycho-Anal.* 23: 1–26

Raphael-Leff, J. (1983): Facilitators and regulators: two approaches to mothering. *Br. J. Med. Psychol.* 56: 379–390

– (1985): Fears and fantasies of childbirth. *J. Pre and Perinatal Psychol.* 1: 14–18

Rascovsky, A. und Rascovsky, M. (1968): On the genesis of acting out and psychopathic behaviour in Sophocles' Oedipus. *Int. J Psycho-Anal.* 49: 390–395

– (1972): The prohibition of incest, filicide and the socio-cultural process. *Int. J. Psycho-Anal.* 53: 271–276

Reich, A. (1986): Narcissistic object choice in women. In: P. Buckley (ed.): *Essential Papers on Object Relations.* New York: University Press, S. 297–317

Renshaw, D. (1982): *Incest: Understanding and Treatment.* Boston: Little, Brown

Rinsley, D.B. (1978): Borderline Psychopathology: a review of aetiology, dynamics and treatment. *Int. Rev. Psycho-Anal.* 5: 45–54

Riviere, J. (1929): Womanliness as a masquerade. *Int. J. Psycho-Anal.* 10: 303–313

Rolph, C..H. ed. (1955): *Women of the Streets.* London: Secker & Warburg

Rosen, I. (1979a): *Sexual Deviation.* London: 2. Aufl. Oxford University Press

– (1979b): Perversion as a regulator of self-esteem. In: I. Rosen (1979a), S. 65–78

Rosen, J.N. (1953): The perverse mother. In: J.N. Rosen: *Selected Papers on Direct Psychoanalysis.* New York: Grune & Stratton, S. 97–105

Rycroft, C. (1968): *A Critical Dictionary of Psychoanalysis.* Harmondsworth: Penguin (1985)

Sayers, J. (1986): *Sexual Contradictions: Psychology, Psychoanalysis and Feminism.* London: Tavistock

Schafer, R. (1974): Problems in Freud's psychology of women. *J. Amer. Psychoanal. Assn.* 22: 459–485

Shengold, L. (1979): Child abuse and deprivation: soul murder. *J Amer. Psychoanal. Assn.* 27: 533–559

– (1980): Some reflections on a case of mother/adolescent son incest. *Int. J. Psycho-Anal.* 61: 461–476

Silbert, M.H. und Pines, A.M. (1981): Sexual abuse as an antecedent to prostitution. *Child Abuse Neglect* 5: 407–412

Sloane, F. und Karpinski, E. (1942): Effects of incest on the participants. *Am. J. Orthopsychiatry* 12: 666–673

Sperling, M. (1959): A study of deviate sexual behaviour in children by the method of simultaneous analysis of mother and child. In: L. Jessner und E. Pavenstedt (eds.): *Dynamic Psychopathology in Childhood*. New York: Grune & Stratton, S. 221–243

– (1963): Fetishism in children. *Psychoanal. Q.* 32: 374–392

– (1964): The analysis of a boy with transvestite tendencies: a contribution to the genesis and dynamics of transvestism. *Psychoanal. Study Child* 19: 470–493

Spitz, R. (1946): Anaclitic depression. *Psychoanal. Study Child* 2: 313–342

– (1951): The psychogenic diseases in infancy: an attempt at their aetiologic classification. *Psychoanal. Study Child* 6: 255–275

Steele, B. (1970): Parental abuse of infants and small children. In: E.J. Anthony und T. Benedek (eds.): *Parenthood: Its Psychology and Psychopathology*. New York: Little, Brown, S. 449–477

Stewart, H. (1961): Jocasta's crimes. *Int. J. Psycho-Anal.* 42: 424–430

Stoller, R. (1968): *Sex and Gender: On the Development of Masculinity and Femininity*. New York: Science House.

– (1975): *Perversion*. New York: Pantheon

– (1976): Primary Femininity. In: H. Blum (ed.): *Female Psychology*. New York: International Universities Press (1977), S. 59–78

Storr, A. (1964): *Sexual Deviation*. London: Pelican

218

Tabin, J.K. (1985): *On the Way to Self.* New York: Columbia University Press

Whal, C.W. (1960): The psychodynamics of consummated maternal incest. *Archives Gen, Psychiatry* 3: 188–192

Winnicott, D.W. (1953): Transitional objects and transitional phenomena. *Int. J. Psycho-Anal.* 34: 89–97

– (1956): The antisocial tendency. In: *The Collected Papers.* London: Tavistock (1958), S. 306–315

– (1988): *Reifungsprozesse und fördernde Umwelt.* 3. Aufl. Frankfurt/Main: Fischer TB

Zavitzianos, G. (1971): Fetishism and exhibitionism in the female and their relationship to psychopathy and kleptomania. *Int. J. Psycho-Anal.* 52: 297–305

Zilbach, J. (1987): I in the I of the Beholder: Towards a Separate Line of Women's Development. S.R. Slavson Lecture, 44th Group Psychotherapy. New Orleans: American Group Psychotherapy Association.

Stichwortverzeichnis

G

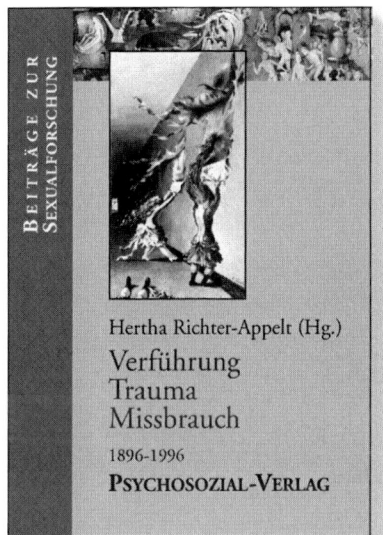

BEITRÄGE ZUR SEXUALFORSCHUNG

Hertha Richter-Appelt (Hg.)
Verführung
Trauma
Missbrauch
1896-1996
PSYCHOSOZIAL-VERLAG

2002 · 261 Seiten · broschiert
ISBN 978-3-89806-192-6

Ausgehend von der ersten empirischen Arbeit zum Thema »Sexueller Mißbrauch«, die Freud 1896 unter dem Titel »Zur Ätiologie der Hysterie« veröffentlicht hatte und in der er die Hypothese formulierte, konversionsneurotische Symptome seien auf reale sexuelle Verführung im Kindesalter zurückzuführen (später als Verführungstheorie bekannt), wird die moderne Diskussion 100 Jahre später unter historischen und theoretischen Gesichtspunkten beleuchtet. Einige Aspekte der Therapie mit Erwachsenen, die in der Kindheit sexuell traumatisierenden Erfahrungen ausgesetzt waren, werden zur Diskussion gestellt. Dabei liegen Schwerpunkte auf einer Auseinandersetzung mit den Begriffen Trauma und Grenzüberschreitung.

Im zweiten Teil des Buches werden empirische Untersuchungen zu Missbrauch und Misshandlung dargestellt, die größtenteils in der Abteilung für Sexualforschung in Hamburg durchgeführt wurden. Schließlich wird noch das Thema Missbrauch in der Therapie aufgegriffen. Dabei wird immer wieder auf die – trotz der vielen vorliegenden Veröffentlichungen – noch offenen Fragen hingewiesen.

P🗝V
Psychosozial-Verlag

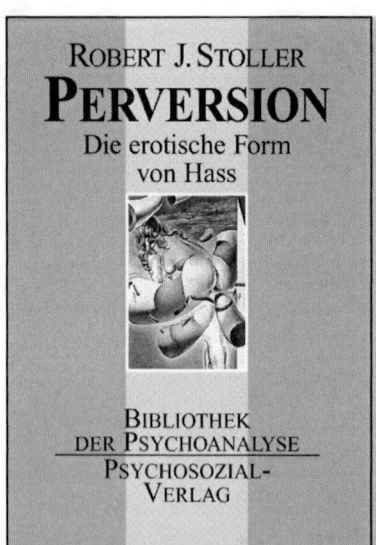

ROBERT J. STOLLER

PERVERSION
Die erotische Form
von Hass

BIBLIOTHEK
DER PSYCHOANALYSE
PSYCHOSOZIAL-
VERLAG

1998 · 290 Seiten · broschiert
ISBN 978-3-89806-078-3

In diesem Buch setzt sich Stoller mit den psychischen Energien auseinander, die Männer und Frauen in sexuelle Erregung versetzen. Die Dynamik einer »normalen« geschlechtlichen Entwicklung wird erst durch die von Stoller beschriebenen sexuellen Störungen voll verständlich.

Er unterscheidet Perversion von anderen Formen der sexuellen Abweichung und stellt fest, daß der Haß das entscheidende Merkmal der Perversion ist.

An faszinierenden Beispielen und Fallstudien weist Stoller nach, daß Versagungen, Traumata und Konflikte, deren Wurzeln in der Kindheit liegen, sich durch ein prozeßhaftes Geschehen, das sich der Phantasie bedient, in sexuelle Erregung verwandeln.

P🏛V
Psychosozial-Verlag